Ingelore Ebberfeld

KÜSS MICH

Ingelore Ebberfeld

KÜSS MICH

Eine unterhaltsame Geschichte
der wollüstigen Küsse

ULRIKE HELMER VERLAG

Die Deutsche Bibliothek – CIP-Einheitsaufnahme

Ein Titelsatz für diese Publikation ist bei der
Deutschen Bibliothek erhältlich.

Die Deutsche Bibliothek – CIP Cataloguing-in-
Publication-Data

A catalogue record for this publication is available
from Die Deutsche Bibliothek

Gesamtherstellung: Niederland Verlagsservice,
Königstein / Taunus
Printed in Germany
ISBN 3-89741-080-X

Gesamtverzeichnis sendet gern: Ulrike Helmer Verlag,
Altkönigstraße 6a, D-61462 Königstein/Ts.
E-mail: ulrike.helmer.verlag@t-online.de
Fax: 06174 / 93 60 65

Besuchen Sie uns im Internet:
www.ulrike-helmer-verlag.de
www.frauensachbuch.de

Für

Ulrike Seitz †

und

Michael Sohn

Inhalt

»Ich küsse Ihre Hand, Madame und träum', es wär ...« 9
Einleitung

Kapitel 1
»Sag mir, wer einst das Küssen erfund? Das war ...« 25
Ursprung des Kusses

Kapitel 2
»Den Wilden ist das Küssen unbekannt« 41
Verbreitung des Kusses

Kapitel 3
»Küß mich doch noch einmal,
davon nimmt man doch nicht zu« 67
Der Kuß, die Sinne und das Essen

Kapitel 4
»Und schmeichlerisch flog ihn Sehnsucht an ...« 79
Mund und Lippen

Kapitel 5
»Es führt kein Weg zur Seligkeit als über deinen Mund« 95
Der Liebeskuß

Kapitel 6
»Eigentümliche Charaktere der Humanität« 109
Der sexuelle Kuß

Kapitel 7
»Ein Mächtiger Strom nervöser Erregung« 131
Der Zungenkuß

Kapitel 8
»Anstelle der Geschlechter
vereinigen sich die Münder« 139
Der Kuß als symbolischer Beischlaf

Kapitel 9
»Was die Tiere ganz ungeniert treiben« 153
Der Genitalkuß

Kapitel 10
»Eine Art sexueller Taumel« 169
Der Cunnilingus

Kapitel 11
»Eine Feuersbrunst rast durch seinen Körper ...« 181
Die Fellatio

Kapitel 12
»Du kannst mich mal gern haben« 189
Der Anilingus

»Ich habe geliebt und ich habe geküßt« 207
Schluß

Anmerkungen 211
Abbildungsverzeichnis 237
Literaturverzeichnis 241

»Ich küsse Ihre Hand, Madame und träum', es wär ...«

Einleitung

Rudolph I. von Habsburg (1273–1291) soll gar nicht lange gefackelt haben, als der Bischof zu Speyer ungefragt die Wangen seiner zweiten Gemahlin küßte. Der Geistliche hatte der jungen Agnes aus dem Wagen geholfen und war wohl von ihrer Schönheit dermaßen hingerissen, daß die Lust zum Küssen über ihn gekommen war. Die Wangenküsse beschworen jedoch den Unwillen der Geküßten und, was noch schlimmer war, des Königs herauf. Der Bischof wurde des Landes verwiesen und mußte sich »bis zu seinem Tode in fremden Gegenden verbergen«.[1]

Warum diese harte Strafe? Waren es keine ehrbare Küsse, die der Geistliche auf die hoheitsvollen Wangen appliziert hatte? Offenbar nicht, denn das herrschaftliche Paar war keineswegs entzückt, ja, der König muß außer sich gewesen sein. Auch waren die Hoheiten durchaus in Kenntnis offizieller Küsse, an denen es in jenen Tagen nicht mangelte. Offizielle Küsse waren jedoch, wie auch heute noch, von der Etikette genau vorschrieben, und die Wangenküsse des Bischofs gehörten zweifelsfrei nicht dazu. Zudem standen Geistliche in jener Zeit nicht im besten Rufe. Man unterstellte ihnen wollüstige Gedanken, die sie nicht im Zaume halten konnten und allerorts auszuleben versuchten.

Deshalb kann es durchaus sein, daß der König in den Küssen des Bischofs ein sexuelles Begehren sah. Vielleicht hatte er auch nur aus der Art und Weise, *wie* der Kirchenmann Agnes geküßt hatte, eine intime Handlung gedeutet. Wie dem auch sei, die Wangenküsse wurden von Rudolph nicht als Kavaliersdelikt abgetan, und das ist das Wesentliche.

Auch andere Küsse waren keine harmlose Angelegenheit, wie die folgenden drastischen Strafmaßnahmen zeigen. Beispielsweise verloren nach dem Lehnsrecht Vasallen ihr Lehen, wenn sie die Frau ihres Lehnsherrn nicht aus Scherz, sondern aus »geiler Liebe« küßten.[2] Noch arger erging es einem Franzosen, der die Ehefrau eines anderen mit Gewalt geküßt hatte, denn er wurde, so heißt es, zum Schwert verdammt.[3] Und einen römischen Bürger traf die Todesstrafe, weil er einer verheirateten Frau einen Kuß geraubt haben soll.[4] Ebenso ließ Papst Sixtus V. (1585–1590) einen jungen Römer wegen eines geraubten Kusses nicht ungestraft davonkommen. Er veranlaßte, ihn auf Galeeren zu schmieden.[5]

Nun könnte man annehmen, daß derartige Strafen der Vergangenheit angehören, doch weit gefehlt. Zwar wird niemand mehr des Landes verwiesen, der ungefragt einen Blaublütigen küßt,[6] und auch der Papst erläßt keine Kußstrafen mehr, aber das Küssen unter Nichtverheirateten steht zum Beispiel im islamischen Strafrecht unter Strafe. Es kann mit einer Höchststrafe von 99 Peitschenhieben geahndet werden.[7] Man sollte sich folglich davor hüten, in anderen Ländern genauso freigebig mit Küssen zu sein wie hierzulande.

Eine Hoheit darf noch immer nicht ungefragt geküßt werden, lediglich protokollarische Küsse sind erlaubt. In dieser Hinsicht haben sich die Sitten seit Rudolph I. nicht geändert. In gleicher Weise können Küsse unliebsame Konsequenzen nach sich ziehen, wenn sie mit der falschen Person ausgetauscht werden. Deshalb führen sie bei Stars, Prominenten und Politikern nicht selten zum Skandal, wenn nicht gar zum Aus ihrer Karriere. Und obschon anzunehmen ist, daß in der westlichen Gesellschaft viel freizügiger geküßt wird als früher, sieht noch immer der eine oder andere Mann rot, wenn seine Frau, Freundin oder Geliebte von einem anderen einen Kuß erhält. Ja, in manchen Gegenden Europas hat ein öffentlich geküßter Kuß ein ernstes Nachspiel, etwa in streng muslimischen und katholischen Gegenden.

Warum aber können Küsse derart heftige Reaktionen bewirken? Die Antwort ist simpel: Weil Küssen etwas Sexuelles anhaftet. Der Kuß ist eben nicht bloß ein Kuß (a kiss is just a kiss), wie es Sam (Dooley Wilson) in *Casablanca* singt. Er deutet vielmehr auf das hin, was noch kommen könnte, nämlich auf die fleischliche Vereinigung. Deswegen hieß es – und heißt es vielleicht noch immer – in Italien: »Donna baciata, mezza chiavata«, also: geküßtes Weib, halb [gevögelt] koitiert.[8] Oder wie es die alten Gelehrten vornehmer auszudrükken wußten: »Denn ein Weib, das die Küsse nicht versagt, das pfleget auch selten das übrige zu versagen.«[9] Ähnlich drückt es auch unser Volksmund aus, nämlich: »Die einem den Mund erlaubt, die darf einem wohl mit dem Leib dienen.«[10]

Das Sexuelle des Kusses wird offenkundig, wenn wir uns an jene Zeit erinnern, die großartige Filmküsse hervorbrachte. Denken wir etwa an die Küsse zwischen Clark Gable und Vivien Leigh in *Vom Winde verweht* (1939), zwischen Burt Lancaster und Deborah Kerr in *Verdammt in alle Ewigkeit* (1953) und nicht zu vergessen zwischen Ingrid Bergman und Humphrey Bogart in *Casablanca* (1942) – Küsse, die nach einer Umfrage von 1992 von den Befragten als die erotischsten Filmküsse empfunden wurden.[11]

Diese erotischen Küsse entstanden in einer Zeit, in denen Filme streng zensiert wurden. Ich spreche vom Hays Code, einer Filmzensur, die von den Vereinigten Staaten ausging. Sie wurde in den Jahren 1934 bis 1960 praktiziert und auch in Europa ausgeübt. Dem Hays Code entsprechend durfte ein auf Zelluloid gebannter Kuß nicht mehr als 2,15 Meter auf der Filmrolle einnehmen, was circa drei Sekunden bedeutete. Der

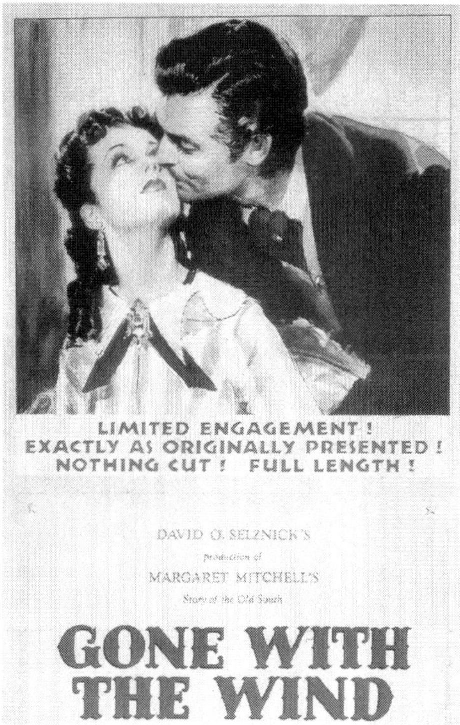

Abb. 1 Filmplakat »Vom Winde verweht« als Postkartenmotiv.

Kuß umfaßte dabei sowohl die Annäherung als auch die Trennung der Münder. Ein Zungenkuß wurde, wenn überhaupt, nur vorgetäuscht. Derartige Filmküsse waren nicht nur das höchste der Gefühle für die Zensoren, sondern auch für die Kinobesucher. Denn damals wußte jeder Cineast, daß diese Küsse für den Geschlechtsverkehr standen. Die Vereinigung der Münder bedeutete die symbolische Vereinigung des Fleisches.

Während also noch vor einigen Jahrzehnten züchtig im Sekundentakt geküßt wurde, sind heutzutage wahre Dauerbrenner auf der Kinoleinwand und im Fernsehen zu betrachten. Manches Mal sieht man sogar, wie sich Zungen heiß umschlingen, ohne daß sich die Lippen zuvor berührt hätten.[12]

Eine Kußform, die sich der Meisterregisseur Alfred Hitchcock sicher niemals hätte einfallen lassen, selbst wenn er nicht unter dem Diktat der Zensur gestanden hätte.

Und während es in den vierziger Jahren in einem Schlager hieß: »Ich küsse Ihre Hand, Madame«, brüllte Mick Jagger in den Sechzigern ins Mikrophon: »I can't get no satisfaction«, und nicht nur Rolling-Stones-Fans knutschten ungeniert in Beatclubs, auf Parties und Open-Air-Konzerten.

Schon lange hat der Kuß im Film und in der Öffentlichkeit seine Unschuld verloren. Auch muß er nicht mehr Symbol für den Koitus sein, weil inzwischen der Geschlechtsverkehr unverblümt gezeigt werden kann. Spekulierte man in vergangenen Tagen, ob sich die Akteure *richtig geküßt* hatten, so spekuliert man heutzutage, ob sie es *wirklich gemacht* haben. Auch wird seit vielen Jahren nicht nur mehr auf den Mund geküßt. Nein, es geht heiß her im Abendkrimi.[13] An der Tagesordnung sind Küsse, die unterhalb der Gürtellinie ausgeführt werden.

Und schon sind wir bei jenen Küssen, die von Sigmund Freud als pervers bezeichnet wurden. Er nahm nämlich an, man müßte sich, um diese Genitalküsse auszuführen, zuvor über den Ekel hinwegsetzen, den man natürlicherweise dabei empfinden würde. Dem klugen Psychoanalytiker waren offenbar alle sexuellen Lusthandlungen, die den Geschlechtsverkehr nicht direkt betrafen, suspekt, denn seines Erachtens hat »schon der Kuß Anspruch auf den Namen eines perversen Aktes«.[14]

Die Meinungen liegen weit auseinander, wenn es um das Küssen geht, und noch prekärer wird es, wenn wir uns einmal fragen, was denn überhaupt ein Kuß ist. Ist ein Kuß nur ein Kuß, wenn sich zwei Lippenpaare berühren? Was verraten einschlägige Nachschlagewerke? 1715 erschien das *Nutzbare galante und curiöse Frauenzimmer-Lexicon.* Dort steht geschrieben, daß der Kuß auch Mäulgen, Schmätzgen und Heitzgen heißt;[15] und er sei »eine aus Liebe herrührende und entbrannte Zusammenstossung und Vereinigung derer Lippen, wo der Mund von zwey Personen so fest aneinander gedrücket wird, daß die Lippen bey dem Abzug einen rechten und deutlichen Nachklang zum Zeichen des Wohlgeschmacks von sich geben«.[16]

Anno 1740 ist nach *Zedlers Großem vollständigen Universial-Lexicon* ein Kuß auch dann ein Kuß, wenn mit den Lippen nicht bloß Lippen berührt werden; vielmehr ist er »ein liebreiches oder ehrerbietiges Berühren einer Person oder eines Dinges mit dem Mund«. Freilich müssen wir in diesem Nachschlagewerk für Gelehrte nicht unter Kuß nachschauen, sondern unter dem lateinischen Synonym Osculum.

Machen wir nun einen großen Sprung ins 20. Jahrhundert. Im *Großen Brockhaus* von 1930 finden wir folgenden Eintrag unter Kuß: »Berührung eines Menschen, auch eines Dinges, mit den Lippen zum Zeichen der Ehrerbietung, Freundschaft oder Liebe ...« Schließlich definiert das dtv-Lexikon 1975: »Berührung eines andern Menschen mit den Lippen als Liebesbezeigung.«

Ein Kuß entsteht, um schulgerecht zu definiren,
Wenn Lippen etwas körperlich berühren,
Manchmal zu wechselseitigem Genuß,
Manchmal zu gleichem Ueberdruß,
Manchmal zu sanft, um es zu spüren,
Manchmal mit derbem Lefzenschluß,
Manchmal ists Lust und manchmal Muß,
Manchmal da brennts wie Lavaguß,
Manchmal da möchte man erfrieren,
Allein, trotz allem Spintisiren,
Komm' ich zu keinem andern Schluß,
Als dem, – ein Kuß – das ist ein Kuß!
Friedrich Hempel (Spintus Asper), 1805[17]

Dergleichen Begriffsbestimmung lassen sich noch Dutzende nachschlagen. Sie sind zwar alle unterschiedlich, doch das Fazit ist eindeutig: Ein Kuß ist eine Berührung mit den Lippen.

Dabei ist es gleichgültig, ob ein Mund oder andere Körperregionen berührt werden; ja, es können, wie wir wissen, Gegenstände geküßt werden wie Bilder oder Kruzifixe. Und Küsse können sogar symbolisch weitergegeben werden, man denke an den Friedenskuß, an die Kußhand, die man jemandem zu-

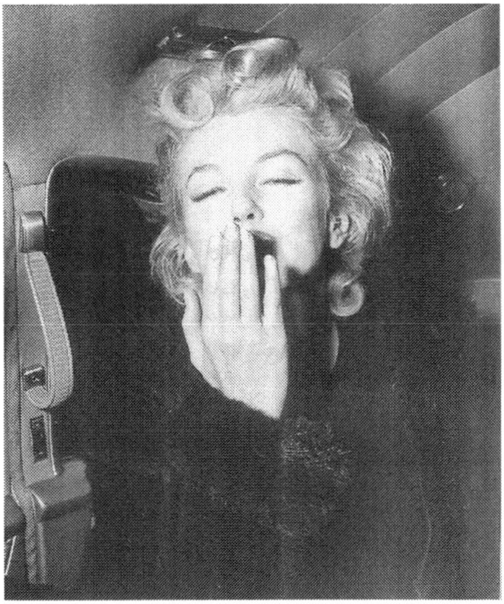

Abb. 2 Kußhand, gegeben von Marilyn Monroe (1926–1962).

wirft, oder an einen Kuß, der per Brief verschickt wird. In diesem Buch geht es allerdings um jene Küsse, die in der Liebe, in der Erotik und in der Sexualität eine Rolle spielen. Mit einem Wort, um lustvolle Küsse.

Diese Küsse hatte man in der Wissenschaft einst sorgsam umschifft, weil man um seinen Ruf fürchten mußte, wenn man sie erwähnt hätte. Auch werden die Autoren früherer Jahrhunderte wohl erzieherische Absichten verfolgt haben, weil lediglich von Küssen die Rede war, die einen edlen Charakter bejahten und forderten.

Eine der ersten Abhandlungen über den Kuß finden wir übrigens im 17. Jahrhundert. Georg Rittershausen verfaßte 1621

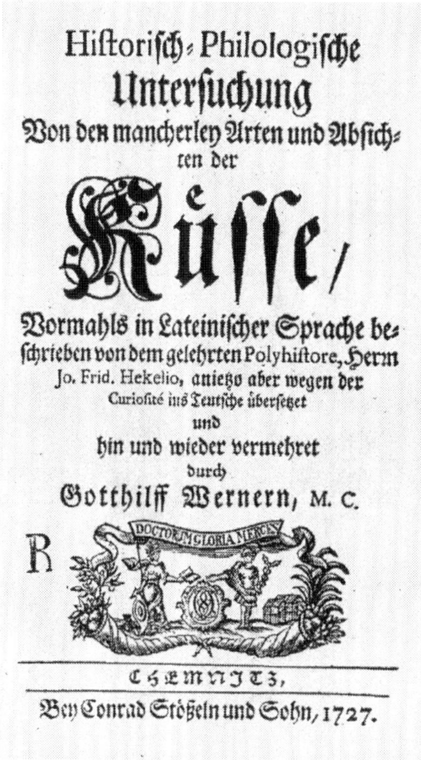
Historisch-Philologische
Untersuchung
Von den mancherley Arten und Absichten der
Küsse,
Vormahls in Lateinischer Sprache beschrieben von dem gelehrten Polyhistore, Herrn
Jo. Frid. Hekelio, anietzo aber wegen der
Curiosité ins Teutsche übersetzet
und
hin und wieder vermehret
durch
Gotthilff Wernern, M. C.
DOCTORUM GLORIA MERCES
CHEMNITZ,
Bey Conrad Stößeln und Sohn, 1727.

Abb. 3 Buchdeckel von 1727.

eine Schrift mit dem Titel *Jucunda de osculis*. Ihm folgten 1630 Jacob Herrenschmid mit der Arbeit *Osculologia theologo-philologica* sowie 1664 Paulus Franciscus Romanus mit *De osculo*. Und 1665 veröffentlichte Georg Goetze eine »Dissertatio« zum Thema *Philologema de osculo*. Schließlich verfaßte Johann Friedrich Heckel 1675 ein erstes umfangreiches, vielversprechendes Buch: *De osculis discursus philologicus*. Dieses Werk wurde von Gottfried Werner im Jahre 1727 übersetzt, um es einem breiteren Lesepublikum zuzuführen. Er versah es mit der schönen Überschrift *Historisch-Philologische Untersuchung. Von den mancherley Arten und Absichten der Küsse*.[18]

Im Vordergrund all dieser Schriften, die ausschließlich in

lateinischer Sprache erschienen, standen die züchtigen und anständigen Küsse, jene, die nichts mit Fleischeslust zu tun haben. Sie wurden akribisch beschrieben und sorgsam dargestellt. Küsse, die »Vor[ge]schmack« und »Zunder böser Lüste« sind,[19] wurden hingegen totgeschwiegen oder mit moralisch erhobenem Zeigefinger lediglich kurz angesprochen.

Frauen und Männer warnte man immer wieder vor allzuviel Kußlust, denn schließlich konnten Frauen ihre Ehre durch Küsse verlieren. Selbst geraubte Küsse wurden mancher Frau zum Verhängnis, weil keiner die Hand für das Kußopfer ins Feuer legen wollte. Wer war schließlich in der Lage, zweifelsfrei nachzuweisen, ob das Kußopfer während des Raubes nicht doch unkeusche Gedanken hatte. Besaß, und das war eine ernsthafte Frage jener Zeit, eine Jungfrau nach einem geraubten Kuß noch ihre volle Unschuld?

In Anbetracht der möglichen Folgen appellierte man an die Männer, Ehrenmänner zu sein und auf unzüchtige Küsse zu verzichten. Den Frauen wurde eingeimpft, sich vor der Ehe weder küssen noch sich Küsse rauben zu lassen.

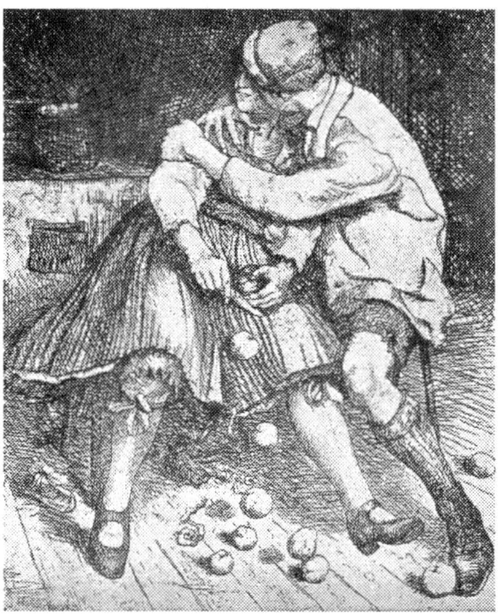

Abb. 4 »Geraubter Kuß«.
Radierung von Haase Tröger.

Ganz augenscheinlich hatten die Verfasser der ersten Kußbücher Sitte und Anstand im Kopf und zudem eine allumfassende Vorstellung von einer wahren Jungfrau, das heißt einer *unberührten* Frau. Die Unberührtheit umfaßte nämlich Mund, Geschlecht und Seele.

»Kußanstand« verlangte man aber nicht nur von den ganz normalen Bürgern und Bürgerinnen des 17. und 18. Jahrhunderts. Ohne Fehl und Tadel hatten auch die Gelehrten über Küsse zu denken und zu schreiben, wenn sie etwas werden wollten. Dementsprechend sicherte sich manch ein Autor oder Übersetzer schon im Vorwort ab. So schrieb Werner in seiner Übersetzung:

»Geneigter Leser, Bilde dir nicht ein, daß du in diesen Blättern etwas finden werdest, welches üppigen und lüsternen Gemüthern Gelegenheit gebe, ihre wollüstigen Gedancken dadurch zu wenden; vielweniger, daß man die Gräntzen der Erbarkeit überschreiten wolle in einer Materie, welche sonst gemeiniglich ... eine zur Wollust reizende Sache pfleget genennet zu werden.«[20]

Man sprach eben nicht über wollüstige Küsse, die das »geile Gemüt aufwühlten«, sondern nur über die schicklichen und sittsamen. Der Kuß wurde in gewisser Weise sogar überhöht, indem man ihn etwa folgendermaßen lobpreiste:

»Was kan ein Mensch dem andern kostbarers darreichen, als einen Kuß? das Hertz kan er ihm nicht übergeben, vielweniger die Seele; daher legt er seinen Mund an seines Freundes Mund, damit daselbst die Seele, deren man nur eine in zwey Leibern vertrauter Freunde zu seyn meynet, gleichsam auf die Gräntze des *teritorii* der Freunde komme, und einer dem andern die gebührende Schuldigkeit zollen möge, immassen solches an keinem andern und bequemern Orte geschehn kan. Drum kömmt die Seele zwischen die Wangen der Küssenden, gleichsam eingehüllet in eine mit Lilien vermischte Purpur-Röthe, wie eine prächtig gekleidete Königin, die bey der andern ihren Besuch abstattet, biß sie nach dessen Vollendung in ihr Zimmer wieder zurücke kehret.«[21]

Anstand und Sitte waren anscheinend oberstes Gebot bei der Abfassung von Kußbüchern. Und den Verfassern war durchaus bewußt, daß der Kuß eine unheimliche Macht über unsere Seele besitzt. Sie wußten sehr wohl, daß uns die sinnlichen Lippen zu anderen Dingen verführen und mehr fordern könnten als einen nächsten Kuß. Ja, daß unsere Lippen ein Komplott mit unserem Geschlechtsleben eingegangen sind.

Bereits für Gottlob Hebold (1777) war der Liebeskuß Bestandteil des Geschlechtstriebes und deshalb schlechterdings nur schwer zu unterdrücken. Sollte es doch gelingen, einen Liebeskuß vernunftgesteuert »auszuführen«, dann nur um den Preis seines eigentlichen Reizes, war sein Resümee. Und natürlich gehörte der wahre, mit Sinnlichkeit verbundene Kuß in die Ehe. Nur in einem rechtmäßigen Ehestand durfte sich der Trieb ausleben, bis dahin hatte man sich um der Tugend willen zu zähmen, weil der wahre Liebeskuß der »fangbarste Zunder der Sittlichkeit« ist.[22] Diesen Zunder zu entfachen, davor fürchteten sich die Gelehrten vergangener Tage, weshalb sie lieber über die Sittlichkeit des Küssens philosophierten und über ehrbare Küsse schrieben.

Aber auch die moderne Kußforschung hält sich sehr zurück, was die »unzüchtigen« Küsse anbelangt. Selbst Sexualwissenschaftler sprechen nur selten über den Kuß, höchstens hin und wieder über Geschlechtsküsse. Man kann diesen Forschern nun keineswegs Prüderie oder Erziehungsabsichten unterstellen, noch halten Sitte und Anstand sie davon ab, den Kuß einmal unter die Lupe zu nehmen. Im Mittelpunkt ihres Interesses steht vielmehr fast ausschließlich der Geschlechtsverkehr. Dabei ist doch der Mund ein äußerst wollüstiges Organ.

Es ist recht merkwürdig, daß dem Kuß der Wollust, der von den Gelehrten des alten Roms Suavium genannt wurde, noch immer so wenig Aufmerksamkeit zuteil wird. Dies ist deshalb so merkwürdig, weil der Kuß nicht nur wesentlicher Bestandteil der Liebeswerbung und des geschlechtlichen Vorspiels ist, sondern zudem den Geschlechtsakt simuliert. Rudolf Kleinpaul schrieb 1888 nicht zu unrecht, daß er ein Vorgeschmack und eine schüchterne Probe des Beischlafs sei, ja, er verkündige den heiligen Coitus wie Bethlehem der Komet.[23]

Bei dieser »schüchternen Probe des Beischlafs«, ergänzt Kleinpaul mit einer Fußnote, werde »gelegentlich in raffinierter Weise die Zunge zu Hilfe genommen«.[24] Die alten Griechen nannten diese Raffinesse καταγλωττίζειν, was so viel bedeutet wie: »stürmisch küssen durch Verbinden der Münder und Zungen«. Heute sagen wir dazu schlicht Zungenkuß*, während ältere Generationen noch die Bezeichnung französischer Kuß verwenden. Nicht zu verwechseln mit »es französisch machen«, was auf eine andere Kußart deutet, nämlich auf die Fellatio, die Berührung des Gliedes mit dem Mund.

Daß der Zungenkuß und die Fellatio den Franzosen zugeschustert werden, hat mit der Vorstellung der Deutschen und anderer Nationen zu tun, Franzosen oder, besser gesagt, Französinnen, seien besonders raffiniert in der Liebe. Was unter anderem dazu führt, daß diverse Frauen käufliche Liebesdienste unter Pseudonymen wie Janine oder Natalie anbieten, wie man einschlägigen Anzeigen entnehmen kann.

Aber diese Kußvarianten wurden keineswegs von liebeskundigen Französinnen erfunden, wie ich noch zeigen werde. Vielmehr sind sie seit altersher bekannt und werden von vielen Völkern praktiziert, auch wenn sie stark mit moralischen und sittlichen Werten verknüpft sind. Während beispielsweise die Berührung der Geschlechtsteile mit dem Mund in der Bibel an keiner Stelle Erwähnung findet, ist der Zungenkuß zumindest an einer Stelle nachzuweisen. Er wird allerdings, wie könnte es anders sein, nur von einer verwerflichen Person ausgeübt. Sie ist ein Weib, das in Hurenschmuck einen »törichten Jüngling« verführt, indem sie ihn »unverschämt küßt« und ihn mit den Worten lockt: »Komm, laß uns genug buhlen bis an den Morgen und laß uns der Liebe pflegen.« Der Jüngling folgt ihr »alsbald

* Der Zungenkuß wird aber auch tiefer Kuß oder Seelenkuß genannt.

wie ein Ochse«, heißt es dann in der Heiligen Schrift.[25] Und Bibelfeste wissen, daß der Buhlerkuß, wie der Zungenkuß auch genannt wird, den Jüngling zur Sünde verführt.

Interessanterweise wird in einigen historischen Schriften der Griechen und Römer der Zungenkuß als Verführungsinstrument der Beischläferin (Buhle) erwähnt, während Küsse auf den Mund bei heutigen Prostituierten keine Selbstverständlichkeit mehr sind. Ebenso finden wir im 18. Jahrhundert im deutschsprachigen Raum Verweise, daß Prostituierte »Zungenspiele« anboten. In *Zedlers Universal-Lexicon* heißt es beispielsweise: »Es giebet geile und unverschämte Huren-Küsse, von welchen die am besten wissen, so dieselbe ihnen gefallen lassen. Diese sind nichts anders, als Brand-Kugeln der Unzucht und giftige Schlangen-Bisse der Seelen.«[26]

Der Verfasser dieser Zeilen wußte offenbar, wovon er sprach. Auch ging er wohl davon aus, daß selbst Leser, die noch niemals eine Hure zu Gesicht bekommen hatten, die sündigen Küsse kannten; Küsse, die die Fleischeslust anregen und die keusche Seele auf der Strecke lassen.

Allerdings können nicht nur »Brand-Kugeln der Unzucht und giftige Schlangen-Bisse« die Seele verführen, sondern auch ein »harmloser« Kuß kann sie in Aufruhr versetzen. Georg Lomer behauptet deshalb Anfang des 20. Jahrhunderts, daß ein Kuß, solange er ungewohnt sei, als elektrischer Schlag empfunden werde, wenn man ihn als den Ausgleich einer gewaltigen Liebesspannung verstehen würde.[27] Wie jedermann weiß, können aber selbst Küsse ohne elektrische Schläge das Herz zum heftigeren Schlagen bewegen und Liebende aneinanderketten, weil sie »im Apparate der Sinnenliebe ein so mächtiger Hebel sind«[28]. Gerade bei Verliebten wird dies sehr deutlich. Bekanntermaßen sehnen sie sich besonders nach Küssen.

In einer der schönsten Liebesgeschichten der Welt, geschrieben im 3. Jahrhundert, erzählt beispielsweise der griechische Schriftsteller Longos von Daphnis und Chloe, die sich von Kindheit an kennen. Sie hütet Schafe und er Ziegen. Eines

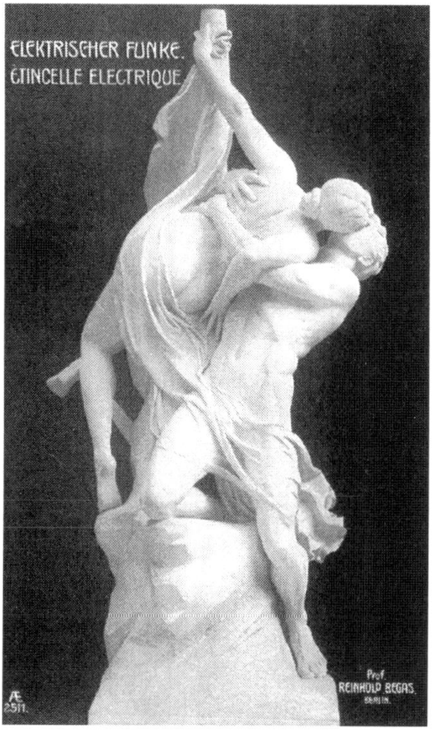

Abb. 5 »Elektrischer Funke«.
Skulptur (1887) von Reinhold Begas (1831–1911).

Tages, sie sind den Kinderschuhen entschlüpft und sich sehr zugetan, küßt Chloe Daphnis. Um den Jüngling ist es von Stund an geschehen. Und da er nicht weiß, was mit ihm passiert ist, sinniert er: »Was macht mir nur Chloes Kuß zu schaffen? Ihre Lippen sind zarter als Rosenblätter und ihr Mund süßer als Honig, aber ihr Kuß schmerzt mehr als ein Bienenstachel ... Mein Atem fliegt, mein Herz will herausspringen, meine Seele zerschmilzt, und doch möchte ich wieder küssen.«[29] Auch Chloe verlangt es nach weiteren Küssen, denn beide hatten »die Wonne des Kusses gekostet« und »waren unersättlich in ihrem Genuß«.[30]

In der ebenso schönen Erzählung von Salomon Gessner

(1730–1788) mit dem gleichen Grundmotiv küssen Daphnis und Phillis einander ständig und sehr viel häufiger als in Longos' Geschichte. Ja, sie küssen sich »unersättlich« und »müde«. Phillis küßt Daphnis sogar einen »Kranz von Küssen um das ganze schöne Gesicht«, und Daphnis läßt Küsse auf Phillis' Wangen regnen.[31]

Aber warum können Liebende das Küssen nicht mehr lassen, weshalb ist ihr Gemüt derart aufgewühlt? Daphnis hatte von der Liebe gekostet, heißt es bei Longos. Gegen sie, schreibt der Autor, sei kein Kraut gewachsen, »gegen sie hilft kein Trank, keine Speise, nichts, was in Zaubersprüchen gemurmelt wird, sondern nur Kuß und Umarmung und nackt beieinanderliegen«.[32] Das ist der Beweggrund des Kusses: Er ist Handlanger des Geschlechtstriebes. Küsse sind Mittel zum Zweck, sie stehen im Dienste des Geschlechtstriebes.

Und der Kuß konnte zum Symbol und Inbegriff der Liebe werden wie auch das Herz, weil er »unschuldiger« daherkommt als der Geschlechtsverkehr. Er ist, anders als der Koitus, eine fleischliche Vereinigung ohne Folgen; deshalb auch die Möglichkeit seiner Verherrlichung und deshalb auch sein hoher Stellenwert in der Lyrik und selbst in der Bibel.

In der westlichen Welt kommt dem Liebeskuß also eine Schlüsselposition in der körperlichen und seelischen Eroberung einer Person zu, wie ihm auch eine Schlüsselposition in der Sexualität und Liebe zukommt. Weshalb wohl die griechische Sprache für *lieben* und *küssen* nur ein Wort hat, nämlich φιλεῖν.[33]

Kapitel 1

»Sag mir, wer einst das Küssen erfund? Das war ...«

Ursprung des Kusses

Und so hat sich um diesen Kußakt
ein wahrer Rattenkönig
der allerverschiedensten
Wertungen und Deutungen herumgeknäuelt.
Wilhelm Bölsche (1861–1939)[1]

In seinem Buch *Der Kuß und das Küssen* von 1877 grübelte Siegismund Librowitz über die Entstehung des Kusses. Er war freilich nicht der erste, der sich fragte, woher die Menschen das Küssen haben, aber bis dato hatte es noch keiner auf eine derart humorvolle Weise versucht, zumindest was den allerersten Kuß anbelangt. Dementsprechend witzelte er über den Urkuß, denn davon ist er überzeugt: Wenn Adam und Eva tatsächlich existiert haben, dann waren sie es, die zum ersten Mal küßten. Fraglich sei nur, ob sie, bevor, während oder nachdem sie den alles verändernden Apfel aßen, das Küssen begonnen hätten.

Geistreich überlegte Librowitz also hin und her und kam dann zu einer Vermutung, die seiner Meinung nach vielleicht die richtige sein könnte. Er schrieb:

»Adam und Eva waren gerade im Obstgarten und wollten den berühmten Apfel genießen. Sie hatten aber zufälligerweise kein Taschenmesser bei sich, um den Apfel rechtmäßig in zwei Theile zu zerschneiden. Eva war daher gezwungen die Theilung mit ihren Zähnen zu bewerkstelligen. Adam nahm

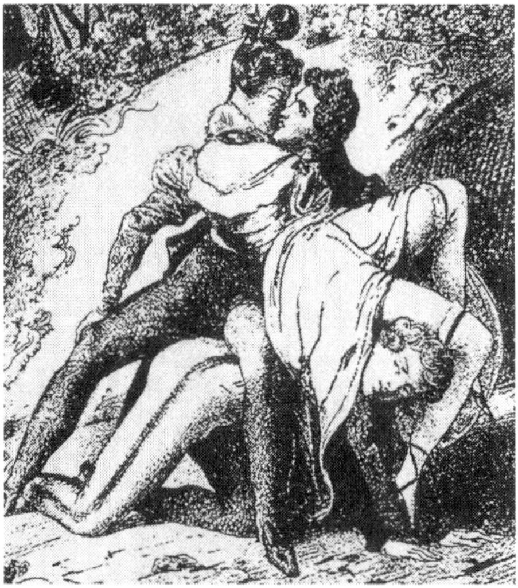

Abb. 6 Zeichnung aus Librowitz' Buch *Der Kuß und das Küssen* von 1877.

nun gleich mit seinen Lippen das ihm zugetheilte Stückchen, aber als einem strengen Socialdemokraten und Freunde des Satzes: ›alles muß gedeelt sind‹, gelüstet es ihm nach mehr und er versucht das der Eva zukommende Stückchen, aus ihrem Munde zu entreißen. Da berührten seine Lippen ihre Lippen, es wurde ihm so süß, so wonnig, so göttlich, daß er schnell den Lessing'schen Worten: Drum küß geschwind/ Ein Tausend Küsse folgte ...«[2]

Der Kuß war hiernach eine profane Entdeckung zweier Menschenkinder, aber war er das wirklich? Wurde der Kuß so ganz nebenbei entdeckt, wie so vieles durch Zufall den Menschen in die Hände fiel?

Offenbar glaubten so einige an diesen Zufall und verkündeten über mehrere Jahrhunderte sehr ernst gemeinte Behauptungen. Vom 17. bis 19. Jahrhundert hielt sich etwa die Kunde, die Römer hätten den Mundkuß erfunden. Romulus soll nämlich den Weibern durch Gesetz verboten haben, vergorenen Rebensaft zu trinken. Ob sich die Römerinnen an das

Weinverbot hielten, wurde durch männliche Anverwandte mit einem Kuß überprüft. Dadurch, so wurde behauptet, seien die Küsser auf den Geschmack gekommen.[3]

Plutarch hatte ursprünglich in seinen *Moralischen Schriften: Fragen über Römische Gebräuche* von dieser Sitte berichtet. Allerdings hat er nie behauptet, daß mit ihr die Erfindung des Mundkusses einherging. Ja, es gibt sogar Zweifel, ob der Alkoholfrevel je mit einem Kuß kontrolliert wurde.[4] Hingegen muß das Alkoholverbot für Frauen zweifellos existiert haben, denn hierfür legt nicht nur der römische Schriftsteller Valerius Maximus (um 31) Zeugnis ab, wenn er schreibt: »Sie sollten dadurch vor der Versuchung zu irgend einer Unzartheit bewahrt werden: denn der Wein, dieser Vater der bösen Lust, verführt leicht genug zu sinnlichen Ausschweifungen.«[5]

Auch Clemens Alexandrinus (150–211/216) vermerkte in seiner erzieherischen Schrift: »Denn wenn der Wein sie [die Knaben und Mädchen] erhitzt, beginnen die Brüste und Schamglieder in allzu ungehöriger Weise von Saft und Kraft zu strotzen und schwellen an, so daß sie bereits das Bild der

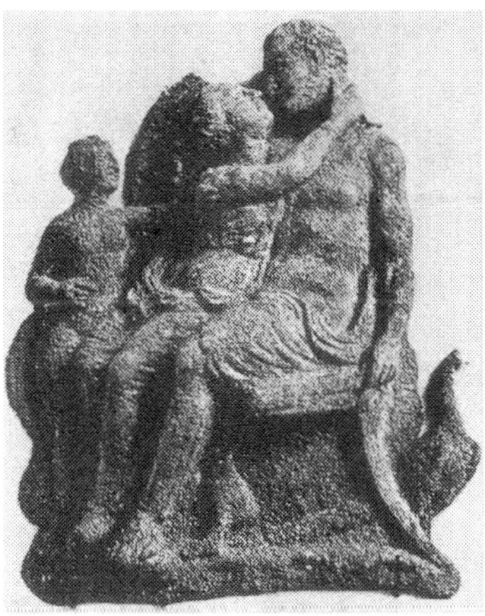

Abb. 7 Jupiter, Juno und Cupido.
Applikation eines römischen Spiegels.
Wahrscheinlich 1. Jh. v. u. Z.

Unzucht ahnen lassen; und die Verwundung der Seele bewirkt eine Entzündung des Körpers, und schamlose Blutwallungen zeigen ein vorzeitiges Begehren und verlocken den Sittsamen zu zuchtlosem Wesen.«[6]

Daß Alkohol enthemmt, ist jedermann bekannt, und die gerissenen Römer taten sicher gut daran, ihren Frauen zu verbieten, was sie sich selbst nur allzugern erlaubten. Gewiß scheint mir deshalb, daß sie das Weintrinken dem schönen Geschlecht auf keinen Fall mit dem Beelzebub auszutreiben suchten; denn zweifelsohne wurde der Kuß auch bei den Römern nicht immer und allzeit ohne erotischen Hintergedanken vergeben, sondern stand sehr wohl im Dienst der Liebe. Man lese dazu nur Ovids *Ars amatoria.*

Eine weitere Variante der zufälligen Entdeckung des Kusses unter Menschenkindern führte der Philosoph Aristoteles an. Danach sollen die Trojanerinnen die Erfinderinnen des Küssens sein. Als nämlich nach langer Seereise die Trojaner vom Wind an die italienische Küste verschlagen wurden und endlich sicher beim Tiberstrom angekommen waren, wollten die Frauen nicht weiterreisen. Überdrüssig der anstrengenden Fahrt entschieden sie sich, zu bleiben und die Schiffe anzuzünden. Den Anfang soll dabei Roma gemacht haben, die späterhin der Stadt Rom ihren Namen gab. Als nun die Schiffe in Flammen standen, gerieten die Männer in wilden Zorn, weil nichts mehr zu retten war. Die Frauen versuchten sie zu beruhigen, eilten ihnen entgegen, fielen ihnen um den Hals und verschlossen ihre Münder mit einem Kuß. Fortan sollen die Trojanerinnen diese Begrüßung beibehalten und die Sitte auch unter den Einheimischen Verbreitung gefunden haben.[7]

Diesen bezaubernden Schöpfungsgeschichten des Kusses füge ich schließlich noch zwei hinzu, in denen Menschen als Nachahmer von tierischem Verhalten dargestellt werden. Eine findet sich in einem Buch von 1802 mit dem Titel *Über den Kuß und das Küssen.* Dort wird behauptet, daß unstreitig die Menschen das Küssen von den Tauben gelernt hätten: »Denn unter allen lebendigen Geschöpfen sind die Turtel- und andere Tauben, und der Mensch die zwey einzigen Gattungen, welche sich küssen.« Und dies, weil »Thiere in vielen Dingen seine [des Menschen] Lehrmeister waren«[8]. Und eine andere, doch wohl humorvoll gemeinte Auffassung vertritt der amerikanische Schriftsteller F. Scott Fitzgerald (1880–1956): »Der Kuss entstand, als das erste männliche Reptil zum ersten weiblichen Reptil züngelte und mit dieser raffinierten Schmeichelei durchblicken ließ, dass die Dame appetitlich wie das kleine Reptil zum gestrigen Abendessen war.«[9]

Sag mir, wer einst das Küssen erfund?
Das war ein glühend glücklicher Mund.
Er küsste und dachte nichts dabei.
Es war im schönsten Monat Mai.
Heinrich Heine (1797–1856)[10]

Doch lassen wir nun diese phantasievollen Geschichten über die Entdeckung des Kusses beiseite, wenngleich es sicherlich noch weitere schöne und humorvolle geben mag, und wenden uns den wissenschaftlichen Thesen über den Ursprung des Küssens zu. Da wäre zunächst Charles Darwin, der 1872 in seinem Buch *Der Ausdruck der Gemütsbewegungen bei dem Menschen und bei den Thieren* folgendes schrieb: »Wir Europäer sind das Küssen als Beweis der Zärtlichkeit so sehr gewöhnt, daß man denken sollte, es wäre der Menschheit angeboren; aber das ist nicht der Fall.«[11] Er folgert dies aus der Tatsache, daß nicht allen Völkern dieser Brauch bekannt sei. Das Küssen wäre jedoch, schreibt Darwin weiter, »insofern angeboren oder naturgemäß«, da es »offenbar von dem Vergnügen an der nahen Berührung mit einer geliebten Person herrührt«.[12]

Das Küssen ist somit nicht angeboren, und keinem ist das Küssen in die Wiege gelegt worden wie etwa das Lachen und das Weinen. Vielmehr ist das Küssen nur naturgemäß und widerspricht nicht der menschlichen Anlage, weil sich hinter dem Küssen der natürliche Wunsch nach naher Berührung verbirgt. Nicht das Kußbedürfnis gibt folglich den Impuls zum Küssen, sondern der Berührungswunsch fördert den Kuß.

Soweit der Naturforscher Darwin. Für den Biologen und Verhaltensforscher Irenäus Eibl-Eibesfeldt steht fest, daß viele Verhaltensweisen, »die man als typisch sexuell ansieht, wie Küssen und Streicheln, ihrem Ursprunge nach eigentlich Brutpflegehandlungen sind«[13], wobei es sich »wohl um eine angeborene Verhaltensweise« handele. Zudem geht Eibl-Eibesfeldt davon aus, daß die einzelnen Kußformen möglicherweise verschiedene Ursprünge haben. Der Beißkuß, der als rhythmisch wiederholtes Beknabbern oder als gehemmtes Zubeißen ausgeführt wird, kann seiner Meinung nach zum einen auf die ritualisierte Fellpflegehandlung zurückgeführt werden; diese Verhaltensweise kann man beispielsweise auch bei Schimpansen beobachten. Zum anderen sieht er einen zweiten Motivationsursprung in der Aggression. Das neckende Zubeißen im Liebesvorspiel bei Menschen deutet hiernach auf ein umgeleitetes oder geschwächtes Aggressionsverhalten.[14]

Der Lippen- und Zungenkuß ist dagegen dem Verhaltensforscher zufolge »wohl eine abgeleitete Fütterungshandlung«. Grundlage ist seiner Meinung nach die Mund-zu-Mund-Fütterung, die nicht nur von Menschenaffen (Gorilla, Schimpanse, Orang-Utan) ausgeführt wird, sondern sich auch in verschiedenen menschlichen Kulturen findet. Beispielsweise geben etwa Papua-Mütter die vorgekaute Nahrung mit dem Mund an ihre Kleinkinder weiter. Diese Fütterungsmethode, so Eibl-Eibesfeldt, sei aber auch bei uns in ländlichen Gebieten üblich gewesen.[15]

Als weiteren Beleg für seine Annahme führt er an, daß Verliebte beim Küssen nicht selten Leckereien austauschen. Darüber hinaus deuten einige Bräuche auf den Zusammenhang von Küssen und Füttern. Hierfür steht etwa folgende Beobach-

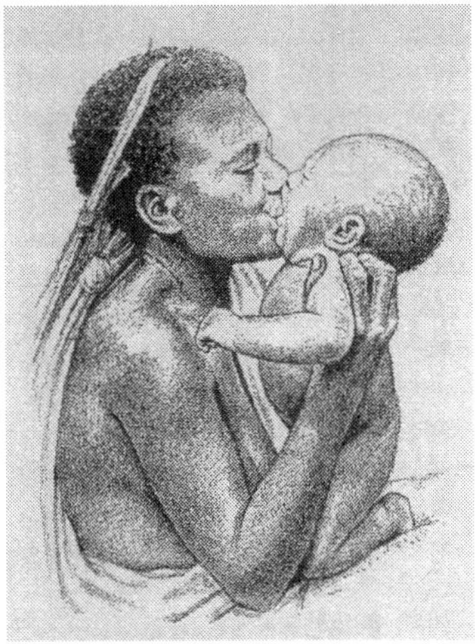

Abb. 8 Mund-zu-Mund-Fütterung.
Papua-Mutter und ihr Säugling.

tung einer Hochzeitssitte in Ungarn, die vor circa einem Jahrhundert zu Papier gebracht wurde: »In den Städten der mittleren Theiß findet am Abend dieses Tages [womit der mittlere Sonntag innerhalb des zweiwöchigen Aufgebotes gemeint ist] auch das ›Küssen‹ statt. ›Der Bursche geht zum Küssen‹, das heißt: er bringt seiner Braut ein Tüchlein voll winziger Äpfel, die sie ... gemeinschaftlich verzehren, und zwar so, daß erst

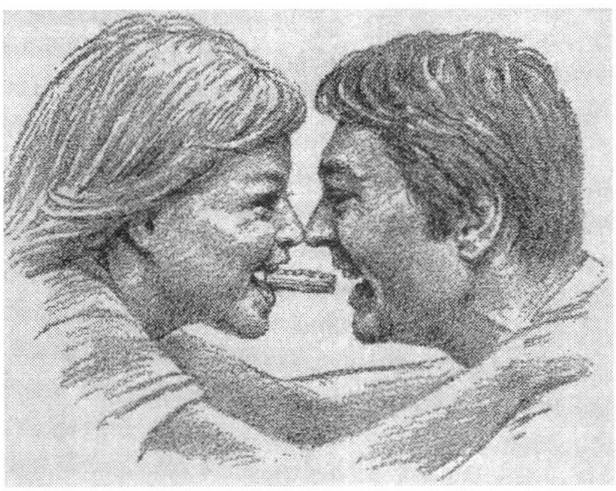

Abb. 9 Gegenseitige Fütterung unter Liebenden.

der Bursche ein Stück abbeißt, dann das Mädchen, und jeder Bissen mit einem Kuß gewürzt wird. Bei dieser Gelegenheit wird auch der Hochzeitstag endgiltig festgestellt.«[16]

Wie Eibl-Eibesfeldt, so vertritt auch der britische Ethnologe Desmond Morris die These, daß die Mund-zu-Mund-Fütterung für unser Kußverhalten bestimmend ist. Er betrachtet das Küssen als eine »Relikt-Geste«, die sich aus der Fütterung bei »frühmenschlichen Gesellschaften« entwickelt habe und aus einer Zeit stamme, in der die Kleinkinder von der Mutterbrust entwöhnt wurden, indem Mütter die Nahrung vorkauten und mit dem Mund an die Kinder weitergaben. »Jedenfalls scheint es so«, schreibt Morris, »daß Liebende heute bei tiefen Zungenküssen etwas tun, was mit anderem Zweck die Mund-zu-Mund-Fütterung in grauer Vorzeit tat.«[17]

Frans de Waal wiederum macht mit seinem Buch *Wilde Diplomaten* deutlich, wieviel wir mit unseren nächsten Verwandten gemeinsam haben. Er dokumentiert nicht nur die starke Mutter-Kind-Bindung unter Primaten und deren »menschliche« Gefühle, die sie etwa durch Zärtlichkeiten kundtun, sondern belegt zugleich eine gewisse Kußfreudigkeit bei diesen Säugetieren. So umarmen sich Schimpansen und Rhesusaffen zum Beispiel bei der Begrüßung ausgiebig und vergessen dabei auch nicht das Küssen.[18] Bei Schimpan-

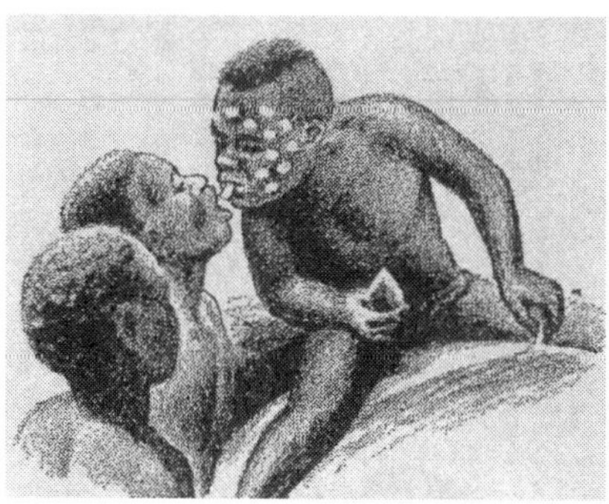

Abb. 10 Ituri-Pygmäen. Der auf der Jagdbeute Sitzende verteilt Streifen des Elefantenspecks.

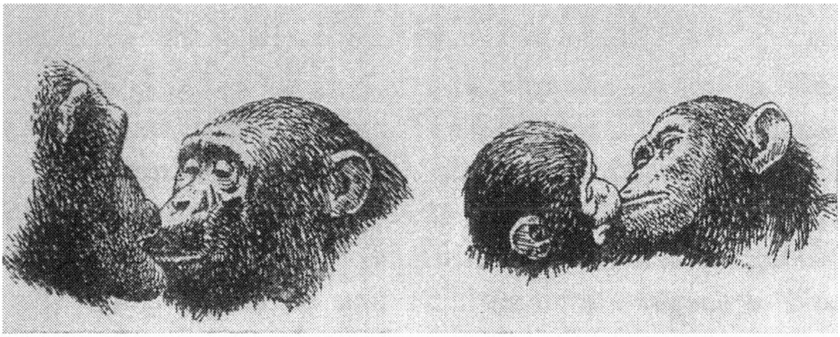

Abb. 11 Kußbegrüßung zweier Schimpansen (links), Schimpansenmutter füttert ihr Junges (rechts).

sen wurde außerdem der Friedens- und der Versöhnungskuß beobachtet. Praktiziert wird zudem der Kuß zur Tröstung, und es werden auch Lippen- und Handküsse ausgeführt.[19]

Die Bonobos, wie könnte es anders sein, »setzen dem Ganzen noch die Krone auf«. Diese Schimpansenart, die ja vor allem wegen ihres »extremen sexuellen Verhaltens« und der großen Ähnlichkeit zu unserem Sexualverhalten bekannt ist, tauscht nicht nur »erotische Zungenküsse« aus, sondern praktiziert auch Cunnilingus* und Fellatio.[20]

Wie es aussieht, muß man diesen Erforschern der Natur, der Biologie und des Verhaltens wohl zustimmen. Ist es doch einleuchtend, daß wir etwas mit unseren nahen Verwandten, den Primaten, gemein haben. Wir könnten, so scheint es, den »Zwang zum Küssen« geerbt haben. Auch liegt es auf der Hand, daß frühe Kindheitserfahrungen, die mit Lust und Geborgenheit einhergingen und im späteren Leben zu einer Lust am Küssen führen, der lustvoll erlebten Mundfütterung geschuldet sind. Dies mag, nebenbei bemerkt, auch für unsere tierischen Verwandten zutreffen, die in vielerlei Hinsicht ebenso lernfreudig sind wie der Homo sapiens.

Ich möchte trotz dieser plausiblen Erklärungsversuche noch weitere Überlegungen anführen, die nicht minder greifen. Da

* Cunnilingus: Berührung des weiblichen Geschlechts mit dem Mund

wäre zunächst einmal die Sache mit dem Geruchssinn. Diverse Forscher haben darauf aufmerksam gemacht, daß das Küssen keine universelle Eigenschaft des Menschen ist und daß anstelle des taktilen Kusses der olfaktorische, sprich der Nasenkuß, anzutreffen sei. Richard Andree etwas nennt 1889 folgende Verbreitungsbezirke für den Nasenkuß: Lappland, den Norden der Alten und der Neuen Welt sowie Grönland, Hinterindien, die Osterinseln, Papua Neuguinea, Melanesien und Australien.[21] Im Vordergrund des Nasenkusses steht nun in der Tat nicht das berührende, sondern das riechende Moment, weshalb er auch als Schnüffelkuß bezeichnet wird. Der Geschmackssinn nimmt gar keinen Raum ein.

Der Beweggrund dieser Kußvariante ist, den anderen riechend kennenzulernen.[22] So kann der Nasenkuß dazu dienen, das Gegenüber als fremd oder bekannt einzustufen, sich bekannt zu machen oder sich auf die Liebe vorzubereiten beziehungsweise einzustimmen.[23] Wie innig der Geruchssinn gerade mit der Sexualität verknüpft ist, können wir im Tierreich täglich beobachten, und auch bei uns Menschen gibt es ein enges Band zwischen dem Geruch und der Sexualität.[24] Rudolf Lothar vermutet sogar, daß sich der Nasenkuß aus dem Beschnüffeln der Menschen entwickelt hat; demnach läge im Nasenkuß der Grundstein für den taktilen Kuß. Lothar schreibt:

»Der Erfinder des Kusses dürfte entdeckt haben, daß das Berühren der Lippen weicher und angenehmer ist als das Reiben der Nasen, ohne sich vom Zweck der Nasenberührung zu entfernen. Das war eine ganz großartige Entdeckung, die Millionen und aber Millionen Menschen unsägliches Vergnügen bereitet hat. Der erste Kuß, den die Menschen sich gaben, war sicherlich nichts anderes als ein Riechkuß.«[25]

Ebenso kam Edward Washburne Hopkins 1907 bei seiner Untersuchung zum Kußverhalten im alten Indien zu dem Ergebnis, daß der Nasenkuß, worunter oft auch das Beschnüffeln des Kopfes verstanden wurde, dem oralen Kuß immer vorausging. Bei seiner Analyse von Kußstellen in alten Büchern stellte er fest, daß Kußhandlungen oft falsch ins Englische übersetzt wurden, weil es für den Nasenkuß nur das Äquivalent Mundkuß gab. Auch das Lecken, was wohl in einigen Regionen Indiens als Form der Begrüßung oder Liebkosung ausgeübt wurde, setzte man dem Küssen gleich.[26]

Obgleich nun im Unterschied zum Nasenkuß das Riechmoment beim taktilen Kuß weit weniger ins Gewicht fällt, ist das Riechen bei Mundküssen nicht unbedeutend, und dies nicht nur, weil die Nase den Mund stets begleitet. Ein Küssender, der mit dem Mund küßt, befriedigt bekanntlich außer seinem Wunsch nach Nähe seinen Tast- und Geschmackssinn, obendrein gibt er stets seiner Riechlust nach, auch seiner sexuellen. Der Antrieb zum Küssen kann folglich aus dem angeborenen Riechimpuls kommen. In diesem Sinne können wir dann auch Theodor H. van de Velde getrost beipflichten, der nämlich der »Theorie, welche den Kuß entwicklungsgeschichtlich als aus dem Sichbeschnüffeln der Tiere hervorgegangen annimmt«, viel abgewinnt.[27]

Das Beschnüffeln bei den Säugetieren, das ja vorwiegend der Fortpflanzung Tribut zollt, scheint tatsächlich auf eine der wahren Ursachen des Küssens hinzudeuten.[28] Mit dieser These bringen wir nämlich weit mehr unter einen Hut als mit der Fütterungsthese oder der Behauptung, der Mundkußimpuls hätte sich vererbt. Es wird nämlich durch die Beschnüffelungsthese sowohl der Ursprung des Nasen- als auch des Mundkusses erklärt. Zudem lassen sich damit auch alle sexuellen Küsse erklären, die nicht auf den Mund appliziert werden.

Gerade bei der Fellatio und dem Cunnilingus ist es völlig absurd, den Impuls hierzu in der Mund-zu-Mund-Fütterung zu suchen. Viel einleuchtender scheint mir zu sein, daß der Geschlechtskuß auf das Beschnüffeln zurückgeht, das im Tierreich ja nicht selten mit dem Belecken der Genitalgegend einhergeht. Inwieweit der Leckimpuls beispielsweise bei Hunden dazu dient, die Hündin zu stimulieren, liegt im Dunklen. Gewiß ist jedoch, daß die geruchlichen und geschmacklichen Eindrücke des Vaginalsekretes dem Rüden sichere Sexualinformationen liefern.

Ich wage nicht zu sagen, daß es beim Menschen genauso oder ähnlich mit der Mund-Genitalberührung bestellt ist; aber ich behaupte, daß der Geruch ein wesentlicher Impulsgeber dieser sexuellen Handlung sein kann und daß er für die Entstehung des Genitalkusses Verantwortung trägt.

Das Riechen vereint folglich alle Küsse. Ihnen ist aber auch gemeinsam, daß sie »dem Vergnügen an der nahen Berührung mit einer geliebten Person« dienen, wie Darwin es ausdrückt. Es ist jedoch nicht nur die nahe Berührung, sondern die Berührung an sich, die Vergnügen bereitet. Es ist, um es auf den Punkt zu bringen, die Lust, die uns zur Berührung treibt, die Lust, die über den Tastsinn eingeklagt wird. Es sind die Lippen und die Zunge und, um es noch genauer zu definieren, die Schleimhäute, die diese Berührung in wollüstigem Begehren fordern und die uns durch ihre unendliche Sensibilität so viel Lust verschaffen.

Sigmund Freud würde an dieser Stelle sagen, es ist die Libido, die hier wirkt. Die Libido, die ja für den Sexualtrieb nichts anderes ist als der Hunger für den Ernährungstrieb.[29] Und er würde darauf aufmerksam machen, daß es sich bei der Lippenregion um eine *primäre erogene Zone* handelt, die neben der Genital- und Afterzone zu den reizbarsten Körperstellen zählt.[30] Ich will es dahingestellt sein lassen, ob die von mir benannte Lust, wie es Freud deklariert, immer und ausschließlich libidinösen Charakter besitzt, aber ich möchte wie Freud annehmen, daß »das erste Organ, das als erogene Zone auftritt und einen libidinösen Anspruch an die Seele stellt, … von der Geburt an der Mund [ist]«[31].

Heftig widersprechen muß ich dem Begründer der Psychoanalyse allerdings in seiner Lehrmeinung über den Ursprung des Kusses und seiner Ansicht zum Cunnilingus und zur Fellatio. Ich beginne mit Freuds Lehrmeinung zum Küssen,[32] die man auf die einfache Formel bringen kann: Das Küssen ist nichts anderes als das Wiedererleben des wohligen Gefühls, das mit dem Saugen an der Mutterbrust einherging,[33] wobei die Nahrungsaufnahme dem Säugling die erste sexuelle Lust vermittelte.

Infolge dieser Lusterfahrung wird nach weiteren Befriedigungsquellen gesucht. Es entsteht das Ludeln, das Wonnesaugen oder, wie man herkömmlich sagt, das Lutschen oder Nukkeln vornehmlich am Daumen.[34] »So ist das erste Objekt der oralen Komponente«, schreibt Freud, »die Mutterbrust, welche das Nahrungsbedürfnis des Säuglings befriedigt.«

Was Freud nicht wissen konnte: Das Ungeborene saugt bereits im Mutterleib an seinem Däumchen. Daraus schließe ich, daß diese Handlung das erste Berührungserlebnis des Mundes und des Mundraumes eines jeden Menschenkindes darstellt. Die Berührung scheint lustvoll erlebt zu werden, weil sie fortan wiederholt wird. Folgt man diesbezüglich dem Psychoanalytiker in seinem Erklärungsmodell der Autoerotik, dann wäre deren Reihenfolge eben nicht: Nahrungsaufnahme an der Mutterbrust $\Rightarrow$ sexuelle Lusterfahrung $\Rightarrow$ autoerotisches Daumenlutschen,[35] vielmehr verliefe der Prozeß genau umgekehrt.

Ich würde jetzt, da ich an diesem Analyseschritt angelangt bin, nicht so weit gehen und das Nuckeln im Mutterleib als Autoerotik begreifen. Mir genügt es, darauf aufmerksam zu machen, daß bei diesem ersten Saugvorgang die Berührungslust geweckt wird. Möglich ist auch, daß der Impuls zur Berührung des Mundes durch die angelegte Berührungslust ausgelöst wird. Auf keinen Fall aber hat diese als lustvoll erlebte Berührung etwas mit der Nahrungsaufnahme oder mit der Mutterbrust zu tun.

Dementsprechend leite ich den Wunsch zu küssen nicht vom Saugen an der Mutterbrust ab, sondern, wenn überhaupt, vom Saugen am eigenen Finger.[36] Letztendlich bin ich allerdings der festen Überzeugung, daß uns die Berührungslust und auch die Riechlust zum Küssen treiben. Diese beiden Gelüste sind uns in die Wiege gelegt worden. Es sind Sinnenlüste, die sehr wohl kulturell geprägt sein können, wodurch eben eine Ausrichtung zum Nasen- oder Mundkuß möglich werden kann.

Betrachten wir nun Freuds spärliche Ausführungen zum Oralverkehr[37] und überhören einfach seine Behauptung, daß dieser den »perversen Sexualregungen«[38] zuzuordnen sei. Er vermutet, daß das Bedürfnis, am Penis zu saugen, vom Saugen an der Mutterbrust herrührt.[39] Allerdings widerspricht diese Rückführung meinen soeben gemachten Ausführungen zur Entstehung des Küssens. Folglich würde sich auch in diesem Fall das Daumenlutschen als ein viel einleuchtenderes Erklärungsmodell anbieten; aber ich vertrete die These, um es noch einmal auf den Punkt zu bringen, daß es sowohl bei der Fellatio als auch beim Cunnilingus in erster Linie um die Befriedigung des Tast- und Geruchssinnes geht.

Zu guter Letzt soll noch die Vorstellung erwähnt werden, daß der Kuß in erster Linie ein Geben oder ein gleichberechtigtes Geben und Nehmen ist. Insbesondere Romantiker und die Verfechter der »wahren Liebe« behaupten dies. Rudolf Bilz zum Beispiel analysiert diesbezüglich unsere Sprache und kommt zu dem Ergebnis, daß diese von jeher das Küssen auch und sogar in erster Linie als Geben auffaßt: »Der eine Mensch gibt, während der geliebte andere hinnimmt, empfängt, oder sogar den Kuß erwidert, also zurückgibt, was einen hohen Grad seiner Liebesbereitschaft bezeugt. Als ein Geben und Nehmen hat unsere Sprache zu allen Zeiten das Küssen empfunden. Ja, eine volkstümliche Wendung lautet sogar, er habe ihr einen Kuß ›geschenkt‹ oder, wenn sie ihm widerstrebte, sich wehrte, ihr einen Kuß ›geraubt‹.«[40]

Ist das wirklich so? Sind wir wirklich so altruistisch, wie uns die eine oder andere Sprachwendung glauben machen will? Wollen wir nicht in Wirklichkeit zunächst einmal etwas vom anderen haben, indem wir uns etwas nehmen, nämlich den Geruch und die Berührung?

Wenn, wie es Librowitz will, Adams Lippen zunächst nur gierig nach dem Apfelstück in Evas Mund griffen, dann folgte eben darauf sogleich der süße, wonnige und göttliche Schauer. Eben dieses Gefühl zwang ihn zur Wiederholung des Kusses und nicht etwa der verdutzte Blick Evas ob der dreisten Entwendung des Obststücks und der gereizten Schleimhäute.

Kapitel 2

»Den Wilden ist das Küssen unbekannt«

Verbreitung des Kusses

Immer wieder betonen Forscher, daß das Küssen nicht überall auf der Welt verbreitet gewesen sei, jedenfalls sofern von Mundküssen aus Zuneigung die Rede ist. Anfang des 20. Jahrhunderts sollen sich weit mehr Menschen mit der Nase als mit dem Mund geküßt haben. Wo heute überall mit dem Mund geküßt wird, weiß kein Wissenschaftler genau zu sagen. Zwar hat sich der Mundkuß enorm verbreitet, doch ganz offensichtlich gibt es immer noch Ethnien, die gar nicht oder anders küssen. So konnte ich unlängst in einem ethnologischen Film das Liebkosungsverhalten eines Zoéindianers beobachten. Er hielt sein Haustier, ein Äffchen, auf dem Arm und »kuß-streichelte« es mit dem Hautbereich zwischen Nasenspitze und Oberlippe. Er küßte das Tier nicht mit dem Mund, sondern führte so etwas wie einen Nasenkuß aus. Nun muß man wissen, daß die Zoé ihre Haustiere unendlich behüten und umtätscheln wie ihre eigenen Kinder[1] und daß dieser Zoémann gewiß das Äffchen geküßt hätte, wenn ihm diese Geste vertraut gewesen wäre.

Darüber hinaus müssen wir davon ausgehen, daß all jene Völker den Mundkuß nicht ausüben, die ihren Mund mit großen Schmuckstücken verzieren. Ein großer Lippenpflock oder eine große Lippenplatte macht den Mundkuß unmöglich.

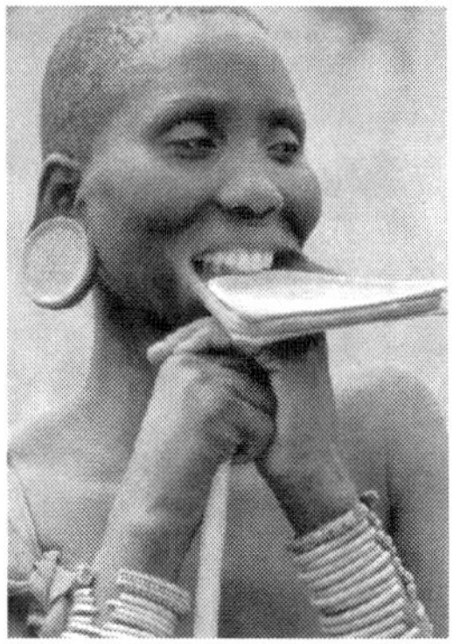

Abb. 12 Äthiopien: Frau mit Lippenplatte.

Daraus abzuleiten, daß allen »Wilden« das Küssen unbekannt sei, wie dies viele »sachkundige« Forscher in der Vergangenheit immer wieder taten, ist allerdings falsch. Denn nicht nur Margaret Mead, die sieben pazifische Kulturen untersucht hat, schrieb 1935 über die Arapesh (Nordwestküste Neuguinea), daß diese »im Gegensatz zu den meisten primitiven Völkern den echten Kuß kennen: den Kontakt der Lippen, der durch ein scharfes Einsaugen des Atems unterbrochen wird«[2]. Auch von den Schwarzfußindianern weiß man, daß sie gerne küs-

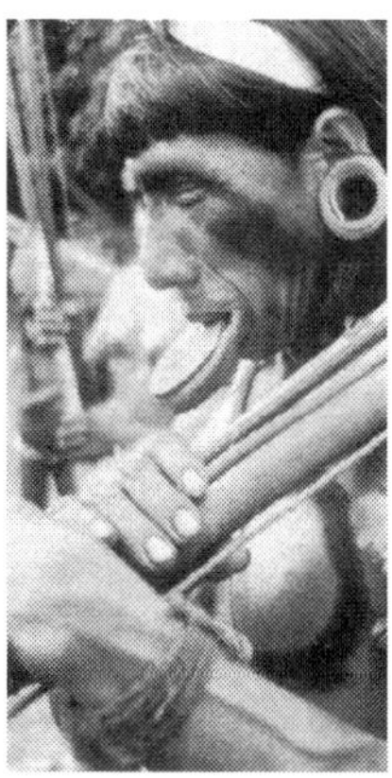

Abb. 13 Suya (Brasilien) in Kriegsbemalung und mit Lippen- sowie Ohrpflogs.

sen, zumindest unter ganz bestimmten Umständen. So berichtete Walter McClintock 1910 von seinen Studienaufenthalten zur Lebensweise der Schwarzfußindiancr in Montana, Kanada, daß diese einen Tanz aufführen, den sie Sina-paskan (Sioux-Tanz) nennen und den der Ethnologe als Kußtanz bezeichnete. Hierbei tanzen Männer und Frauen in jeweils einer Reihe einander gegenüber, wobei sich einzelne Frauen aus der Reihe lösen und auf den Mann ihrer Wahl zutanzen, um ihn auf das Gesicht zu küssen. Dieser Tanz, der wohl ursprünglich von den Siouxindianern stammte, wurde recht gern aufgeführt, gab aber auch Anlaß zur Eifersucht, wie der Forscher zu berichten wußte.

Es war nämlich eine Ehefrau in diesen Tanz so vernarrt – und wohl auch in die Küsserei –, daß sie keine Gelegenheit ausließ, sich am Sina-paskan zu beteiligen, was dem Ehemann mißfiel. In seiner Eifersucht soll er sie schließlich eines Nachts vor dem Tanzengehen erschlagen haben, woraufhin der Sina-paskan für einige Jahre nicht mehr aufgeführt wurde.[3]

Und nicht zuletzt seien als Beispiel noch die Nandi erwähnt, ein Hirtenvolk aus Kenia, von denen man Intimes in den *Eth-*

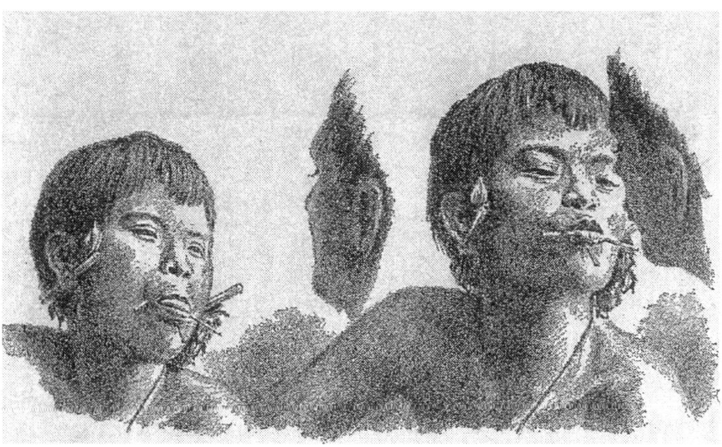

Abb. 14 Waika-Indianerin, züngelnd (links) und auffordernd zum Kuß (rechts).

nologischen Studien über das Sexualleben bei Negern nachlesen kann. Felix Bryk, der dieses Buch 1928 verfaßte, berichtete zwar, daß Küsse bei ihnen generell selten vorkämen, jedoch »bei jungen eher als bei älteren«. Dabei wären die Küsse »feucht und hörbar«. Desgleichen kann nachgelesen werden, daß das Züngeln dabei der »Negerin« ebenso fremd wäre wie dem Manne das Saugen an ihren Brüsten. Ja, »auch der Liebesbiß ist dem Neger unbekannt«.[4]

Häufig wird auch behauptet, der Kuß sei »Spiegel der Zivilisation«[5] oder ein »Vorrecht entwickelter Kultur«.[6] Aber auch das ist nicht richtig. Vielmehr hat sich das Kußverhalten in verschiedenen Kulturen unterschiedlich entwickelt. Parallel zum Kuß haben sich andere Verhaltensweisen herausgebildet, die den gleichen Effekt wie das Küssen haben. Das belegen Berichte von Reisenden und Naturforschern.

So liefert uns der Schwede Erland Nordenskiöld ein Beispiel für eine andere Form des Austausches beziehungsweise Beweises von Zärtlichkeiten. Im Jahre 1908 versuchte er auf einer einjährigen Reise einige Indianerstämme Südamerikas »so gut es ging« kennenzulernen, indem er »mit ihnen lebte«. Und tatsächlich gelangen ihm einige Beobachtungen des Intimlebens. Er stellt etwa Kratzwunden bei Chorotimännern an Händen und Gesicht fest, die seiner Meinung nach »Erinnerungen an zärtliche Neckereien« darstellten. Nordenskiöld schrieb dazu: »Ein Choroti- oder Ashluslaymädchen küßt niemals den Geliebten, sie kratzt ihn und speit ihm ins Gesicht.«[7]

Der norwegische Arzt Arne Höygaard wiederum steuerte im Herbst 1936 den Fjord Angmagssalik von Grönland an, um dort für ein Jahr mit seiner Familie und zwei Assistenten unter den Eskimo zu leben. Er erfuhr viel von den Sitten und Gebräuchen dieses Volkes, und eines Tages machte er folgende Bekanntschaft mit dem sogenannten Nasenkuß:

»Einmal hielt Pêde [einer seiner Gewährsmänner] in meinem Hause den Trommeltanz ab ... plötzlich [begann] er rundum zu gehen und alle anwesenden Weiblichkeiten zu umarmen und zu küssen (auf Eskimoart, mit Reiben der Nasen gegeneinander) und den Mannsleuten häßliche Fratzen zu schneiden. Meine Frau, die dabei war, belustigte sich köstlich über sein putziges Aussehen, wurde aber vom Schreck fast erschlagen, als die Reihe auch an sie kam ... Aber alles Flehen und Schreien half ihr nichts, und halb weinend, halb lachend mußte sie sich Pêdes schnaubende Liebkosung gefallen lassen.«[8]

Anders geht es bei den Balinesen zu, wie Miguel Covarrubias im Jahre 1937 feststellte. Bei diesen Insulanern soll der Mundkuß, wie wir ihn kennen, unbekannt sein. Statt dessen brächten sie ihre Gesichter so eng wie möglich zusammen, um den Geruch des anderen wahrzunehmen und die Wärme seiner Haut zu spüren. Dieses Geschehen wird von einer sanften Kopfbewegung (ngaras, diman) begleitet. Irrtümlicherweise sei diese Handlung von Europäern als Nasenkuß bezeichnet worden, kritisiert Covarrubias.[9]

Und bei Allan R. Homberg (1946) können wir nachlesen, daß die Menschen von Siriono (Ostbolivien) zwar das Küssen nicht kennen würden, orale Stimulation nichtsdestoweniger bei Liebenden während des Koitus üblich sei. Sie bissen sich gegenseitig in den Nacken und die Brust und kratzten einander an Hals, Brust und Stirn, wenn es auf die Klimax zuginge. Letzteres soll nicht selten Spuren hinterlassen.[10] Die Tinggian hingegen machen es laut Clellan S. Ford und Frank A. Beach (1971) wiederum ganz anders. Sie bringen ihre »Lippen dicht an das Gesicht des Partners und ziehen plötzlich die Luft ein«[11].

Von den Tamilen berichtete man dagegen Anfang des 20. Jahrhunderts, daß sie sich die Nasen rieben und einander Mund und Zunge leckten.[12] Und 1888 legte Kleinpaul dar, daß sich die Bewohner auf mehreren Inseln Polynesiens, den Gesellschafts-, den Freundschafts- und den Fidschiinseln, nicht mit den Lippen küßten, sondern mit den Nasenspitzen. Was für die betreffenden Völker nach Meinung des Wissenschaftlers nicht folgenlos bliebe, denn die Nasen würden »dadurch ganz abgestumpft werden«. Aber auch die Lappen würden bei der Begrüßung »die Nasen fest aneinander drücken«, schreibt Kleinpaul und ergänzt spitzzüngig: »Wenn sie's nicht lassen mögen, können Personen einerlei Geschlechtes auch das nachahmen.«[13]

In wieder anderen Kulturen lecken, beißen, schlagen oder kneifen sich die Liebespärchen, reißen sich die Haare aus und fügen sich sichtbare Wunden zu. Mancherorts »ersetze« man das Küssen »durch das Reiben oder Streicheln der Arme, der Brust oder des Bauchs«, schrieb Darwin (1872), »oder dadurch, daß der eine Mensch sein eigenes Gesicht mit den Händen oder Füßen des anderen streichelt. Vielleicht«, so mutmaßt der weitgereiste Forscher, »mag der Brauch des Schlagens auf verschiedene Körperteile als Zärtlichkeitsbeweis auf demselben Prinzip beruhen.«[14]

Ja, manche Liebeshandlungen muten einem Europäer merkwürdig an, wie etwa das Lausen, das bei manchen Völkern noch ausgeführt wird. Dieses Lausen stößt auf Unverständnis wohl nicht nur, weil es bei uns zumeist an Läusen mangelt, sondern weil ein kultivierter Mensch es sich nicht mehr zubilligen würde. An die Stelle des Lausens ist nach meiner Beobachtung aber das Pickelausdrücken getreten, wobei ich gerade jungen Paaren dabei schon häufiger zuschauen konnte. Beim Sonnen am Strand oder in öffentlichen Schwimmbädern sah ich beispielsweise Frauen – die sich offenbar nicht beobachtet wähnten – hingebungsvoll die Haut ihres Partners absuchen, um Pickel auszudrücken.

Völlig fremd ist uns auch, dem Partner die Wimpern abzuknabbern, wie dies anscheinend auf den Trobriand-Inseln üblich war. Bronislaw Malinowski (1929) teilte mit, daß das Abbeißen der Wimpern, das sogenannte *mitakuku*, eine wichtige Rolle im Liebesleben spiele. Der Ausdruck *agu mitakuku* (»meine abgebissenen Augenwimpern«) sei ein Kosewort. Und der Ethnologe erklärte:

»Das geschieht, wie ich hörte, sowohl im Orgasmus als auch

in den weniger leidenschaftlichen Vorstadien. Es ist mir nie gelungen, den Mechanismus oder den sinnlichen Gewinn dieser Liebkosung zu erfassen, doch zweifle ich nicht daran, daß sie tatsächlich geübt wird, denn ich habe auf den Trobriand-Inseln keinen einzigen Burschen und kein einziges Mädchen mit langen Augenwimpern gesehen ...«[15]

Ob man nun den sinnlichen Gewinn des Wimpernabbeißens oder des Läusesuchens nachvollziehen kann, ist augenscheinlich nicht entscheidend, sondern lediglich die Tatsache, daß es für die entsprechenden Menschen eine lustvolle Betätigung ist. Nur dies ist maßgeblich, wenn es um die Gleichstellung von lustvollen sexuellen Handlungen geht. Und in dieser Beziehung kann ein Kuß ein ebenso großer Lustgewinn sein wie jedwede andere sexuelle Handlung, auch wenn sich das Menschen, die das Küssen so sehr gewöhnt sind wie wir, nicht vorstellen können.

Wenn ich im folgenden dennoch nur den Nasenkuß dem Mundkuß gegenüberstelle, so deshalb, weil ähnliche Sinnenreize hervorgerufen werden. Insofern sind diese Kußarten nämlich vergleichbar. Aber es muß auch angemerkt werden, daß Kußstreicheln, Abschnüffeln, Lecken, Saugen, Beißen usw. ebenfalls die Riech- oder Berührungslust befriedigen. Zudem möchte ich erwähnen, daß der Nasenkuß in seiner Ausführung von jeher variiert haben muß und zu ihm mehr gehört, als die Nasen gegeneinander zu reiben. Auch scheint wohl nicht jedes Nasenreiben ein Nasenkuß gewesen zu sein, wie am Beispiel der Balinesen deutlich wurde.

Ein »typischer Nasenkuß« soll in China noch zu Beginn des 20. Jahrhunderts geküßt worden sein. Dieser wird folgendermaßen beschrieben:

»1. Die Nase wird an die Wange der geliebten Person gelegt,
2. es wird unter Herabsinken der Augenlider tief nasal inspiriert,
3. es wird mit den Lippen ohne Berührung der Wange mit dem Munde leicht geschnalzt.«[16]

Dieses Schnalzen bewirkt übrigens ein vermehrtes Zurückführen der Luft vom Mundraum in die Nase, was bei der Speise- und Getränkeaufnahme automatisch geschieht, so daß etwa beim »Kauen« des Weines noch weiter gerochen werden kann.

Freilich wird diese Kußvariante nicht nur unter Liebenden, sondern auch unter Verwandten, zur Liebkosung der Kinder oder etwa zur Begrüßung ausgeführt. Es steht zu vermuten, daß sie eine ebenso große gefühlsmäßige Vielfalt bietet wie der Mundkuß und daß sie leidenschaftlich ausfällt, wenn sie im Vorspiel geküßt wird. Rein freundschaftlich begrüßte jedenfalls der Maori Elder Hugh Kauharu den Präsidenten von Südafrika, Nelson Mandela, mit der Nase.[17] Augenscheinlich haben die Ureinwohner Neuseelands diese Weise des Küssens noch nicht gänzlich verlernt, während man den Nasenkuß beispielsweise im indischen Raum, in China oder Japan gar nicht mehr beobachtet hat. Auch scheint er bei den nordischen Völkern »ausgerottet« zu sein.

William Cane führte zwar 1991 an, daß dieser Kuß nicht nur in der Arktis beliebt sei, sondern auch bei den Maori in Neuseeland, auf den Gesellschafts- und Sandwich-Inseln, den Tonga-Inseln und bei den meisten der malaiischen Ethnien.

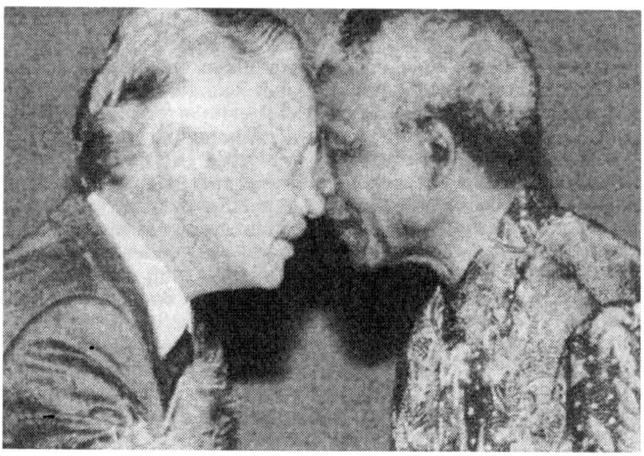

Abb. 15 Begrüßung auf Maori-Art.
Commenwealth-Konferenz, 1995 (Zeitungsbild).

Ja, Cane bestätigte die gegenwärtige Präsenz des Nasenkusses in Afrika und behauptete sogar, daß er die verbreitetste Kußform in Asien darstellte.[18] Doch für diese Aussagen habe ich weder bei ihm noch an anderer Stelle Belege gefunden. Tatsächlich fand ich nur selten Nasenküsse in Schrift- und Filmmaterial dokumentiert. Um exakte Aussagen über die Verbreitung des Nasen- sowie Mundkusses treffen zu können, müßte man in der Tat eine Kußtopographie anhand neuester Untersuchungen erstellen.

Um 1900 jedenfalls wird wohl der Mundkuß auf der nördlichen Halbkugel noch nicht die Regel und einigen Ethnien völlig fremd gewesen sein. So etwa den Tschuktschen, die an der äußersten Nordküste Sibiriens leben. Deutlich wird dies in dem Roman *Traum im Polarnebel* des Tschuktschen Juri Rytchëu. Er erzählt, wie eine tschuktschenische Frau zum ersten Mal in ihrem Leben einen Liebeskuß auf den Mund erhält, jedoch keineswegs von einem aus ihrem Volk. Es heißt:

»[John] ... zog sie an sich und küßte sie auf den Mund ...

Überrascht starrte ihn Pylmau an, fuhr mit dem Finger über die Lippen und fragte zögernd: ›Ist das ein Kuß bei den Weißen?‹

›Jawohl‹, antwortete er. ›Gefällt er dir etwa nicht?‹

›Es ist so komisch‹, meinte sie leise, ›als ob ein Kind nach der Mutterbrust sucht.‹«

Dann fordert sie einen weiteren Kuß, und nachdem sie miteinander geschlafen haben, sagt sie: »Ich fürchtete, alles andere wäre bei dir ebenso komisch wie dein Kuß ... Jetzt aber weiß ich, daß du genauso bist wie die Männer von uns.«[19]

An diese komische Kußart hat sich mittlerweile fast die ganze Welt gewöhnt. Offenbar ist es ein großes Vernügen, mit dem Mund zu küssen. Das kann jedoch nicht die ganze Erklärung sein, denn über Jahrhunderte hat auch der Nasenkuß vielen Völkern Lust bereitet. Weshalb also ist er so sang- und klanglos untergegangen?

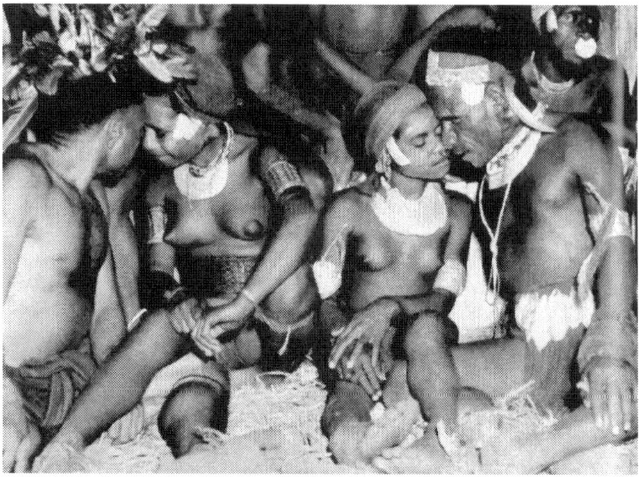

Abb. 16 Papuas beim Liebesspiel.

Es wurde behauptet, daß der Nasenkuß »nur bei Rassen« zu finden sei, »die in der Kultur weiter zurück stehen«.[20] Man begriff den Nasenkuß als eine archaische Variante und nahm an, der Mundkuß sei eine Weiterentwicklung des »primitiven Nasenreibens«. Diese Urteile, vor allem aber die Einstellung der Europäer gegenüber den »Primitiven und Wilden« verhinderten es, daß der Nasenkuß »importiert« wurde. Statt dessen exportierten insbesondere die Kolonialmächte ihre Art zu küssen.[21]

Wie lustvoll jedoch das Nasenreiben sein kann, können wir beispielsweise der Beschreibung von Alfred A. Vogel entnehmen, der den Papuas (Neuguinea) auf die Nase schaute. Er beobachtete sie beim sogenannten Sing-Sing, einem Fest mit Tanz, Essen und nicht zuletzt einem Liebesspiel, das die ganze Nacht dauerte.

Es findet in einem Jugendhaus statt, zu dem nur unverheiratete Frauen und heiratswillige Männer Zutritt haben. Die Paare – bis zu sechzig können anwesend sein – reiben »fortwährend ihre Nasen aneinander. Allmählich kommen sie in eine Art Ekstase, in der sie weder hören noch sehen. Alle Augen sind geschlossen, und Schweißtropfen glitzern im Feuerschein.« Begleitet wird dieses Vorgehen von einem gemeinsamen, »fast einschläfernden« Gesang, schreibt Vogel. Die Ekstase währt circa fünf Minuten, bis schließlich einer der beteiligten Männer »erwacht« und einen Ruf von sich gibt, der als Zeichen zum Partnerwechsel verstanden wird. Dieses Tun geht nun so lange fort, bis schließlich wieder der ursprüngliche Partner erreicht wird und alles wieder von vorn beginnen kann. »Nun aber mit dem Unterschied, daß da und dort – wie auf unseren Tanzplätzen – ein Paar in Mondschein und Einsamkeit hinausschleicht, um nach einiger Zeit wiederzukommen.«[22]

Der Nasenkuß ist offenkundig ebenso wie der Mundkuß ein hervorragendes Mittel, um eine erotische Stimmung zu erzeugen. Und wie »ein Berühren oder Reiben der Lippen oder Brustwarzen einen geschlechtlichen Erregungszustand hervorruft, so kann auch ein Reiben und Drücken der Nase an irgendeiner Körperstelle des geliebten Wesens Tumeszenz [Anschwellung/Steigerung des sexuellen Verlangens] bewirken«[23].

Der Nasenkuß bietet sich in gewisser Weise sogar an. Die Nase steht vor und ist wegen ihrer Tastsensibilität sowie der Fein- und Temperaturfühligkeit ein hervorragendes Organ zur Berührung. Sie erfaßt beispielsweise die Feinporigkeit der Haut weitaus deutlicher, als es die Fingerspitzen vermögen, weswegen nicht selten Geruchsblinde Gegenstände zum Fühlen an die Nase führen. Im Zusammenspiel mit dem Geruchsempfinden vermittelt die Nase somit außerordentliche Sinnesreize. Nicht zuletzt führt das dazu, daß die Nase und auch die Wangen oft in direkten Kontakt mit gut riechenden Dingen gebracht werden.

Nicht selten können auch Mütter beobachtet werden, die ihren Säugling mit der Nase kuscheln oder sie ihm wohlig in den Nacken oder in das Bäuchlein drücken. Zu diesen Liebkosungsvarianten gehört sicherlich auch das Pusten und das geräuschvolle Luftpressen mit Lippenberührung auf den Körper, das man in unseren Gefilden gern an Babys ausführt. Auch Malinowski schildert übrigens Ähnliches von den Müttern auf den Trobriand-Inseln. Diese lassen »ihren Atem über die Kinder hingehen« oder »legen den offenen Mund gegen die Haut«[24].

Doch kommen wir nun zu der Frage, wer auf der Welt wie geküßt hat. Diese Frage ist nicht so leicht zu beantworten. Zwar wurden schon einige Länder, Regionen und Völker genannt, doch nicht immer sind die Angaben der jeweiligen Forscher zweifelsfrei zu übernehmen. So hat man zum Beispiel den Japanern lange Zeit unterstellt, daß ihnen der Mundkuß unbekannt sei. In Wirklichkeit konnte man diese Kußart nur nicht beobachten, weil sie bis dato stets »im Geheimen« ausgeführt wurde. Sie gehörte zu den intimsten Handlungen der Japaner.[25] Die Fragen Fremder nach Mundküssen wurden deshalb auch nicht hinreichend beantwortet.

Möglicherweise haben aber auch unzureichende Selbstzeugnisse zu dieser Auffassung geführt. So finden wir etwa in dem Roman *Eine Tochter des Samurai* von Etsu Inagaki Sugimoto (1935) folgende Szene beschrieben:

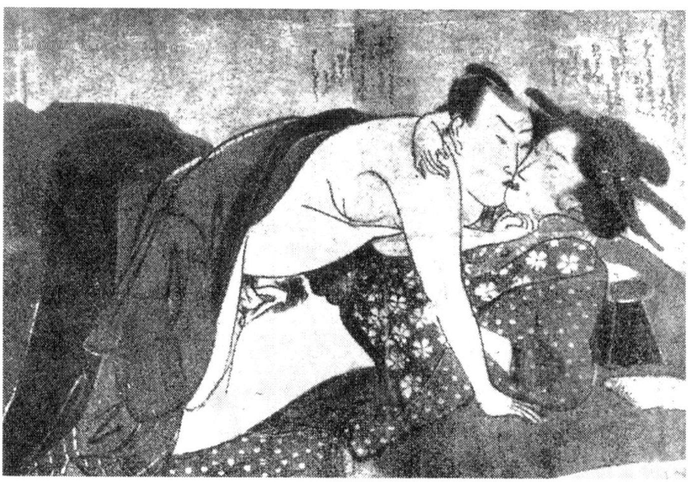

Abb. 17 »Die einträchtige Umarmung«.
Farbenholzschnitt von Toyohiro (1773-1828).

»Ich werde niemals den Eindruck vergessen, den es auf mich machte, als ich zum ersten Male Mann und Frau sich küssen sah. Es war auf der Eisenbahnfahrt durch die Staaten, als ich von Japan kam. Der Platz neben mir war von einer jungen Dame besetzt. ... Kaum hielt der Zug, als ein junger Mann hereinsprang, der dieses bescheidene, süße Mädel umarmte und sie mehrere Male küßte. Und sie hatte gar nichts dagegen, sondern errötete und lachte. Ich kann meine damaligen Empfindungen nicht gut ausdrücken, aber ich mußte mich an das erinnern, was mir meine Mutter kurz vor meiner Abreise nach Amerika gesagt hatte: ›Ich habe gehört, meine Tochter, daß es bei den Fremden Sitte ist, sich gegenseitig wie die Hunde zu belecken.‹«[26]

Ganz offenkundig ist hiernach den Japanern das Küssen nicht bekannt, doch Adolf Tüllmann schreibt diesbezüglich, daß man trotz derartiger Berichte die wirkliche Haltung und Einstellung der Japaner nicht erfassen könne.[27] Möglicherweise hat diese Haltung mit Tabus, Scham und sittlichen Werten zu tun. Dies können wir etwa der Mitteilung von Cane entnehmen, dem eine junge Frau aus Japan folgendes erklärte:

»Seitdem ich in Amerika bin, habe ich mich bemüht, amerikanische Sitten anzunehmen, und dazu gehört auch das Küssen. Ich habe einmal zu meinem Mann gesagt: ›Warum sollten wir nicht versuchen, mehr wie die Amerikaner zu werden und mehr zu küssen?‹ Mein Mann war höchst entrüstet und weigerte sich. ›Ich bin Japaner‹, erklärte er, ›und kein Amerikaner.‹ Folglich küßten wir uns nicht sehr oft. Meine Mutter in Japan würde auf der Stelle tot umfallen, wenn sie mitansehen müßte, daß sich zwei Menschen in der Öffentlichkeit küssen – in Japan ist das undenkbar. Und wenn sich im Fernsehen zwei Menschen küssen, würde sie das Gerät sofort ausschalten.«[28]

Tatsächlich ist den Japanern der Mundkuß nicht erst durch Amerikaner vermittelt worden. Darauf verweist etwa eine Skulptur, die aus zwei sich küssenden Dosojin besteht. Dosojin sind die japanischen Schutzgötter der Reisenden, und dem-

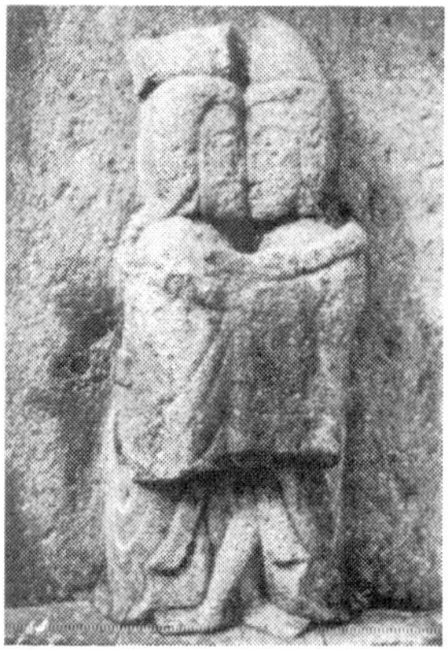

Abb. 18 Sich küssende Dosojin.

entsprechend hat man diese Figuren für alle sichtbar am Wegesrand aufgestellt.

Zudem wird bereits in einer mittelalterlichen Schrift auf die Gefahr des Zungenkusses während des Orgasmus hingewiesen. Der japanische Volksmund nennt den Mundkuß übrigens *Shirushi*, was Zeichen, Anzeichen, Abbild und Beweis bedeutet. Darin zeigt sich die Vorstellung, daß hinter diesen Begriffen die Liebe steht, und folglich ist hier von Liebeszeichen und Liebesbeweis die Rede. Diese Annahme und die Bedeutung des

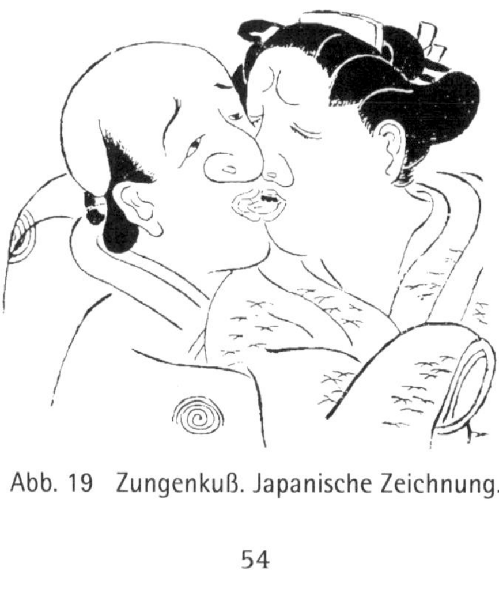

Abb. 19 Zungenkuß. Japanische Zeichnung.

Kusses für das Liebesleben werden auch durch ein Volkslied bestätigt, in dem es heißt: »Wenn du mich küssest, so habe ich ein Gefühl (Geschmack) wie von Süßholzwurzel oder von Zuckerrohr oder wie weißer Reiswein, der in einer Nacht hergestellt ist.«[29]

Wie den Japanern wurde auch den Chinesen unterstellt, sie würden den Mundkuß nicht kennen, wohl auch deshalb, weil man bei ihnen den Nasenkuß beobachtet hatte. Der Mundkuß findet sich jedoch schon in *Die Kunst des Liebens* von dem Lehrer Tung-Hsüan beschrieben, also in der Sui Dynastie (590–618). Unter der fünften Regel, in der es um Hinweise für den ersten Geschlechtsverkehr geht, wird folgender Ratschlag gegeben:

»Der Mann saugt an der Unterlippe der Frau, die Frau lutscht an der Oberlippe des Mannes. Sie küssen sich und geben einander den Speichel. Der Mann kann auch der Frau behutsam in die Zunge beißen oder ein wenig an ihren Lippen knabbern, oder ihren Kopf zwischen seine Hände nehmen und vorsichtig ihre Ohren kneifen. Auf diese Weise berührt und geküßt werden tausend Zauber entfaltet und man vergißt alle Sorgen.«[30]

Auch tausend Jahre später wird diese Liebkosung in dem Erotikroman *Djin Ping Meh* von Wang Schi-Dscheng (1526–1590) hinreichend erwähnt. Gleiches gilt für die Liebesabenteuer des wagemutigen Weh Yang Schong, dem Helden des Romans *Jou Pu Tuan* von Li Yü. Dieser Erotikroman, der ebenfalls in der Ming-Zeit (1368–1644) geschrieben wurde, enthält zudem einen Holzschnitt, auf dem der Kuß deutlich zu sehen ist.[31]

Das Küssen war folglich den Chinesen durchaus bekannt. Es war jedoch unüblich, außerhalb des Schlafzimmers zu küssen. Deshalb konnten Chinareisende im 18. und 19. Jahrhundert dergleichen nie beobachten und kamen zu dem falschen Schluß, daß in China niemals auf den Mund geküßt wird. Umgekehrt dachten Chinesen fälschlicherweise von westlichen

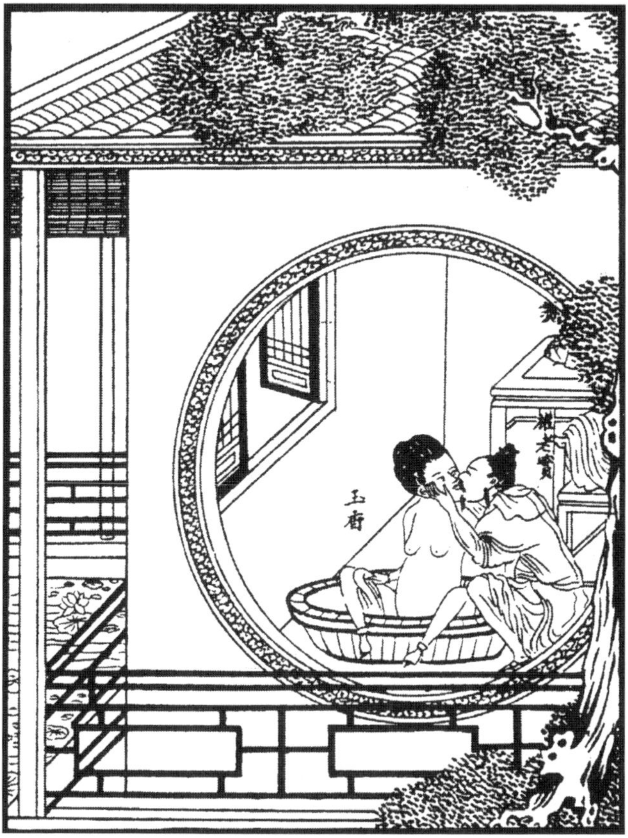

Abb. 20 Chinesischer Holzschnitt zum Erotikroman *Jou Pu Tuan.*

Frauen, die in der Öffentlichkeit küßten, sie seien Prostituierte der übelsten Sorte. Wobei gesagt werden muß, daß in jenen Tagen selbst eine chinesische Prostituierte niemals einen Mann auf offener Straße geküßt hätte.[32]

Es mag also durchaus sein, daß manchen Völkern das Mundküssen bekannt war, den Beobachtern sich aber kein Weg bot, dies herauszufinden. Anders erging es anscheinend Malinowski, der von den »Wilden in Nordwest-Melanesien« eine detaillierte Beschreibung einer »üblichen« sexuellen Liebkosungsszene geben kann. Es heißt in seinem Buch unter anderem:

»Sind sie einander so nahe, so kommt es zum Nasenreiben. Doch trotz vielfachen Nasenreibens wird auch Wange gegen Wange und Mund gegen Mund gerieben. Allmählich werden die Liebkosungen leidenschaftlicher und nun tritt vor allem der Mund in Tätigkeit. Die Zunge wird angesaugt und Zunge an Zunge gerieben; einer saugt des anderen Unterlippe, und die Lippen werden gebissen, bis Blut kommt; Speichel fließt von Mund zu Mund. Die Zähne werden fleißig gebraucht, um einander die Wangen zu beißen und nach Nase und Kinn zu haschen.«[33]

Derart detaillierte Beschreibungen von Forschern finden sich selten, und man mag es kaum glauben, daß unser Ethnologe diesen intimen Zärtlichkeitsaustausch nicht am eigenen Leibe erlebte, sondern von einem Gewährsmann erfahren haben will. Aber lassen wir diesen Zweifel beiseite und schauen uns lieber einmal an, was Malinowski eine Seite zuvor über die »Lippenbetätigung« äußerte. Er stellte fest, daß diese zwar eine Rolle im Liebesspiel einnähme, aber wenn man Küssen genauer definierte »als ›das fortgesetzte Aneinanderpressen von Mund gegen Mund mit leichten ruckweisen Bewegungen‹ – und ich glaube, daß alle maßgebenden Autoritäten mit dieser Definition ebenso einverstanden sind wie mit der Behauptung, daß dies die wichtigste erotische Vorstufe in Europa und den Vereinigten Staaten ist –, so muß man zugeben, daß der Kuß im trobriandischen Liebesleben nicht verwendet wird. Jedenfalls wird er nie zu einer selbständigen, unabhängigen Quelle der Lust, und ebensowenig ist er eine bestimmte Vorstufe des Liebesgenusses wie bei uns. Niemals haben mir die Eingeborenen diese Liebkosung aus freien Stücken genannt, und auf direkte Fragen erhielt ich stets eine verneinende Antwort. Die Eingeborenen wissen jedoch, daß Weiße ›dasitzen, Mund gegen Mund pressen – es gefällt ihnen‹. Doch sie halten es für eine fade und törichte Art der Belustigung.«[34]

Leider kann ich Malinowskis Schlüssen nicht zustimmen, insbesondere weil ich sehr wohl einen Kuß beziehungsweise Zungenkuß aus seiner Beschreibung herauslesen kann. Untrüglich ist er danach auch eine Vorstufe zum Geschlechtsverkehr, was man zudem der folgenden »freien Übersetzung« des »persönlichen Berichtes« eines seiner Gewährsmänner entnehmen kann. Es heißt:

»Wenn ich mit Dabugera schlafe, umarme ich sie, umschlinge ich sie mit meinem ganzen Körper, wir reiben unsere Nasen aneinander. Wir saugen einer an des anderen Unterlippe, so daß wir in leidenschaftliche Erregung geraten, wir saugen einer an der Zunge des anderen, wir beißen uns in die Nasen, wir beißen uns in das Kinn, wir beißen in die Wangen und streichen zärtlich über Achselhöhle und Weichen. Dann sagt sie wohl: ›O mein Liebster, es juckt sehr ... stoße weiter, mein ganzer Leib schmilzt vor Lust ... stoße heftig zu, stoße schnell zu, damit der Saft ausströme ... tritt weiter, ich habe so ein angenehmes Gefühl dabei!‹«[35]

Wir können also festhalten, daß Forscher mit westlichen Augen interpretieren, was sie zu sehen oder nicht zu Gesicht bekommen, und mit westlichen Ansichten interpretieren, was ihnen erzählt wird. Mit anderen Worten: Nicht alles, was beschrieben wird, muß auch so sein. Zudem sei darauf hingewiesen, daß auch zuverlässig erscheinende Gewährsmänner in Situationen geraten können, in denen sie übertreiben oder schwindeln. Dann etwa, wenn sie unter Erzähldruck geraten oder es um ihre Männlichkeit geht. Wir können uns also im Endeffekt nicht ganz sicher sein, ob der obige Bericht wirklich der Wahrheit entspricht.

Folglich ist vieles, was über die Kußverbreitung geschrieben wurde, eine Frage des Glaubens und manches eine Frage des Hinterfragens. So deklariert Otto Schrader (1917 ff.) im *Reallexikon* etwa für das Altertum, daß unter anderem die Numider, die ehemaligen Bewohner des nordwestafrikanischen

Hinterlandes, den Kuß nicht gekannt hätten.[36] Als Quelle dieser Angabe nennt er Valerius Maximus. Sehen wir uns die Aussage von Valerius Maximus aber genau an, dann bekommen wir einen ganz anderen Eindruck, denn dort steht:

»So sind auch die Könige in Numidien nicht zu tadeln/welche nach ihrem Landsbrauch keinen Menschen küsseten; dann wer in hohen Ehren sizt/dem stehet es nicht wol an/der gemeinen Gewohnheit nach zu leben/damit er in desto grösserm Ansehen bleibe.«[37]

Die Numider scheinen folglich den Kuß sehr wohl gekannt zu haben, diese »niedere Geste« gebührte einem König jedoch nicht gegenüber seinen Untertanen, wahrscheinlich aber gegenüber seinesgleichen.[38]

Ein nicht wahrgenommener Kuß ist außerdem noch längst kein Beleg dafür, daß tatsächlich kein Kuß existiert hat. Auch ist von seiner Nichterwähnung keineswegs seine Bedeutungslosigkeit abzuleiten. Darauf macht schon *Der neue Pauly*, ein Nachschlagewerk für die Antike, aufmerksam, in dem geschrieben steht, daß man aus dem Umstand, daß der »Liebes-Kuß« in Homers Epos keine Erwähnung fände, nicht den Schluß ziehen könne, er sei »als Ausdruck erotischer Zuneigung sekundär«.[39]

Und was sich diesbezüglich für die Griechen des 8. Jahrhunderts v. u. Z. sagen läßt, trifft etwa auch für die Italiener des 14. Jahrhunderts zu. Denn auch in Giovanni Boccaccios *Geschichten aus dem Dekameron* fand ich keinen einzigen Kuß. Zwar schrieb der Dichter diese Geschichten unter dem Eindruck der Pest, aber gewiß wird diese Seuche keinen stürmischen Liebhaber vom Küssen abgehalten haben. Demgemäß muß es wohl ein »Stilmittel« von Boccaccio gewesen sein, zehn junge Florentiner in seinem Werk von der Liebe erzählen und lieben, jedoch nicht küssen zu lassen.

Aber auch bei neueren Romanen aus dem europäischen Raum verzichten Autoren selbst bei »heißen Liebesszenen« auf Küsse. Und als ich eine befreundete Buchhändlerin vor drei Jahren bat, in Zukunft doch bitte bei der täglichen Lektüre auf

Kußszenen zu achten, teilte sie mir nach einigen Monaten mit: »Tut mir leid, zwar waren genügend Liebesszenen dabei, aber keine vernünftigen Kußbeschreibungen.«

Es ist also gar nicht problemlos herauszufinden, wer wann wo auf der Welt geküßt hat, insbesondere, weil es ja oftmals keine frühen Zeugnisse für das Küssen gibt. Die Höhlenmaler dieser Welt haben jedenfalls den Kuß nicht abgebildet. Dennoch bin ich der Überzeugung, daß Menschen von jeher auf die eine oder andere Weise geküßt haben. In den Zeiten, in denen wir den Tieren näher standen, mag es sich dabei eher um ein Belecken und Beschnüffeln gehandelt haben. Die frühesten Belege für das Küssen finden sich jedenfalls in Abbildungen, bei Statuen, auf Gebrauchs- und Ziergegenständen wie etwa einer Gewandnadel aus dem 3. Jahrtausend v. u. Z. Sie stammt entweder aus Mesopotamien oder Elam und zeigt ein nacktes, sich küssendes Paar.

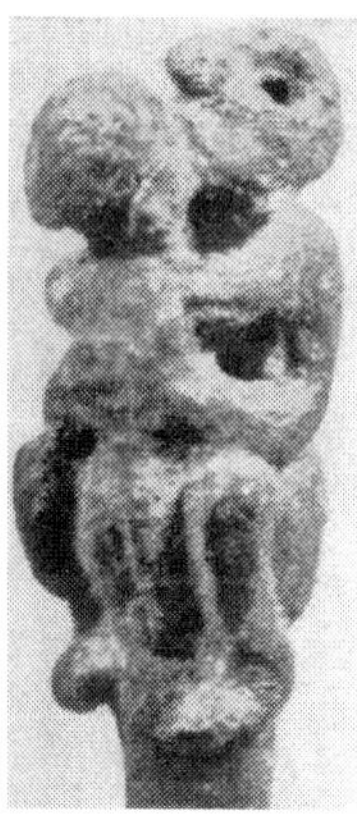

Abb. 21 Sich küssendes Paar.
Gewandnadel. 3. Jahrtausend v. u. Z.

Was das antike Griechenland anbelangt, so untersuchte Martin F. Kilmer sexuelle Darstellungen an griechischen Vasen. Danach stellt ein Teil der Abbildungen das sexuelle Vorspiel dar. Hierzu gehören auch Küsse, die entweder während der ge-

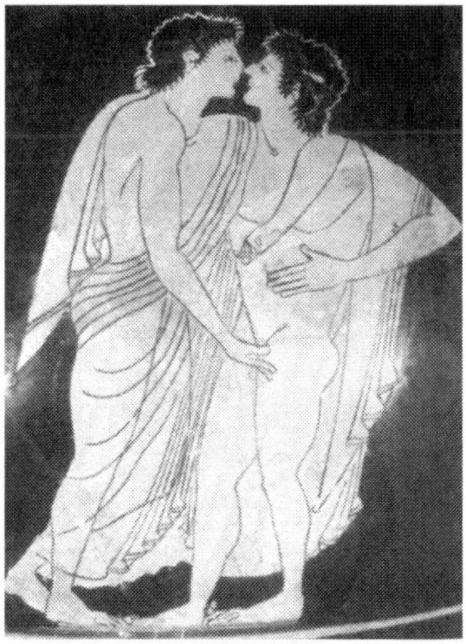

Abb. 22 Genitale Stimulation und Kußvorbereitung. Darstellung an griechischem Gefäß.

nitalen Stimulation oder zur Vorbereitung auf den Geschlechtsverkehr ausgeführt werden.[40] Daneben finden sich unzählige Küsse verschiedenster Art in den Gedichten und Elegien, insbesondere genitale Küsse. Ich werde deshalb immer wieder auf diese Quellen Bezug nehmen und es an dieser Stelle hiermit bewenden lassen.

Und wie sah es bei den Germanen aus? Dies fragte sich auch Ulrich Pramann und kam zu dem Resümee, daß der Kuß »so gut wie keine« kulturhistorische Rolle bei unseren Vorfahren einnahm. In der Sage von Wodan und Freya etwa sei kein Kuß erwähnt, »weder als religiöser Akt, noch als lustvolle Spielart. Wir müssen uns schon fast der Frühzeit des Mittelalters nähern«, so der Kußforscher, »der Hoch-Zeit von Troubadouren und Minnesängern, um überlieferte Küsse zu finden.«[41]

Da werden wir auf dem amerikanischen Kontinent schon früher fündig. Einen Zungenkuß können wir beispielsweise an einer Terrakottafigur aus dem alten Peru erkennen. Die Figur stammt aus der Mochezeit, das heißt aus der Präinkakultur, die etwa zwischen 100 v. u. Z. und 600 einzuordnen ist.

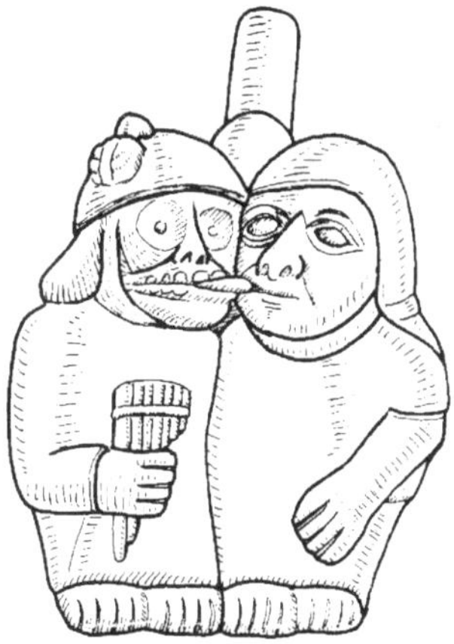

Abb. 23 Carcancha küßt lebendige Frau.
Terrakottafigur, ca. 100 v. u. Z. – 600.

Des weiteren existiert eine Zeichnung aus dem alten Mexiko. Sie zeigt ein Götterpaar bei einer Seelenvermischung, sprich einem Kuß.[42] Nach der Vorstellung vieler Kulturen tauschen küssende Menschen zugleich ihre Seelen aus oder vermischen sie. Auch der europäischen Kultur ist dies übrigens nicht fremd, wofür nicht nur die griechische Mythologie und Dichtung Zeugnis ablegen kann. Der englischen Dichter Alfred

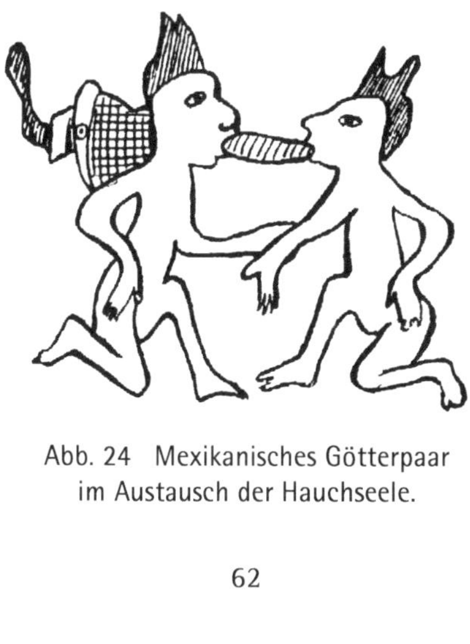

Abb. 24 Mexikanisches Götterpaar
im Austausch der Hauchseele.

Lord Tennyson (1809–1892) hat dafür folgende schöne Worte gefunden: »… er sog mit einem einzigen langen Kuss meine ganze Seele durch die Lippen, wie Sonnenlicht Tau trinkt.« Und in einer talmudischen Legende lesen wir: »Da küßt Gott Moses und nimmt ihm seine Seele durch einen Kuß auf den Mund.«[43]

> O, sie liebten sich innig;
> ihre Seelen küssten,
> sie küssten mit den Augen,
> sie waren beide
> nur ein einziger Kuss!
> *Heinrich Heine (1797–1856)*[44]

Wenden wir uns nun dem asiatischen Kontinent zu. Am Schiwatempel Kailasanatha im indischen Bundesstaat Maharashtra finden wir ein in Stein gehauenes Liebespaar, das sich küßt. Datiert wird dieses Relief auf das 8. Jahrhundert. Als älteste Quelle für den Mundkuß im indischen Raum muß allerdings die Schrift *Kamasutra*[45] genannt werden, die auch unter dem Titel *Aphorismen über die Liebe* bekannt wurde. Sie soll vor mehr als 1500 Jahren geschrieben worden sein, und zwar von Mallananga Vatsyayana. Dieses Buch, das zur Weltliteratur gehört[46] und zu den ersten sexualwissenschaftlichen Abhandlungen gerechnet werden muß, zeigt, daß der Kuß als Liebeskuß in Indien bekannt war. Im dritten Kapitel des zweiten Teils *Die geschlechtliche Vereinigung* werden unterschiedlichste Küsse beschrieben. Es ist etwa vom »bebenden«, »die Liebe entfachenden« oder »offenbarenden Kuß« die Rede. Darüber hinaus wird auf unterschiedliche Kußweisen hingewiesen: Das Küssen »[ist] von vielerlei Art: gemäßigt, saugend, pressend und sanft, je nach den Stellen, welche geküßt werden, denn die verschiedenen Körperstellen erfordern verschiedene Arten von Küssen.«[47]

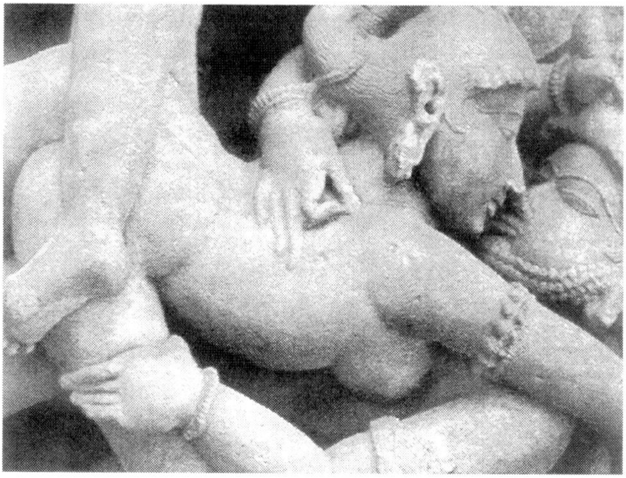

Abb. 25 Paar an einem hinduistischen Tempel.

Nach meiner Recherche ist dies der älteste Beleg des Kusses auf dem »gelben Kontinent«. Zwar geht Tüllmann davon aus, daß sich die Chinesen »schon immer geküßt hätten«,[48] aber einen handfesten Beweis legt er dafür nicht vor.

Was den Nasenkuß anbelangt, so habe ich bei meinen Recherchen weder Skulpturen noch Schmuckstücke etc. gefunden, in denen er dargestellt worden wäre. Ich vermute allerdings, daß es diesbezüglich bislang an einer systematischen Forschung mangelt. Sicher hat der Nasenkuß eine ebenso lange, wenn nicht längere Geschichte als der Mundkuß.

Am Schluß dieses Kapitels soll noch die Frage beantwortet werden, weshalb es im Extremfall zur Herausbildung der einen oder anderen Kußvariante, des Nasen- oder Mundkusses, kam. In einzelnen ozeanischen Kulturen soll das westliche Küssen, also der Mundkuß, als »unappetitlich empfunden werden«, behaupten Best und Schleidt.[49] Ähnliches bringt Tüllmann vor: »Die meisten Naturvölker vertreten den Standpunkt, daß der Mund zum Essen und Sprechen zu dienen habe, nicht jedoch für die Lust benutzt werden dürfe.«[50]

Obgleich diese Behauptungen von den Forschern nicht belegt werden, mag ja an dem vermuteten ästhetischen Empfinden etwas dran sein. Zur Verdeutlichung sei hier beispielsweise der russische Bruderkuß genannt, der gegenwärtig noch ausgeführt wird. Für russische Politiker ist er offenbar unproblematisch, anders empfindet es dagegen zumeist der deutsche Betrachter.[51]

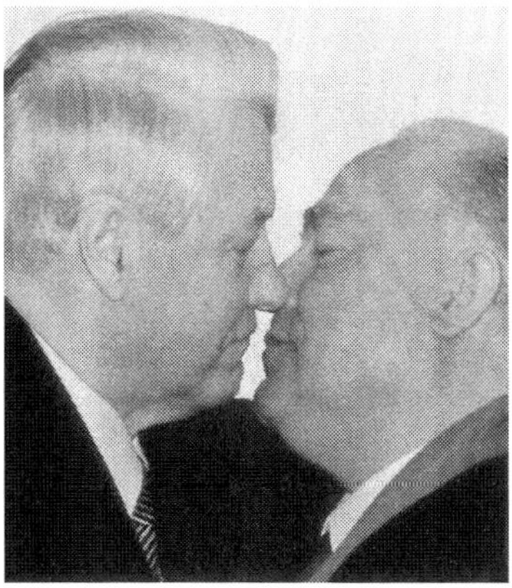

Abb. 26 Bruderkuß. Boris Jelzin und Wiktor Tschernomyrdin, 1998.

Die Vorliebe, das eine oder andere mit dem Mund zu tun, steht folglich in einer bestimmten Tradition, ist Sitte, Brauch oder Gepflogenheit einer Kultur. So soll schon der Verfasser des *Kamasutra* angemerkt haben, daß im indischen Raum manche Ethnien das Küssen gehaßt oder nicht gern ausgeführt haben.[52]

Ganz gleich, für welche Kußart eine Vorliebe herrscht, sie wird stets von positiven Gefühlen begleitet. Man denkt sich also nichts dabei, wenn man auf diese oder jene Art küßt, weil sie zu einem dazugehört und weil sie von denen, die in der gleichen Gemeinschaft leben, ebenfalls ausgeübt wird. Allerdings wirkt der fremde Kuß im besten Falle oft komisch oder merkwürdig, so wie der Mundkuß auf die Tschuktschin oder der Nasenkuß auf den Europäer. Im schlimmsten Falle kann aber ein Kuß als »unzivilisiert«, abstoßend, unappetitlich oder ekelerregend empfunden werden.

Kapitel 3

»Küß mich doch noch einmal, davon nimmt man doch nicht zu«

Der Kuß, die Sinne und das Essen

Der Mund ist zunächst zum Essen,
Trinken und Sprechen gemacht,
aber was ihn noch vervollkommnet,
ist Lachen und Küssen.
Carl Julius Weber (1767–1832)[1]

Immer wieder wird er überrascht sein von der Kühle ihrer Lippen, und sie wird sich nie daran gewöhnen, daß die seinen so heiß sind. Er hat ihr Gesicht in die Hände genommen, wie eine Schale, wie eine Frucht, und er hebt diesen Kopf zu sich empor, preßt seinen geschlossenen Mund gegen diesen anderen geschlossenen Mund. Lange verharren sie so, vorsichtig atmend, und er beginnt behutsam, ihre kühlen Lippen zu öffnen. Sie gibt sofort nach, sie will keinen Moment warten, aber sie zittert von Kopf bis Fuß und öffnet die Augen, um dieses Gesicht zu betrachten, das ihr so nahe ist, und die Augen, die den ihren so nahe sind. Sie beißt leicht und sanft in seine großen fleischigen Lippen, um das Gefühl zu genießen, sie wie eine rote Frucht zwischen den Zähnen zu halten, und dann nimmt er seine Zärtlichkeiten wieder auf. Liebkost ihren Gaumen, ihr festes Zahnfleisch und preßt seine Lippen auf den kleinen Mund seiner Frau und Freundin. Manchmal läßt er sie los, oder sie befreit sich selbst von ihm. Sie holen Luft und versuchen sogleich, sich wieder zu schmecken in einem langsamen Kuß, in dem sie sich abwechselnd aufsaugen und wieder freigeben, zwei Münder, zwei Meeresblumen gleich, deren Blütenblätter und Herzen immer wieder aufeinander zugetrieben werden.«[2]

So beschreibt Robert Brasillach in seinem Roman *Comme le temps passe* die Gefühle während des Küssens. Zugleich werden wir Zeuge, welche Körperteile und welche Sinne beim Küssen beteiligt sind. Der Tastsinn, der mit dem Mund agiert, nimmt die »kühlen Lippen« wahr. Die Augen, die zuvor das Gesicht abgetastet haben, befähigen dazu, den richtigen Augenblick zu ergreifen und die passende Kopfhaltung einzunehmen. Und nach der Lippenberührung meldet sich erneut der Gesichtssinn, weil das nahe Betrachten des Gesichts im Moment des Küssens wohl ein besonderes Gefühl hervorruft. Und es beißen die Zähne »leicht und sanft«. Es ist eine andere Form des Tastens, eine fühlende Druckkraft, die uns durch das Essen vertraut ist, doch in diesem Fall beißen die Zähne nicht wirklich zu.

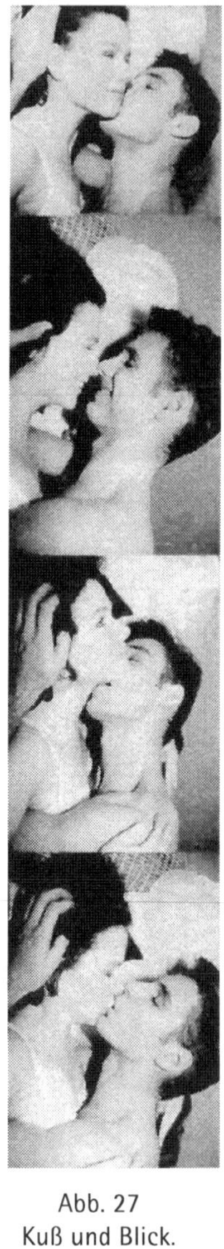

Abb. 27
Kuß und Blick.

Auch die Zunge und die Schleimhäute des Mundraumes tasten, und ein gewisses Saugen setzt ein. Spätestens in diesem Augenblick meldet sich der Geschmackssinn, der über den Speichel Aufschluß gibt. Die ganze Kußhandlung wiederum wird vom Geruchs- und Gehörsinn begleitet. Die Nase nimmt sowohl den Duft der Gesichtshaut wie auch den der Atemluft und den Geruch des Mundes intensiv wahr. Der Gehörsinn wiederum nimmt den Schall des Kusses sowie Berührungs- und Sauggeräusche auf, vielleicht sogar ein Stöhnen oder Sprechen zwischen den Küssen.

Alle fünf Sinne sind folglich beim Kuß beteiligt und »gehen ineinander auf«,[3] nur ist ihre Rolle sehr unterschiedlich, wie wir unschwer erkennen können. Einige Kußforscher sind der Meinung, daß der Tastsinn ausschlaggebend sei, weshalb in aller Regel vom taktilen Kuß gesprochen wird. Andere Forscher räumen dem Geschmackssinn den Hauptanteil beim Küssen ein. Wieder andere stellen sich die Frage, wo der Tastsinn aufhört und der Geschmackssinn beginnt. Das seien Probleme, die kein Liebhaber, aber auch kein Forscher entwirren könne, gesteht Lothar.[4]

Tatsächlich sind die Sinnesempfindungen sehr miteinander verstrickt, und eine Grenzlinie läßt sich kaum ziehen. Ja, das Geschmacksempfinden setzt sich in aller Regel sogar aus drei Sinneseindrücken zusammen: dem Geruchs-, Geschmacks- und Tastsinn. Gerade der Geschmacks- und Geruchssinn sind miteinander aufs innigste verbunden. Wir »schmecken« nämlich oft mit der Nase. Deshalb war auch der Feinschmecker Anthelme Brillat-Savarin (1755–1826) der festen Überzeugung, daß der Geruchs- und Geschmackssinn ein einziger Sinn und die Nase der »vorgeschobene Wachposten des Mundes« sei.[5]

Dem wird ein Freund von Tafelfreuden und jeder Dégustateur, auch Weinkoster genannt, wohl zustimmen müssen; und selbst wer nicht mit gar so großen Geschmackstalenten ausgestattet ist, wird bemerken, daß beim Kosten des Vanillepuddings, der Welfenspeise und der Ilês Flottantes etwas ganz Entscheidendes fehlt, sobald die Nase nicht funktioniert. Den süßen Köstlichkeiten mangelt es am Vanillegeschmack, denn der ist in Wahrheit nur über unser Riechepithel auszumachen. Vanille ist, man mag es kaum glauben, ein reiner Riechstoff.

Demgemäß hat die Nase einiges zu sagen, wenn es um das Schmecken beim Küssen geht. Und bei genauer Untersuchung der Sinne können wir mit Fug und Recht behaupten, daß sie zwar alle am Küssen beteiligt, aber nur drei entscheidend für die Sinnenlust sind, und zwar der Tast-, der Geschmacks- und der Riechsinn. Der Impuls zum Küssen geht aber, wie ich bereits gezeigt habe, von der Berührungs- und der Riechlust aus.

> Denn wo wäre wohl der Sterbliche,
> der nicht wenigstens einmal in
> seinem Leben einen Kuß
> geschmeckt hätte …
> *Johann Clemens Tode, 1786*[6]

Was der Geschmackssinn – und damit der Geschmack – beim Küssen genau auszurichten vermag, kann ich nicht sagen, doch steht fest, daß stets von honigsüßen und nicht von essigsauren Küssen die Rede ist. Zudem soll es unter den Küssern dieser Welt einige geben, die wahre Gourmets sind. Auch sind wohl verschiedene Geschmacksrichtungen auszumachen; so sollen die Küsse von Poppaea, Neros zweiter Gattin, nach »herben Beeren« geschmeckt haben.[7]

Im Hohelied schwärmt hingegen Salomon von seiner jungfräulichen Geliebten: »Honigfein träufeln deine Lippen, Braut, Honig und Milch birgt deine Zunge …«[8] Während es in einem Roman von Rémy de Gourmont (1858–1915) heißt: »Dein Mund sei gesegnet … Er schmeckt nach frischen Rosen.«[9] Und in der Erzählung *Létudiant étranger* von Philippe Labro wird ein »betäubender Kuß« beschrieben, der den Geschmack von süßem Wein besitzt. Seine »Geschmacks«-Wirkung ist so enorm, daß weitere Küsse »beinahe Angst« einjagen.[10]

Nicht zuletzt sei auch noch auf den römischen Dichter Gaius Valerius Catullus (87-54 v. u. Z.) verwiesen, der in einem seiner Gedichte einen Kuß süßer als Ambrosia schmecken läßt,[11] also süßer noch als der Götter Speise.

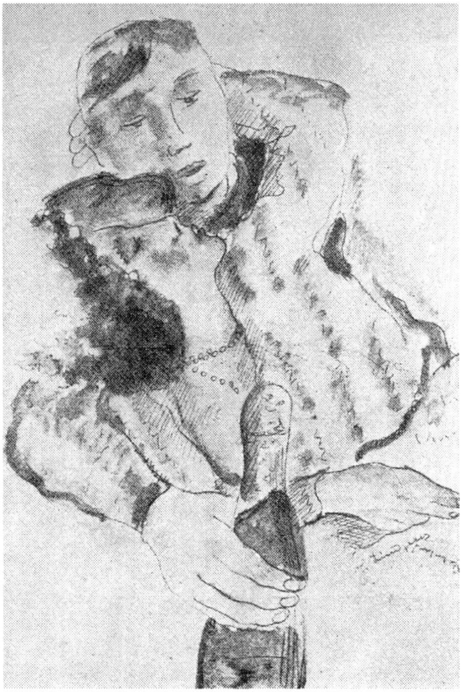

Abb. 28 »Der Kuß beim Champagner«.
Aquarell von Loudgens.

Nun wissen wir aus eigener Erfahrung, daß Lippen nur nach Honig schmecken, wenn sie etwa mit Honigbalsam eingerieben wurden, und daß sie auch keineswegs süßen Wein ausschwitzen. Es mag wohl sein, daß hin und wieder die genossene Speise ihre Geschmacks- und Geruchsspuren hinterläßt, dennoch haben Küsse an sich keinen Geschmack. Vielmehr handelt es sich um Metaphern, die uns zeigen sollen, wie köstlich Küsse sein können, daß sie die »köstlichste Speise unter den irdischen Vergnügungen sind«[12]. Im übrigen handelt es sich stets um Mundküsse, genauer gesagt, um weibliche Mundküsse, die derart köstlich schmecken. Was wohl weniger an den männlichen Küssern als vielmehr an den männlichen Schreibern liegt.

Wenngleich Küsse an sich nicht schmecken, schmecken wir doch einiges, wenn wir küssen. Neben den Stoffen, die wir geruchlich schmecken, ist es im wesentlichen der Speichel, den wir wirklich schmecken. Sein Geschmack ist von seiner Zusammensetzung abhängig. Diese Zusammensetzung hängt wiederum unter anderem von der Ernährung, von der Mundflora, vom Geschlecht sowie dem Alter und nicht zuletzt von hormonellen Prozessen ab, bei Frauen etwa vom Monatszyklus.

Selbst körperliche Erregungen haben Einfluß auf den Speichel, auch auf den Speichelfluß. Bei sexueller Erregung arbeiten die Mundspeicheldrüsen zum Beispiel auf Hochtouren, besonders vor Eintritt des Orgasmus. »Dann können durch die Drüsen Speichelmengen in den Mund gelangen, die oft eine ausreichende Lubrikation [Gleitflüssigkeit] für ungehemmtes Küssen oder beim oral-genitalen Kontakt abgeben«, schreiben Alfred C. Kinsey und seine Mitarbeiter. Häufig komme es sogar zu einem solchen Übermaß, »daß einem Individuum in Erwartung einer sexuellen Beziehung buchstäblich der ›Mund wässert‹ und der sexuell Erregte wiederholt schlucken muß, um seinen Mund von dem übermäßigen Speichelfluß zu befreien«.[13]

Im Orient scheint gar der getrunkene Speichel beim Mann ein »Erbeben hervorzurufen, das seinen ganzen Leib durchläuft«, weshalb ihm geraten wird, bei der Frau das Austreten des Speichels durch ein leichtes und zartes Beißen zu erwirken. Der auf diese Weise gewonnene Speichel sei »süß und frisch«, wird gesagt, und wohl deshalb auch von einem Dichter folgendermaßen besungen:

»Als ich sie küßte, trank ich von ihrem Munde,
Wie ein Kamel am Wasserloch trinkt.
Ihre Umarmung und ihres Mundes Frische
Verleihen mir ein Liebessehnen bis in der Knochen Mark.«[14]

Der Speichel gehört zum tiefen Kuß dazu, und gar mancher, der sich zum Küssen äußerte, hat behauptet, er erhöhe sogar die erotische Wirkung. Der Geschmack sei womöglich das wichtigste für die lustvolle Wirkung des Kusses,[15] und nicht selten berausche er wie ein edler Tropfen. Weshalb manche Lyriker vielleicht Küssende auch von den Lippen trinken lassen.[16] Ja, Küsse seien wie Seewasser, je mehr man davon genieße, je durstiger werde man, schrieb Adolph Heinrich Meltzer 1792.[17]

> Honigmann,
> küß mich doch noch einmal,
> davon nimmt man doch nicht zu.
> Honigmann,
> einmal ist doch keinmal,
> so süß wie Honig küßt nur du ...
> *Honigmann, gesungen 1974 von Nina Hagen*

Aber warum wird das Küssen vielerorts mit dem Essen verglichen oder gleichgesetzt? Weshalb erinnert uns der Kuß an den Vorgang des Essens? Betrachten wir den Akt des Küssens noch einmal genauer.

Setzt man zum Kusse an, dann werden die Lippen etwas geschürzt, also vorgeschoben. Eine Bewegung, die wir ebenfalls ausüben, wenn wir Speisen dem Mund zuführen. Bei sexueller Erregung läuft sogar manchem das Wasser im Munde zusammen. Gleiches geschieht in Erwartung und beim Geruch von Essen. Beim tiefen Kuß wird die Zunge des anderen aufgenommen und die eigene vorgeschoben. Auch das kennen wir vom Eßvorgang. Wenn zudem noch ein Saugen und Lutschen einsetzt, werden wir gänzlich an eine bestimmte Form der Nahrungsaufnahme erinnert. Etwa an das Lutschen von Eiscreme oder an das Trinken an der Mutterbrust.

Ach Mutter, ach Leanders Küssen
Schmeckt besser als der beste Sekt,
Ich möchte doch die Ursach wissen,
Und was er täglich an mir leckt,
Er greift mich an, er schnürt mich zu,
Er schwört, daß er's aus Liebe tu, –
Drum, liebe Mutter, sag, ich bitt,
Was meint, was meint er wohl damit? ...
Johann Friedrich Riederer[18]

Physiologisch betrachtet hat folglich das Küssen viel mit dem Essen gemein, und die Muskelbewegungen sind in beiden Fällen ähnlich, wenn nicht gleich. Aus diesem Grund betrachten viele Forscher[19] die Nahrungsaufnahme auch als Wurzel des Kusses, wie wir bereits gesehen haben. Auch Ernst Berner ist davon überzeugt und unternimmt den Versuch, dies durch die Etymologie der Worte Küssen und Kuß zu belegen. Danach deuten eine Unmenge europäischer Kußbezeichnungen[20] auf den Zusammenhang von Küssen und Essen hin. Beispielsweise stehen die ostfriesischen Begriffe *tütjen*, *sônen* und *sontjen* für küssen, im Neuhochdeutschen bedeuten alle drei saugen.

Am Schluß seiner Betrachtung schreibt Berner deshalb auch: »Wir können also feststellen, dass die Schöpfer unserer Sprache, unsere asiatischen Urahnen, für Befriedigungen des Hungers und der Liebe, das Essen und das Küssen, auch dort nur einen gemeinsamen Ausdruck hatten, wo wir wesentlich Verschiedenes zu empfinden glauben.«

Berner geht sogar noch einen Schritt weiter, indem er das Essen und das Küssen gleichsetzt und behauptet: »Der ursprünglich einheitliche Lebenstrieb [Selbsterhaltungstrieb (Hunger) und Arterhaltungstrieb (Liebe)] hatte für die Betätigung auf jedem der beiden Gebiete eine und dieselbe Bezeichnung. Wenn diese dem Essen und nicht dem Lieben entnommen wurde, so gewiss nur deshalb, weil das Essen im menschlichen Bewusstsein einen viel breiteren Raum einnimmt.«[21]

Auf den ersten Blick klingt das Gesagte recht einleuchtend, insbesondere wenn man zudem an den Ausspruch denkt: Hunger und Liebe erhalten die Welt. Auf den zweiten Blick wird jedoch deutlich, daß zwar das Verzehren von Nahrung dem Selbsterhaltungstrieb Tribut zollt, nicht aber das Küssen dem Arterhaltungstrieb. Denn der Kuß ist nur eine Randerscheinung der Liebe beziehungsweise des Geschlechtstriebes. Zwar eine schöne Randerscheinung, aber in Wirklichkeit befriedigt allein der Koitus den Arterhaltungstrieb. Folglich haben wir auf der einen Seite das Essen und auf der anderen den Geschlechtsverkehr und keineswegs das Küssen.

Selbst wenn sich fundamentale Aspekte beim Küssen und beim Essen ähneln, sind sie doch vom Impuls her unterschiedlich. Ein Säugling küßt keineswegs die Mutterbrust, sondern er ernährt sich,[22] und Erwachsene, die an der Zunge ihrer Partnerin oder ihres Partners saugen, nehmen keine Nahrung auf. Auch dann nicht, wenn Speichel übergeht oder dies mit Hingabe, Besitzgier oder Verschmelzen mit dem geliebten Wesen einhergeht, wie beim Saugen des Kleinkindes an der Brust. Es sei auch erwähnt, daß das Aufnehmen oder Verschlucken des Samens kein Eßvorgang ist, obgleich es so erscheint. Denn es ist durchaus möglich, etwas dem Essen sehr Ähnliches mit dem Mund zu tun, ohne daß es einer Nahrungsaufnahme entspricht. Leicht nachzuvollziehen ist dies etwa bei der Tabletteneinnahme und beim Schlucken einer Magensonde.

Ja, selbst wenn liebestrunkene Männer oder Frauen mit dem Verzehr des geliebten Körpers »drohen«, indem sie äußern: »Ich könnte dich auffressen!«, hat das in Wirklichkeit nichts mit dem Wunsch zu tun, etwas essen zu wollen, wie wir wissen. Vielmehr sollen derartige Äußerungen das wonnige oder wollüstige Gefühl beschreiben, das einen überkommt, wie es etwa Honoré de Balzac in seiner Geschichte *Die schöne Imperia* beschreibt.

In dieser Erzählung verlangt es Imperia, die »in der ganzen Welt als hoffärtigste und launenhafteste Kokotte« bekannt ist, derart nach einem Mönchlein, daß sie folgendes zu ihm spricht: »So einen wie dich gibt's nicht mehr in dieser heiligen und verliebten Stadt Konstanz. Komm her, mein hübscher Kavalier, mein Söhnchen, mein Dickwanst, mein Wonneparadies! Ich will deine Äuglein trinken, ich fresse dich auf, ich will dich töten in meiner Liebe! O du mein grünendes, blühendes und ewig junges Göttlein! ... So nimm mich, dein bin ich, mache mit mir, was dir beliebt.«[23]

Freilich gibt es fließende Übergänge zwischen dem Eß- und Kußvorgang, besonders wenn das Küssen und das Essen als Werbungsakt oder zur sexuellen Einstimmung stattfinden. Dementsprechend können wir Jungverliebte dabei beobachten, wie sie sich mit dem Mund füttern und den Fütterungsakt mit einem Kuß beenden. Was wir schon von Chloe her kennen, die sich von Daphnis füttern ließ, indem sie ihm die Bissen vom Mund pflückt »wie ein junger Vogel im Nest«. Und schließlich, auch das ist bekannt, küssen sich die beiden »Hirtenkinder« mehr, als sie essen.[24]

Eine Kußfütterung haben auch Krauss und Satow Anfang der 30er Jahre für den asiatischen Raum festgehalten. Bei ihnen ist nachzulesen, daß ein japanisches Freudenmädchen, eine sogenannte Jor, ihrem Besucher, sofern sie in ihn verliebt war, ihre Zuneigung durch Kußfüttern kundtat. Hierzu reichte das Freudenmädchen bei der Abendmahlzeit eine Speise, die man Sashimi nennt (ein in dünne Streifen geschnittener Fisch, der durch Zusätze schmackhaft gemacht wird), aus ihrem Mund in den Mund ihres Besuchers weiter. Aus dieser Gepflogenheit soll sich dann das Gassenwort für Zungenkuß entwikkelt haben, das ebenfalls in der Umgangssprache angewandt wird. Der Zungenkuß heißt folglich in der Umgangssprache Sashimi oder, mit der davorgesetzten Höflichkeitssilbe O, Osashimi.[25]

Das Füttern ist also eine Überleitung zum Küssen. Darüber hinaus können wir diversen Kinostreifen entnehmen, daß Lebensmittel zum Verführen eingesetzt werden. Ob es nun Honig ist, der von den Brüsten der Hauptdarstellerin abgeleckt wird, um diese schließlich mit Küssen zu bedecken; oder ob Salat derart verzehrt wird, daß dies an die Fellatio oder den Cunnilingus erinnert.[26]

Und noch ein letzter Aspekt zum Kuß-Eß-Verhalten sei erwähnt: Die strikte Trennung von Küssen und Essen. Diese werden wir gewahr, wenn es darum geht, gemeinsam aus einem Glas zu trinken oder vom selben Löffel zu essen. Hierzu stellten wiederum Kinsey und seine Mitarbeiter 1948 für die nordamerikanische Bevölkerung fest, daß auf der einen Seite viele Personen der höheren Bildungsschichten und der sozialen Oberschicht tiefe Küsse bejahten, auf der anderen Seite jedoch ein gemeinsames Trinkglas ablehnten. Demgegenüber benutzten Männer der niederen Schichten wohl beim Essen und Trinken gemeinsames Geschirr, haben aber Bedenken gegenüber Zungenküssen, da sie unappetitlich oder schmutzig wären. »Offensichtlich haben die Argumente auf beiden Seiten nichts mit den wahren Ursachen zu tun«, resümieren die Forscher, vielmehr bedeuten sie »die Rationalisierung von Sitten, die orale Kontakte mit Tabus belegen ...«.[27]

Hinsichtlich dieser Feststellungen liegen keine Untersuchungen für den europäischen Raum vor, dennoch ist zu vermuten, daß auch ein Teil der Europäer ähnliche Ansichten vertritt. Gewiß ist jedoch, daß heutzutage in allen Schichten die Zahnbürste mit keinem anderen geteilt wird, auch nicht mit dem Liebespartner. Aus dieser Haltung kann man schließen, daß zwar gewisse Hygienevorstellungen und Tabus in bezug auf den Mund des Partners verinnerlicht wurden, diese aber über Bord geworfen werden, wenn es um das Küssen geht. Vielleicht legen wir die Tabus aber auch dann ab, wenn es darum geht, einem anderen unsere Liebe zu beweisen oder zu zeigen. Denn der Kuß ist ja auch ein Liebesbeweis, weshalb Ovid zum Beispiel den verliebten römischen Männern folgenden Ratschlag erteilte, um die Angebetete für sich einzunehmen: »Reiß als erster den Becher an dich, den ihre Lippen berührten, und trink an der Stell, wo dein Mädchen trinkt.«[28]

Schließlich seien noch die Überlegungen des Mediziners Wilhelm Sternberg erwähnt, der sich 1906 die Fragen stellte, warum man sich auf den Mund küßt und weshalb ein Mundkuß Liebe bedeutet. Seine Gedanken führten ihn vom mächtigen Hunger- und Liebestrieb zum Verdauungstrakt, dessen oberstes Ende ja der Mund ist. Dieser nähme, so seine Schlußfolgerung, nicht nur Speisen auf, sondern verweigerte dies auch, wenn gegenüber bestimmten Lebensmitteln Ekel bestünde, was ihn zu einem Entscheidungsorgan mache. Zugleich sei der Mund ein äußerst sensibles Organ, das lustvoll zu schmecken und tasten vermag. Mit diesen physischen und psychologischen Ausstattungen wird er Sternberg zufolge zu einem prädestinierten Organ, um auch die Liebe gegenüber einem anderen Menschen auszudrücken. Weil wir nämlich niemals einem Menschen, vor dem wir Ekel empfänden, unseren sehr geschätzten Mund reichen würden, wäre er »das sicherste Unterpfand der Liebe«.[29]

Kapitel 4

»Und schmeichlerisch flog ihn Sehnsucht an ...«

Mund und Lippen

Nie will ich's wagen einen Kuß
euch aufzudrücken, Lippen
auf denen die Geister des Himmels schweben.
So Goethes Werther über Lottes Mund.[1]

Der Mund sei eine der erotisch wichtigsten Zonen des menschlichen Körpers und scheine bei Frauen wie bei Männern gleich sensitiv zu sein, schreiben Kinsey und seine Mitarbeiter 1953.[2] Zuvor hatte schon Freud die Lippen- und Mundschleimhaut zur primären erogenen Zone erklärt.[3] Und nicht zuletzt machen immer wieder Sexualwissenschaftler darauf aufmerksam, daß neben der Genitalregion auch der Mund eine wichtige erogene Zone ist. Wilhelm Stekel (1922) führt überdies an, daß Kinder nicht nur auf die Genitalzone angewiesen seien, vielmehr wiesen sie einen Reichtum erogener Zonen auf, um die sie Erwachsene beneiden könnten. Freilich sei die wichtigste erogene Zone beim Kind – gemeint ist hier wohl der Säugling – der Mund. Und weil dem so ist, ist die Nahrungsaufnahme nach Stekels Ansicht beim Kind ein derart lustbetonter Akt, daß man diese Lust mit der beim Koitus vergleichen könne.

Damit nicht genug. Der Psychologe und Nervenarzt geht sogar so weit, daß er den Vorgang des Saugens an der Mutterbrust mit dem Vorgang des Geschlechtsverkehrs auf eine Stufe stellt. Genau heißt es bei Stekel: »Die Mammilla [Brustwarze] ersetzt den Penis (sie besitzt auch gleich dem Penis erektiles Gewebe), der Mund ist eine Vulva, die Milch gleicht dem Sperma. Das Saugen und Trinken geht unter ständigem Orgasmus vor sich.« Und er fügt in einer Klammer an: »Es ist wenigen Ärzten bekannt, daß die Mütter wiederholt beim Stillen zum Orgasmus kommen. Das Aufblühen vieler Frauen während des Stillens läßt sich durch die intensive Befriedigung erklären. Es handelt sich bei diesen Frauen um eine Präponderanz [Vorherrschaft] der Erogenität der Mammillen.«[4]

Nun kann ich mir nur schwer vorstellen, daß ein Säugling ständig Orgasmen beim Trinken erlebt, und die Frage ist auch, weshalb diese Orgasmusfähigkeit beim Saugen späterhin bei Kind und Erwachsenem nicht mehr möglich sein sollte. Aber lassen wir diese Zweifel beiseite und wenden uns den anderen Behauptungen zu. Ich will nicht in Abrede stellen, daß es Frauen geben mag, die beim Stillen einen oder mehrfache Orgasmen erleben, wie es ja auch Frauen gibt, die das Stillen gänzlich ablehnen, weil sie es einfach nicht mögen. Es soll schließlich auch vereinzelt Männer geben, die eine kräftige Erektion oder sogar einen Orgasmus bekommen, wenn sie eine Frau beim Stillen beobachten. Die meisten Frauen werden aber mit Sicherheit aus ganz anderen Gründen befriedigt aus dem Stillakt hervorgehen, und zwar ohne irgendeine sexuelle Note; etwa weil es ein ganz innigliches und seliges Empfinden ist, einen Säugling zu stillen, wie mir stillende Mütter versicherten.

Wie dem auch sei, es bleibt die Frage, ob hier nicht ein allzu männlicher Blickwinkel und Erklärungsansatz vorliegen. Eventuell drückt sich hier auch die Wunschvorstellung aus, Frauen mögen mit gleicher Inbrunst am Penis saugen wie Säuglinge an der Brust. Meines Erachtens ist die Analogie von Stillen und Geschlechtsverkehr unsinnig, weil Sperma nicht wie Muttermilch herausgesogen und die Brustwarze nicht wie ein Penis eingeführt wird. Säuglinge ergreifen vielmehr die Brustwarze und saugen an ihr. Der Mund hat augenscheinlich Eigenschaften, die die Scheide nicht besitzt.[5]

Bei genauer Betrachtung von Stekels Analogie fällt zudem auf, daß diese zwar für Frauen, nicht aber für Männer Geltung haben mag. Schließlich will Stekel nämlich die erlebten Formen der Lust im Kindesalter als Erklärung von psychosexuellen Ausprägungen im Erwachsenenalter benutzen.[6] Dementsprechend, so unterstellt er, würden Frauen am Penis saugen, um den lustvoll erlebten Stillvorgang zu wiederholen. Aber weshalb saugen Frauen dann nicht an männlichen Brustwarzen? Und was bitte ist mit den Männern? Sie verlangt es offenbar nicht nach einem Penis, sondern sie greifen auf Altbewährtes zurück und befriedigen sich weiterhin an weiblichen Brüsten.

Damit will ich nicht bestreiten, daß eine »Gewöhnung« oder eine Lust auf etwas durch mütterliche Pflege oder durch mütterlichen Umgang entstehen kann. Einer Erzählung von Stefan Zweig können wir beispielsweise die Gefühle eines Jungen entnehmen, der von seiner Mutter geküßt wird. Und so be-

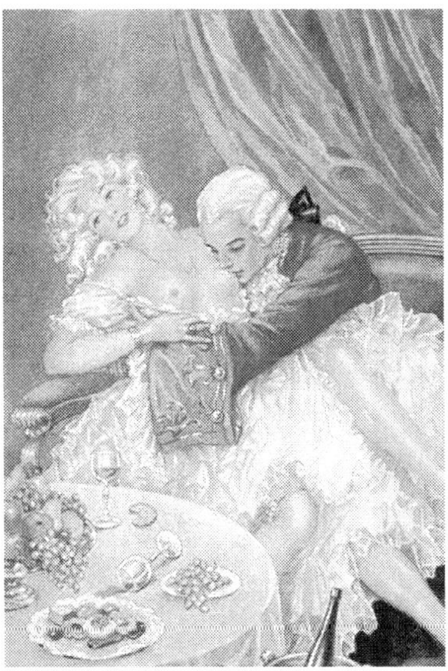

Abb. 29 »Souper à deux«.
Aquarell von Elisabeth Linge-Ackermann.

schreibt Zweig, einer der großartigsten Erzähler des 20. Jahrhunderts, die Szene:

»Als sie dann die Hand von ihm ließ, die Lippen sich den seinen entwanden und die leise Gestalt entrauschte, blieb noch ein Warmes zurück, ein Hauch über seinen Lippen. Und schmeichlerisch flog ihn Sehnsucht an, oft noch solche weichen Lippen zu spüren und so zärtlich umschlungen zu werden, aber dieses ahnungsvolle Vorgefühl des so ersehnten Geheimnisses war schon umwölkt vom Schatten des Schlafes.«[7]

Die Mutter hat also ein Verlangen in dem Jungen geweckt, jedoch entsteht dieses Verlangen nicht zwangsläufig. Auch entwickeln wir keineswegs eine zwangsläufige Objektverschiebung, wie sie der Wechsel vom Saugen an der Mutterbrust zum »Saugen« am Penis darstellen würde. Ja, es gibt durchaus Verhaltensweisen, die wir im Laufe unserer Körpergeschichte einfach vergessen oder verlernen, obgleich sie uns angeboren sind. So lassen sich etwa Säuglinge zum Lächeln bewegen, wenn man ihnen über den Mund streichelt. Das geschieht niemals mehr bei einem Erwachsenen.

Gänzlich verwerfen kann man die Analogie von Mund und Geschlecht allerdings nicht, um wieder auf den Ausgangspunkt unserer Betrachtungen zurückzukommen. Denn in der Tat haben diese beiden Organe Gemeinsamkeiten, und zwar was ihre erogene Beschaffenheit anbelangt. Beide sind reichlich mit Fasern des Nervus sympathicus versehen. Auf diesem Wege stehen die Lippen auch mit den Geschlechtsorganen in Verbindung.[8] Darüber hinaus sind diese Körperteile hochsensibel, und ihre Schleimhäute werden außerordentlich gut durchblutet, wie auch die Zunge und die Mundhöhle. Von daher ist es plausibel, daß der Mundbereich als erogene Zone für viele Personen eine fast ebenso große Bedeutung besitzt wie die Genitalien.[9]

Kinsey und seine Mitarbeiter machten darüber hinaus darauf aufmerksam, daß die Bedeutsamkeit des Mundes schon allein wegen der reichlichen Nervenversorgung gegeben sei, was auch für alle Klassen der Säugetiere und einige andere Wirbeltiere zuträfe. Selbst Fische, Eidechsen und viele Vögel brächten das Maul oder den Schnabel im sexuellen Spiel bei der Kopulation mit ein, wobei die Mund-zu-Mund-Kontakte bei manchen Vögeln und Säugetieren unter Umständen stundenlang fortgesetzt würden. Die Forscher folgerten deshalb:

»Die sexuelle Bedeutung des Mundes hat anscheinend eine lange phylogenetische [Abstammungs-]Geschichte. Der Mensch verleugnet seinen Ursprung nicht, wenn er während des Geschlechtsvorganges den Mund mit einbezieht. Der Mensch bildet nur dann eine Ausnahme unter den Säugetieren, wenn er aus erlernten Gründen des gesellschaftlichen Anstandes, aus moralischen Bedenken oder übertriebenen hygienischen Vorstellungen den Mund beim erotischen Spiel nicht gebraucht.«[10]

Wer küssen will, küß auf den Mund,
Das andre giebt nur halb Genossen,
Gesichte nicht, nicht Hals, Hand, Brust;
Der Mund allein kann wieder küssen.
Friedrich von Logau (1604–1655)[11]

Eine weitere Parallele zwischen Mund und weiblichem äußeren Geschlechtsorgan, der Vulva, läßt sich hinsichtlich des Erscheinungsbildes ziehen. Deshalb, und wohl auch weil die Funktion des Verschließens eine ähnliche ist, bezeichnete man von jeher die abschließenden Hautregionen der Vulva als Lippen (Labien), die inneren als kleine und die äußeren, behaarten, als große Schamlippen.[12] Keineswegs bezeichnet man aber den Scheideneingang als Mund, sondern vielmehr als Öffnung; allerdings nennt man die Öffnung der Gebärmutter Mund. Ich erwähne dies, weil durchaus nicht immer auf dieselben Bezeichnungen zurückgegriffen wird, wenn ein ähnliches Aussehen oder eine ähnliche Funktion vorliegt. Was wir auch am After sehen können, der ja nicht als Enddarmmund bezeichnet wird, wenngleich er durchaus einem zusammengezogenen Mund ähnelt. Es mag also durchaus sein, daß hier lediglich der Wunsch Vater des Gedankens ist beziehungsweise war, als man nach der rechten Bezeichnung suchte.

Eine Ähnlichkeit zwischen Mund und Vulva sieht auch Morris, und dies führt ihn offensichtlich zu der These, daß Lippen Kopien der Schamlippen seien. Er geht davon aus, daß sich das Weib der »fleischlichen halbkugeligen Hinterbacken« und auch der »hochroten Labien« vormals als Sexualsignale bediente. Im Zuge der Aufrichtung des Menschen, so Morris, haben sich diese Sexualsignale auf die Vorderseite verlagert. Die Brüste symbolisieren Hinterbacken und die Lippen Schamlippen.[13] Uns fällt sogleich auf, daß hier irgend etwas nicht stimmen kann, denn auch dem Mann sind Lippen zu eigen, und cs gibt sogar Völker, bei denen sie sehr ausgeprägt sind.

Aber wie wir die Sache auch drehen und wenden, ganz offenbar gibt es genügend Menschen, die das eine für das andere nehmen. Dementsprechend schreibt Anaïs Nin in *Die verbotenen Früchte*:

»Sie war die Königin der Huren – Bijou. Jawohl, Bijou. Vor wenigen Jahren noch konnte man sie in einem kleinen Café vom Montmartre wie eine orientalische Fatima sitzen sehen, immer noch bleich, die Augen immer noch glühend. Sie war wie ein nach außen gestülpter Schoß. Ihr Mund war kein Mund, bei dem man an einen Kuß dachte, oder an Essen; kein Mund zum Sprechen, zum Wortebilden, zum Begrüßen – nein, er war wie der Mund des weiblichen Geschlechtes selbst, die ganze Form, die Art, wie er sich bewegte – als wolle er verschlingen, erregen – immer feucht, rot und lebendig wie die Lippen eines liebkosten Geschlechts ... Jede Bewegung dieses Mundes besaß die Macht, dieselbe Bewegung, dieselbe Vibration im Glied des Mannes hervorzurufen, als wäre sie ansteckend, direkt und unmittelbar. Während er sich bewegte wie eine Woge, die zu brechen und zu verschlingen droht, bestimmte er die Bewegung des Penis, das Vibrieren des Blutes. Wenn er feucht wurde, löste er meine erotische Sekretion aus.«[14]

Und auch in dem aus dem 16. Jahrhundert stammenden arabischen Buch *Der blühende Garten* des Scheik Nefzaui steht über die Vulva geschrieben: »Gott hat dieses Organ mit einem Mund, einer Zunge und zwei Lippen ausgerüstet; es erweckt den Eindruck der Hufspur einer Gazelle im Wüstensand.«[15]

Mancherorts wird sogar der Mund als mörderisches Instrument gedacht, wie etwa bei von Sacher-Masoch, der in seiner *Venus im Pelz* schreibt: »Und ich küßte sie – nein, sie küßte mich, so wild, so unbarmherzig, als wenn sie mich mit ihren Küssen morden wollte.« Und ein paar Zeilen weiter: »›So bist du vernünftig‹, sagte sie und küßte mich wieder mit ihren mörderischen Lippen ...«[16]

Und weil der Mund und das weibliche Geschlecht für manchen eine frappante Ähnlichkeit besitzen, unterstellt man der Scheide Fähigkeiten, die lediglich der Phantasie entspringen. Demgemäß behauptet beispielsweise Ernest Borneman, daß der Römer »Panik vor den Genitalien der Frau« empfunden habe. Er spricht in diesem Zusammenhang von der »gezahnten Vagina«, mithin der kastrierenden Scheide.

> Salome,
> reich den Mund mir wie Blut so rot.
> Salome – deine Küsse sind süßer Tod!
> *Schlager von 1920*[17]

Eine Gleichstellung von Mund und Geschlecht finden wir zudem, wenn es um den Lippenstift geht. Diesmal ist es das männliche Geschlecht, das assoziert wird. So sieht man den Lippenstift nicht selten als phallischen Gegenstand an, und das Nachziehen der Lippen mit einem Lippenstift wird als

»verschlüsseltes Signal« verstanden,[18] nämlich für die Berührung des Gliedes mit der Scheide. Weil Frauen diesen sinnlichen Charakter bewußt oder unbewußt assozieren, würden sie im wesentlichen den Gebrauch des Lippenstiftes nicht »offen zur Schau« stellen,[19] wird gefolgert.

Dabei muß das Nachziehen der Lippen nicht unbedingt ein verschlüsseltes Signal sein. Ganz entscheidend ist hierbei nämlich die Art und Weise, *wie* eine Frau dies tut und wie es der Betrachter sehen will. So haben mir etliche Männer mitgeteilt, und zwar nicht nur Männer der älteren Generation, daß sie das »Anmalen der Lippen«, insbesondere in der Öffentlichkeit, nicht mögen, ja als unpassend empfinden. Einige Frauen teilten mir wiederum mit, daß sie sich nicht gerne von Männern beim Lippenstift Auftragen beobachten ließen. Schließlich, so eine 38jährige, »will ich mir nicht in die Karten schauen lassen, die Männer sollen ruhig glauben, daß ich von Natur aus einen schönen Mund und leuchtende Augen habe.«

Das Anmalen der Lippen ist jedoch – in aller Regel – eine Frauen vorbehaltene Handlung, wie auch das Aus- und Anziehen von Nylonstrümpfen oder vom Büstenhalter. Diese weib-

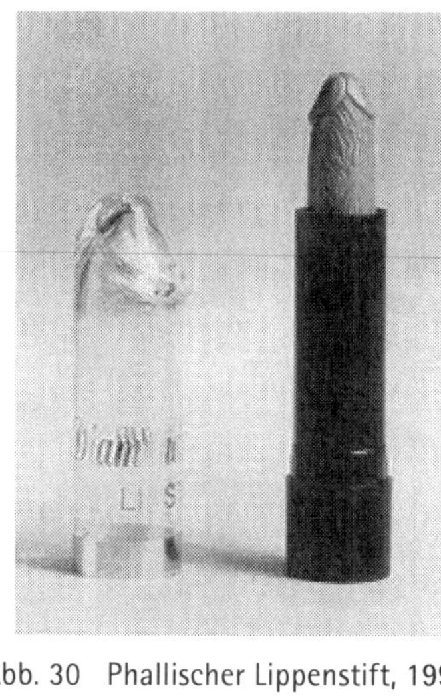

Abb. 30 Phallischer Lippenstift, 1995.

lichen Handlungen sind es, die bestimmten Situationen einen erotischen Impuls geben können. Deshalb sind sie auch vortrefflich für Filme oder Werbespots geeignet, wo sie als erotisierende Mittel fungieren, freilich in überzeichneter Weise und in einer Form, wie sich normalerweise keine Frau präsentieren würde.

Durch das Schminken soll der Frauenmund hervorgehoben und sicherlich die erotische Ausstrahlung unterstützt werden. Gleichzeitig küßt und ißt es sich mit geschminkten Lippen eher schlecht. Selbst kußechte Lippenstifte halten keineswegs, was sie versprechen. Somit ist der geschminkte Mund in erster Linie ein Zeichen,[20] nach dem Motto: Seht her, Achtung, beachtet mich, ich bin die Erotik selbst, und hinter mir verbirgt sich noch einiges mehr.

Rote Lippen soll man küssen,
denn zum Küssen sind sie da!
Rote Lippen sind dem siebten Himmel ja so nah!
Ich habe dich gesehen,
und ich habe mir gedacht:
So rote Lippen soll man küssen Tag und Nacht.
Schlager von 1962[21]

Deshalb versprach auch der leuchtend rot geschminkte Kußmund von Marilyn Monroe alles, als sie mit sanfter Stimme sang: »I wanna be loved by you, ... wanna be kissed by you.« Und als sie dann schließlich »booboopidoo«, den Refrain des Liedes, dem Publikum entgegenhauchte und ihre Lippen zum Kuß darbot, war die erotische Szenerie perfekt.[22]

Dennoch gelten und galten geschminkte Lippen nicht immer als Inbegriff der Frauenschönheit. Ein roter, insbesondere ein knallroter Mund war »zugleich auch Zeichen der Verruchtheit, Verführung und Merkmal der Femme fatale«.[23] In der Vergangenheit schminkten sich im wesentlichen nur Schauspieler, Schauspielerinnen und Prostituierte. Heute schminken sich dagegen viele Frauen den Mund aus den unterschiedlichsten Gründen. Die Farbpalette der Lippenstifte, die von zartrosa bis zu grün und schwarz reicht, läßt dabei vermuten, daß die gewünschten Effekte nicht bloß erotischer Natur sein können.

Eine Verschönerung der Lippen hat es wohl zu allen Zeiten gegeben. Schon Cleopatra beherrschte die Kunst des Schminkens. Aber das Verschönern der Lippen mit Hilfe von Farbe ist keineswegs universell. So finden wir auf der Welt noch heute Ethnien, die statt dessen Lippenpflock und Lippenplatten aus den verschiedensten Materialien tragen. Oftmals lassen diese Schmuckstücke einen Mundkuß überhaupt nicht zu.[24] Das Motiv, Mundschmuck anzulegen, läßt sich folglich nicht immer mit der Ansicht vereinbaren, dieses habe einen erotischen Ursprung oder hänge mit der Kußlust in irgendeiner Form zusammen.

Ferner ist die Vorstellung von einem schönen oder gar erotischen Mund recht unterschiedlich. Sie ist von der Kultur und vom Zeitgeist abhängig. Heutzutage diktieren etwa die Hollywoodstars, daß ein Frauenmund üppig und die Oberlippe ebenso groß oder größer zu sein hat als die Unterlippe. Da die Natur dies nicht vorgesehen hat, wird mit Silikon nachgeholfen. Man mag derartiger Lippenverschönerung wie auch dem Anmalen der Lippen oder Anbringen von Schmuckstücken verständnislos gegenüber stehen, dennoch verweisen sie auf die große Bedeutung des Mundes innerhalb bestimmter Kulturen. Diese Bedeutung kann sehr unterschiedlich sein. In dem einen Fall soll etwa das Weibliche betont (Lippenstift), in einem anderen der Status hervorgehoben (Lippenplatte) werden.

In manchen Fällen kann man sogar von Mundfetischismus sprechen. Dann etwa, wenn sich Frauen die Lippen mit Silikon verändern lassen, obgleich sie von Natur aus einen schönen Mund haben.[25] Aber offenbar sind viele Menschen nicht ganz frei vom Mundfetischismus. Das jedenfalls behauptet Lothar, denn er geht davon aus, »daß weitaus die größte Zahl aller küssenden und liebenden Menschen bewußt oder unbewußt Mundfetischisten sind«. Seiner Meinung nach sei dies eine logische Folge der Genüsse, die einem der Mund des Partners verschaffe. Man verliebe sich in den Mund des Partners, »und schon der Anblick des Mundes erregt Gefühle, die bis zur Tumeszenz gehen«[26].

Aber kommen wir zurück zu den Schönheitsvorstellungen vom Frauenmund, der nicht immer voll zu sein hatte. Zur Stummfilmzeit waren bekanntlich eher die kleinen schmalen

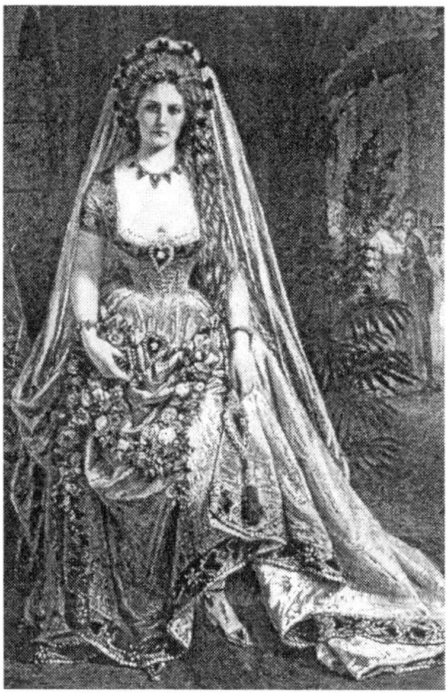

Abb. 31 »Die Herzdame«. Photo 1861–1863.
Comtesse Virginia Verasis de Castiglione.

Münder up to date, und auch im 19. Jahrhundert mußte eine Frau keineswegs üppige Lippen vorweisen, um als schön angesehen zu werden. So galt etwa die italienische Comtesse Virginia Verasis de Castiglione als eine der schönsten Frauen des 19. Jahrhunderts. 1855 tauchte sie, 19 Jahre alt, in Paris auf und zog nicht nur Prinzen und Minister in ihren Bann, sondern auch Napoleon III., dessen Geliebte sie wurde. Man soll über das »Naturwunder, bei dem Gott keine Fehler gemacht zu haben scheint« verblüfft gewesen sein.[27]

Vergleicht man Photos der Comtesse de Castiglione mit den derzeitigen Schönheitsvorstellungen, so macht sie noch immer beträchtlichen Eindruck: Sie verfügt über volles lokkiges Haar, gleichmäßige Gesichtszüge und eine ausgereift weibliche Figur. Allerdings könnte sie mit ihrem kleinen zarten Mund heute keinen Staat mehr machen. Ebensowenig könnten die Münder, die von Romantikern in der schöngeistigen Literatur beschrieben werden, noch Bewunderer finden. Sie waren Rosenknospen, »zart umsäumte« und »fein geschwungene« Gebilde,[28] die »an sich nichts Sinnliches besaßen«, sondern sinnlich beschrieben wurden. Betrachtet man zudem Gemälde aus den letzten fünfhundert Jahren, dann findet sich kaum ein weiblicher Mund, der durch Üppigkeit auffällt.

Gehen wir noch weiter zurück in die Vergangenheit, dann sehen wir, daß auch jene Frauenmünder zurückhaltend und fein gezeichnet waren. Beispielsweise können wir das Schönheitsideal der Minnezeit einem Lied entnehmen. Die entsprechende Strophe lautet: »Aus dem rötlich weißen Antlitz sollten die Wangen hervorblühen, rot wie betaute Rosen. Klein, festgeschlossen, süß atmend sollte der Mund sein, und aus schwellenden roten Lippen die Weiße der Zähne hervorleuchten ...«[29]

Der griechischen Dichter Anakreon, der etwa im Jahr 495 gestorben ist, idealisiert hingegen den Mund mit folgenden Worten: »Die Lippe sei wie die der *Pytho*, zum Kuß einladend.«[30]

Ein zarter, kleiner Mund mag auch für den arabischen Raum lange Zeit ein Ideal gewesen sein. Sein Gegenteil zog – wenn weitere als unschön empfundene Merkmale hinzukamen – Geringschätzung nach sich. Jedenfalls können wir dies der Beschreibung von Scheik Nefzaui entnehmen, wonach eine Frau bei Männern nur Verachtung hervorruft, die unter anderem »krauses Haar, eine vorragende Stirn, kleine trübe Augen, eine riesige Nase, blasse Lippen und einen großen Mund« besitzt.[31] Auch bestimmte Formen mochte man nicht. In einem Lied aus dem südlichen Arabien heißt es beispielsweise: »Und bleibe fern dem kleinen Mund! Der wie ein Fingerring so rund.«[32]

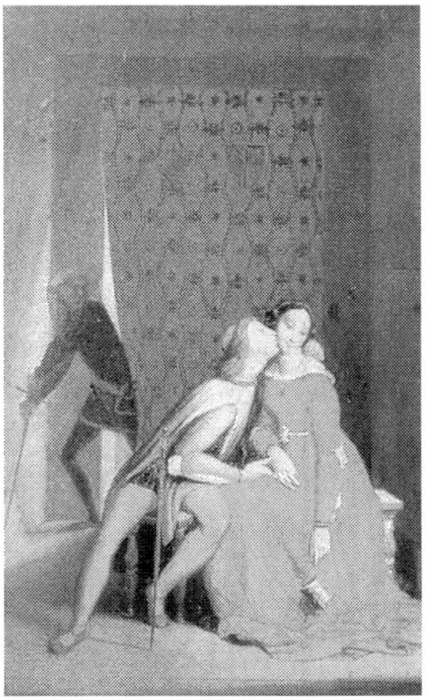

Abb. 32 »Paola und Francesca« von Jean Auguste Dominique Ingres (1780–1867).

1884 hielten Wissenschaftler wiederum fest, daß bei den Chinesen die Lippen wie Pfirsichblüten zu sein hätten oder sie Pfirsichen gleichen sollten.[33] Japaner bevorzugten hingegen einen »kleinen, regelmäßigen Mund, dessen Lippen von Zeit zu Zeit zwei ebene Reihen weißer Zähne enthüllen«[34]. Sie meinten auch, eine unfruchtbare Frau sei an ihren »wenig roten« Lippen, die »im Inneren bläulich erscheinen«, zu erkennen.[35] Nach Recherchen der Forscher wünschten sich Singhalesen wiederum einen Mund, dessen »Lippen glänzend und rot wie Korallen« oder wie »junge Blätter des Eisenbaums« sind.[36]

Schließlich sei noch erwähnt, was Malinowski von den Trobriand-Inseln im Jahre 1929 berichtet, nämlich: »Nach den Augen ist vielleicht der Mund das Wichtigste. Er spielt eine hervorragende Rolle in der Erotik, und die Schönheitslehre der Eingeborenen weiß einen schönen Mund wohl zu schätzen. Er soll sehr voll und sehr gut geschnitten sein. Vorspringende Lippen (*ka'uvala'u wadola*) gelten für ebenso unschön wie eingekniffene oder dünne (*kayoya wadola*). Sehr häßlich sei eine herabhängende Unterlippe, wurde mir mitgeteilt. Es gibt einen besonderen Schönheitszauber für den Mund, die *Talo*-Magie. Talo ist die aus Betelnuß hergestellte rote Farbe, die zum Röten der Lippen benutzt wird.«[37]

Es fällt auf, daß zumeist das Schönheitsideal des weiblichen Mundes beschrieben wird. Auch hier gilt, was bereits erwähnt wurde, daß es in der Vergangenheit zumeist männliche Forscher waren, die uns Berichte aus unserem Lebenskreis und dem anderer Völker lieferten. Auch Schöngeistiges wurde überwiegend von Männern verfaßt, und diese Männer hatten natürlicherweise ein viel größeres Interesse am anderen als am eigenen Geschlecht. Wir haben aber auch gesehen, daß das, was als ein schöner Mund angesehen wird, von Geschmack, Kulturkreis und Zeitgeist abhängt.

»Kußphilosophen« haben allerdings eine ziemlich einheitliche Vorstellung von einem guten Kußmund, denn: »Nicht jeder Mund ist zum recht fühlbaren Kuß gemacht.« Ihm muß vielmehr eine »gehörige Vollheit und Weichheit der Lippen« zu eigen zu sein. Erst dann »lassen sich im Ausdruck die Empfindungen eben so vielfach reizend, als in den Musiktönen cadanzieren«, heißt es. Dazu komme natürlich ein reiner Atem, alles übrige sei idealistisch, sinnierte man 1777.[38] »Ein fein gespaltener Adonis und ein wurstmauliger Satyr, ein schwellender Narcissus-Mund und die vertrockneten Lippen einer lebendigen Mumie, der Carmosin-Sammt eines Ganymeds und das Schinkenroth einer Cyklopenlefze, – welche anziehende und abstoßende Pole für unsere Kußmagnete!« philosophiert Hempel [Spintus Asper] in seinen *Aphorismen über den Kuß*[39] und weist uns den Weg, wie ein rechter Kußmund beschaffen sein muß.[40]

Kapitel 5

»Es führt kein Weg zur Seligkeit als über deinen Mund«

Der Liebeskuß

Ein männlicher Briefmark erlebte
Was Schönes, bevor er klebte.
Er war von einer Prinzessin beleckt.
Da war die Liebe in ihm erweckt.
Er wollte sie wiederküssen,
Da hat er verreisen müssen.
So liebte er sie vergebens.
Das ist die Tragik des Lebens!
Joachim Ringelnatz (1883–1934)[1]

Bis zum Anfang des 20. Jahrhunderts schwirrte der Begriff Liebeskuß in den Köpfen der Menschen herum. Unzählige Poeten versuchten sich an seiner Beschreibung, Minnesänger und Troubadoure besangen ihn, und Mitte des 18. Jahrhunderts soll er sogar »Lauben zum Rauschen gebracht«[2] haben. Selbst in Enzyklopädien konnte er nachgeschlagen werden. So findet sich etwa in *Zedlers Universal-Lexicon* der Eintrag: »Es giebt Liebes-Küsse, die aus Gewogenheit unter Eheleuten, nahen Verwandten und vertrauten Freunden gewechselt werden. Diese fallen gemeiniglich auf den Mund, und auf die Backen oder anderen Theile des Angesichts, oder auch auf die Hände.«[3]

Freilich handelt es sich hierbei um die harmlosere Variante des Liebeskusses. Der wahrhaftige Liebeskuß, das war der, von dem alle Welt hören und der im Liebesrausch geküßt werden wollte. Eben »der Kuß aller Küsse«, wie eine Dame 1875 meinte.[4] Dieser Liebeskuß war keineswegs harmlos, weshalb man in alten Kußbüchern nicht gerne über ihn schrieb. Selten finden sich längere Passagen über ihn, zumeist wird er nur angedeutet oder es wird auf ihn verwiesen. Die knappen Ausführungen verdankt er seinem Ruf unter den Gelehrten. Anders als den Poeten galt er ihnen als verrucht und war das ganze Gegenstück zum ehrbaren Kuß.

Und heutzutage? Der Liebeskuß ist verschwunden wie auch die verruchten und ehrbaren Küsse. Neuere Nachschlagewerke und wissenschaftliche Arbeiten über das Küssen kennen diese Vokabel nicht mehr. Zudem benutzen heutige Forscher recht selten den Begriff Liebe, wenn es um unsere Triebe geht. Dementsprechend verkümmerte der Begriff Liebeskuß, und man spricht statt dessen von Lippen- oder Mundkuß oder einfach nur vom Kuß.

Aber warum war der Liebeskuß, der »Principal unter den Küssen«, dazumal verrucht, weshalb nahm er in jeder Beziehung eine Sonderstellung ein? Zum einen ist er seiner Defini-

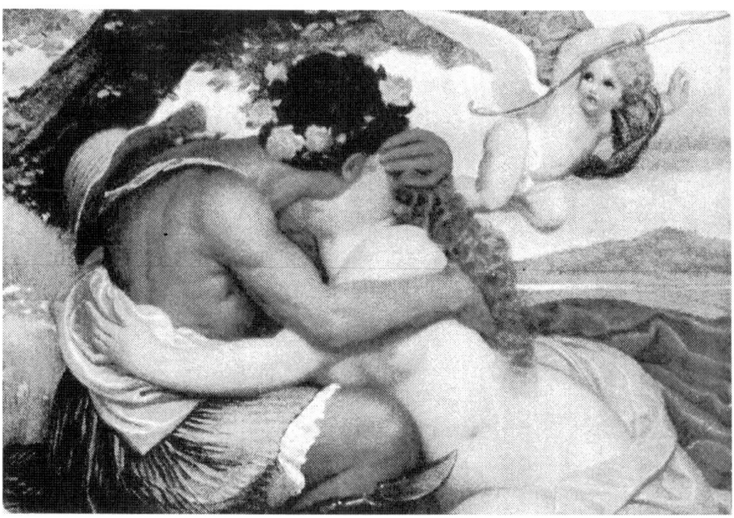

Abb. 33 Reproduktion des Gemäldes »Liebesrausch« von Antoine Joseph Wiertz (1806–1865).

tion nach ein Kuß, der »von männlichen auf weibliche, und von weiblichen auf männliche Lippen gepflanzt« wird. Er ist also kein neutraler oder harmloser Kuß. Zum anderen steckt hinter der Liebe nichts anderes als ein »animalischer Instinkt, den der Mensch mit allen Tieren gemein hat«; selbst wenn sich die Liebe in ein »sittsames, unanstößiges und sogar philosophisches Gewand« verhüllt, resümiert der Kußspezialist Hebold im 18. Jahrhundert.[5]

Der Liebeskuß ist folglich ein sündiger Kuß, eben der Kuß der Wollust. Das war es, was die sittlichen Gelehrten erkannten und weshalb sie recht wenig und nur mit erhobenem Zeigefinger von ihm sprachen. Es sollte niemand zum Liebeskuß verleitet und gar zur Wollust angestachelt werden.

Freilich galten nicht alle Küsse, die aus Liebe gegeben wurden, als sündig, weshalb man auch von ehrbaren Küssen sprach. Manche konnten sogar, wie William Shakespeare es so schön ausdrückt, als ein »Siegel der Liebe«[6] verstanden werden. Kritischen Geistern waren aber selbst diese Küsse su-

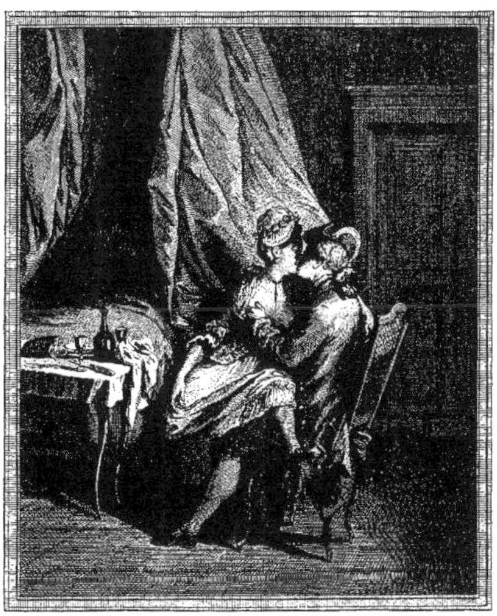

Abb. 34 »Der glückliche Moment«.
Englischer Kupferstich.

spekt, denn auch sie trugen den Keim der Sünde in sich, weil sie »zugleich die Stimmung der Zärtlichkeit in der Geschlechtsliebe antizipieren«.[7] Die Skeptiker ließen sich folglich keineswegs von schönen Worten blenden und wußten, was Dichter und Poeten meinten, wenn sie Küsse beschrieben, die »eben nur Menschen küssen können, die heißhungrig nach Liebe sind«.[8] Sie konnten sehr wohl das Hohelied interpretieren, das mit den Worten beginnt: »O daß er mich tränkte mit Küssen seines Mundes.«

So schwebt denn der Liebeskuß zwischen Geist und Fleisch dahin. Entsprechend schreibt Meltzer 1792: »Und es ist wohl wunderbar, wenn zwey Lippen sich mit ihrem kleinen Umfange berühren, wie es die ganze schwere Masse Blut, von so vielen Pfunden, in Bewegung setzt: so daß es zuletzt gar in brausenden Sturm übergeht, und dann in seiner Wuth den Verstand mit allen seinen Besitzungen zu Boden reißt. Ach! vergesset daher doch niemals den wichtigen Inhalt der geistlichen Bitte: Herr! führe uns nicht in Versuchung!«[9]

Denn ist der erste Kuß in einer Liebschaft genommen oder gegeben, ist man in »des Feindes Land eingebrochen … und der Krieg so gut wie erklärt«.[10] Ja, am Ende wird das Fleisch wohl immer den Sieg davontragen.

Fürwahr, der Kuß hat in der Liebe und für Verliebte in der Tat eine außerordentliche Bedeutung. Er und die Liebe sind untrennbar, schreibt Emile Malespine und setzt hinzu: »Wir küssen, weil wir lieben.«[11] Und der Liebende will küssen, weil die körperliche Nähe das einzige ist, was die Sehnsucht nach der geliebten Person stillt, oder, wie es ganz banal in einem Schlager von 1925 heißt: »Es führt kein Weg zur Seligkeit als über deinen Mund.«[12] Mit dem Kuß kann der andere erobert und die Liebe sogar erst geweckt werden.

In Arthur Schnitzlers Erzählung *Die Frau des Weisen* ist beispielsweise Friederike, die Professorengattin, in ihren und ihres Mannes Schützling verliebt, einen Schüler, der seit einem Jahr in ihrem Haushalt lebt. Als der junge Mann nun sein Abitur gemacht hat, heißt es Abschied nehmen. Friederike kann nicht mehr umhin und gesteht ihre Liebe mit einem Kuß. Der Schüler ist völlig überrascht. Bei Schnitzler heißt es aus Sicht des Schülers: »Und plötzlich küßte sie mich. Zuerst dachte ich nur: das hat sie ja nie getan. Aber als ihre Lippen sich von den meinen gar nicht lösen wollten, verstand ich, was dieser Kuß zu bedeuten hatte. Ich war verwirrt und glücklich; ich hätte weinen mögen.«[13] Der Kuß hatte bei ihm das Feuer der Liebe entzündet, das sieben Jahre glimmen sollte, bis es durch Friederike von neuem entfacht wurde. So jedenfalls der Erzähler.

Nicht nur Schnitzler, sondern unzählige Autoren geben dem Kuß, und insbesondere dem ersten Kuß, eine immense Bedeutung, wie etwa Emile Zola in *Die Sünde des Abbé Mouret.* Dort wird der erste Kuß zur Liebeserklärung, ja, er bewirkt das »Erblühen der Liebe«.[14]

Heutige Leser und Leserinnen staunen nicht schlecht, wenn sie von solchen Küssen lesen. Man mag es kaum glauben, welche Gefühlsregungen durch einen Kuß ausgelöst werden können und daß ein Kuß sieben Jahre in der Erinnerung verweilen kann. Aber viele Menschen sind noch im hohen Alter in der Lage, von ihrem ersten Kuß zu erzählen oder sich besondere Küsse ins Gedächtnis zu rufen. Weil es nämlich Küsse gibt, die unmittelbar ins Herz treffen. Sie wurden einst *Suavia fagittata* genannt, »Küsse, die das Gemüthe wie ein Pfeil verletzen«. Suavia kommt von S(u)avium, worunter die Lateiner einen zärtlichen Kuß auf die Lippen verstanden. Er war der Kuß der Verliebten und der Kuß der Lust. Küsse, die bei der Angebeteten nichts auszurichten vermochten, nannte man dagegen *Suavia inermia*, »unbewaffnete Küsse, Küsse ohne Effekt«.[15]

Daß bewaffnete Küsse kein bloßes Hirngespinst von Romanschreibern sind, sieht man etwa an Charles Roger und Mary Pickford, die 1927 in dem Film *My Best Girl* die Hauptrollen spielten. Zum »Verhängnis« wurde beiden ein langer Filmkuß, den sich der damals noch unbekannte 22jährige Schauspieler und die elf Jahre ältere Diva gaben. Sie verliebten sich unsterblich ineinander, heirateten und blieben bis zum Tode unzertrennlich.[17] Richard Burton und Elizabeth Taylor erging es Jahrzehnte später nicht anders, als sie sich das erste Mal vor der Kamera für den Film *Cleopatra* küßten. Eine der skandalträchtigsten Liebesgeschichten begann; und das nicht nur, weil das unverheiratete Liebespaar die Küsserei hinter der Kamera im damals äußerst züchtigen Italien fortsetzte.

Der erste Kuß

Leiser nannt' ich deinen Namen
Und mein Auge warb um dich:
Liebe Chloe! näher kamen
Unser beyder Herzen sich.

Und du nanntest *meinen* Namen;
Hoffen ließ dein Auge mich:
Liebe Chloe! näher kamen
Unser beyder Lippen sich.

O! es war ein süßes Neigen;
Bis wir endlich, Mund an Mund,
Fest uns hielten, ohne Zeugen:
Und geschlossen war der Bund.
Johann Georg Jacobi (1740–1814)[16]

Was sind das aber genau für Küsse, die derartiges bewirken? Theodor Hendrik van de Velde hält in seinem bedeutenden Buch von 1926 mit dem Titel *Die vollkommene Ehe* fest, daß

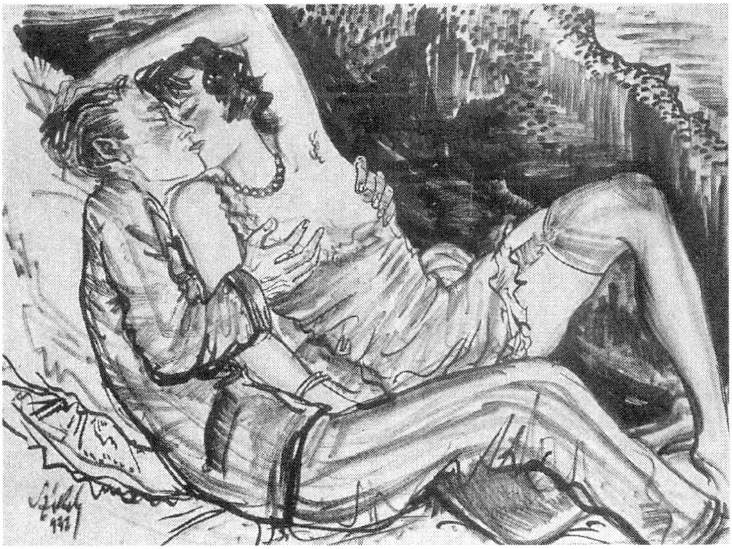

Abb. 35 »Der Liebeskuß«. Zeichnung von A. Szekely.

der Liebeskuß reich an Variationen ist. »Von einem leichten Streicheln der Lippen mit den Lippenspitzen ... durchläuft er die ganze Skala der Berührungsintensität bis zum ›Maraichinage‹, wobei die Partner sich während längerer Zeit (sogar stundenlang) gegenseitig die Zunge so tief wie möglich überall in der Mundhöhle herumführen.«[18] Maraichinage, erklärt der Mediziner, sei nach den *Maraichins*, den Bewohnern der Landschaft *Pays de Mont* in der *Vendée* benannt. Van de Velde erklärt in einer Fußnote, daß dieses Liebesspiel dort von unverheirateten jungen Leuten und auch öffentlich betrieben werde. Ja, der damalige Arzt und Bürgermeister dieser Gegend habe diese Kußvariante sogar in einem »Werkchen« als ein »wirkliches Heilmittel gegen die Entvölkerung« angepriesen.[19]

22 Jahre später schreiben Kinsey und seine Mitarbeiter in ihrem ebenso berühmten Werk, dem sogenannten Kinsey-Report, »nur noch« vom Lippenkuß. Die Bezeichnung Liebeskuß ist verschwunden, dafür haben die Wissenschaftler etwas Neues ent-

deckt: »Tiefe Küsse können Orgasmus hervorrufen, selbst wenn keine weiteren physischen Kontakte dabei mitwirken.«[20] Und was die Definition des Liebeskusses anbelangt, so schreiben sie:

»Der einfache Lippenkuß kann zum tiefen Kuß werden ..., der mehr oder minder intensive Zungenkontakte, Kontakte der inneren Lippen und erhebliche Stimulierung des Mundinneren durch die Zunge des Partners einschließen kann ... Für die anderen Wirbeltiere sind Zungenkontakte ausgesprochen erotisch, und das trifft naturgemäß auch für den durch seine ästhetische und kulturelle Erziehung nicht zu stark gehemmten Menschen zu.«[21]

Der Einsatz der Zunge beim Liebeskuß kann folglich das Gemüt ziemlich in Aufruhr versetzen. Damit aber nicht genug. Selbst die Saugwirkung vermag einen »eigentümlichen Gefühlseindruck« hervorzubringen, merkt schon van de Velde an. Dieser Gefühlseindruck sei in seiner Wirkung von der aktiven, passiven oder gemischten Ausübung verschieden. Darüber hinaus könnten auch die Zähne einige Bedeutung erlangen. Dann nämlich, wenn sie aktiv bei leidenschaftlichen Küssen eingesetzt werden, betont van de Velde und führt aus:

»Tatsächlich ist in den kleinen, feinen, leisen, meistens etwas schärferen, aber niemals schmerzenden Bissen, welche Mann und Weib bei der Steigerung des Liebesspiels anwenden, besonders wenn diese Bisse serienweise, in schneller Folge fortfahrend an dicht nebeneinander liegenden Stellen angebracht werden, für Spender und Empfänger ein besonders intensiver erotischer Reiz enthalten.«[22]

Der einfache Kuß sollte jedoch nicht unterschätzt werden, da auch er erotische Erregung hervorrufen kann, vor allem wenn ein gewisser Druck den Lippenkontakt begleitet und eine Zeitlang andauert. Die Erregung könne zum Teil psychologischen Faktoren der Situation zugeschrieben werden, erläutern Kinsey und seine Mitarbeiter.[23]

Es ist eben nicht unerheblich, unter welchen Umständen

gekÜßt wird und welche Gefühle man seinem Kußpartner entgegenbringt. Da kann dann schon einmal ein Feuerwerk losgehen, bei dem Raketen aufsteigen, die den Himmel erhellen, wie es in einem französischem Roman heißt.[24] Selbst Giacomo Casanova, dem die Frauen angeblich reihenweise erlagen, erinnert sich an einen zärtlichen Lippenkuß, der eine »zarte, süße Berührung« war, »die das Blut in Wallung brachte«.[25] Ob Casanova je mit der Zunge geküßt hat, können wir seinen Liebesaufzeichnungen nicht entnehmen, die in einer diskreten Form abgefaßt sind, so daß sich höchstens ein Kuß, der in »stürmischer Glut« gegeben wurde, findet.

Ebenso läßt sich nicht beantworten, ob Casanova, der von 1725 bis 1798 lebte, je einen Kuß raubte. Der geraubte Kuß, der in seiner Zeit häufig vorgekommen sein muß, gehört ebenfalls in das Feld der Liebesküsse. Kußräuber, so können wir getrost vermuten, wurden zumeist vom Verlangen nach dem

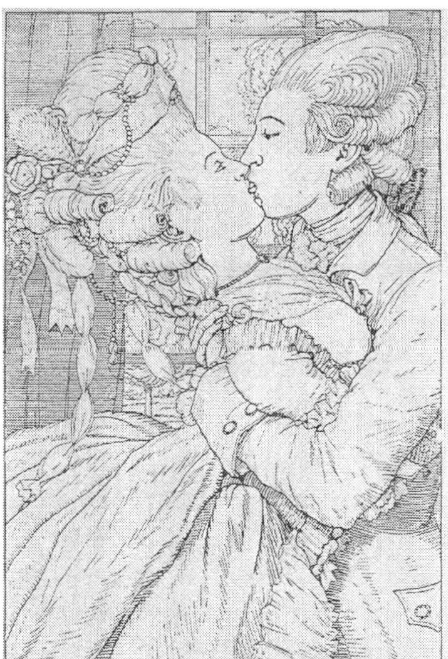

Abb. 36 »Zärtliches Paar«. Zeichnung von Constantin Somoff.

Weibe getrieben, folglich aus »Liebe«. Um 1775 rechnete man deshalb in Italien Küsse, die wider Willen von Frauenzimmern genommen wurden, zu den »Gattungen der fleischlichen Verbrechen«[26]. Und die Leipziger Juristenfakultät erkannte etwa 1624 an, daß Frauenzimmer berechtigt seien, Mannspersonen wegen geraubter Küsse rechtlich zu belangen.[27] Derartige Küsse wurden mit Geld oder mit Gefängnisstrafe geahndet, weil man sie als *stuprum violens implicitum,* »als feinere Art der Notzucht« ansah.[28]

Aber nicht jede Frau, die gegen ihren Willen geküßt wurde, rief das Gericht an. Manch eine, die ungefragt geküßt wurde, fackelte nicht lange und versetzte dem Unhold auf der Stelle eine Ohrfeige. Angeblich soll selbst Kaiser Karl V. (1519–1556) eine solche, dazumal noch Backenstreich oder Maulschelle genannt, bekommen haben, weil er eine junge Frau bei einem Festmahl in Weinlaune geküßt hatte. Man erzählt sich, daß es sich dabei um ein »ganz gewöhnliches Küchenmädchen« gehandelt haben soll.[29] Ob nun Küchenmädchen oder Fräulein, offenbar machte die junge Frau von dem aus dem Mittelalter stammenden Recht[30] Gebrauch, den Kußräuber subito zu strafen, um ihren guten Ruf zu schützen.

Es mutet anachronistisch an, über geraubte Küsse zu schreiben und zu lesen. Fragt man allerdings, was hinter dem Verlangen des einstigen Kußräubers steckte, kommen wir zu ganz simplen, nachvollziehbaren Gefühlen der Liebe. Mit dem geraubten Kuß wurde nämlich der starke Drang befriedigt, das geliebte Wesen zu berühren, und der Hoffnung nachgegeben, eine eindeutige Antwort auf die Frage zu erhalten: »Liebt auch sie mich?« Der Kußräuber ging dabei ein beträchtliches Risiko ein, wie wir wissen, aber sein Kuß stellte auch eine enorme Chance dar. Wurde er geduldet oder gar erwidert, konnte er durchaus ein Eingeständnis oder ein Versprechen sein.

Ein Kuss, im Großen und Ganzen,
was ist das nur?
Ein zu rasch abgelegter Schwur,
ein Versprechen, ein Geständnis,
das man besiegle,
ein rosa Punkt auf dem i
des Wortes Liebe.
Edmond Rostand (1868–1918)[31]

Daran hat sich bis heute nichts geändert. Der erste Kuß ist und bleibt »die erste fühlbare Versicherung von dem Besitz des gewünschten Glücks« und, sofern er denn zurückgeschenkt wird, ein »überzeugendes Unterpfand, daß man wahrhaftig und feurig geliebt werde, ein Anfang zu der hergesuchten Vereinigung mit dem Geliebten, und nicht selten – der Weg des Übergangs zu wirklich nahen Vereinigungen, wenn Ort, Zeit, Furcht und Umstände seiner entzükkenden Kraft nicht Einhalt thun; wenigstens wird er die Begierde danach entflammen, und das Herz mit schmachtender Sehnsucht füllen ...«[32]

In der ersten Zeit der Verliebtheit bedarf es allerdings nur des Kusses. Er ist es, den man ersehnt und immer wieder wünscht. Und dann verlangt jeder Kuß einen weiteren Kuß. »Ach!« schreibt Marcel Proust, »in dieser ersten Zeit, in der man sie liebt, werden die Küsse auf so natürliche Weise geboren, sie vermehren sich aneinander gepresst, und man hätte ebenso viel Mühe, die Küsse, die man im Verlauf einer Stunde gegeben, zu zählen, wie die Blumen auf einer Wiese im Mai.«[33]

Küsse werden quasi zum »Wechselbrief der Liebe«[34]. Und oftmals küßt man, wenn man verliebt ist, »alles, alles, alles«, wie bei Carl Julius Weber (1832) nachzulesen ist, der hernach den Spruch zitiert: »Welch niedliches Pantöffelchen! ich möcht' es küssen! – heirathe nur, so wirst du's müssen!«[35] Aber was tut man nicht alles aus Liebe. So auch die englische

Königin Elisabeth II. Zwar küßte sie nicht den Hausschuh ihres Gatten, wohl aber unterlief sie während ihrer Krönung im Jahre 1953 aus lauter Liebe ein seit Jahrhunderten gepflegtes und stets eingehaltenes Krönungszeremoniell. Was war geschehen? Ihr Mann Philip hatte dem Zeremoniell zufolge seine Frau zu küssen, sie aber keineswegs ihren Mann. Elisabeth II. konnte aber nicht an sich halten, küßte zurück und soll späterhin erklärt haben: »Ich habe es nur für ihn getan.«[36]

In der Liebe bringt es gar mancher dazu, sein Kußbedürfnis, sofern er die geliebte Person nicht küssen kann, symbolisch an einem Gegenstand auszuleben. »In Wirklichkeit aber küßte Chloe mit Hilfe der Syrinx [Flöte] recht schicklich« den Daphnis, heißt es bei Longos.[37] Und bei Goethe finden wir im *Werther* eine ausgesprochen erotische Kußszene, in welcher, anstelle eines richtigen Kusses, ein Kanarienvogel den Kuß zwischen Werther und seiner angebeteten Lotte vermittelt. Genau steht beim Dichter geschrieben:

»›Er küßt mich auch, sehen Sie!‹ Als sie dem Tierchen den Mund hinhielt, drückte es sich so lieblich in die süßen Lippen, als wenn es die Seligkeit hätte fühlen können, die es genoß. ›Es soll Sie auch küssen‹, sagte sie, und reichte den Vogel herüber. – Das Schnäbelchen machte den Weg von ihrem Munde zu dem meinigen, und die pickende Berührung war wie ein Hauch, eine Ahnung liebevollen Genusses. ›Sein Kuß‹, sagte ich, ›ist nicht ganz ohne Begierde: er sucht Nahrung, und kehrt unbefriedigt von der leeren Liebkosung zurück.‹«[38]

Schon Wochen vor diesem symbolischen Kuß schreibt Werther, der vor Liebe ganz krank nach Lotte ist, in sein Tagebuch, daß er ihre Hand in unschuldigen glücklichen Träumen mit tausend Küssen bedeckt hat.[39] Bei diesen geträumten Küssen soll es bleiben, wie wir wissen.

»Die Geburt der Liebe« vollzieht sich zumeist in mehreren Schritten, meint Stendhal. Manchmal beginne sie so, »daß sich eine einfache Bewunderung in zarte Verehrung wandelt. Man denkt beispielsweise: was wäre es für eine Freude, sie küssen zu können usw.«[40] Der Gedanke wird ein Wunsch, ein sehnliches Verlangen. Dieses kann wiederum zu einer Hochspannung im Gefühlsapparat führen, so daß sogar eine streichelnde Handbewegung als Kuß begriffen werden kann.

Dementsprechend schreibt etwa Oskar Wilde, für den offenbar der Kuß während der Verliebtheit Inbegriff des körperlichen Reizes ist: »Was ich empfand, als ich Telenys Handdruck fühlte? Ich fing an zu brennen; und gleichzeitig, wenn das auch paradox klingt, wurde ich ruhig. Wieviel süßer, wohltuender war es als der Kuß einer Frau. Ich fühlte, wie seine Hand sich langsam über meinen ganzen Körper stahl, meine Lippen liebkoste, meinen Hals, meine Brust. Vom Kopf bis zu den Füßen zitterten meine Nerven vor Entzücken …«[41]

Kapitel 6

»Eigentümliche Charaktere der Humanität«

Der sexuelle Kuß

Je mehr man an der Liebsten leckt,
je mehr wird man in Brand gesteckt.
Daniel Stoppe[1]

Im Jahre 1875 veröffentlicht Heinrich Stobitzer einen kleinen Beitrag über die Herkunft des Kusses in einer Zeitschrift, die sich Omnibus nennt. Nahezu am Beginn seiner Ausführungen bemerkt er, daß der Kuß tief in der menschlichen Natur begründet sei und besonders in der Geschlechtsliebe nebst der Umarmung zu den eigentümlichen Charakteren der Humanität gehöre. Zuvor hat er Geduld von seiner Leserschaft, der »schönen Leserin«, gefordert, doch spätestens nach dieser Offenbarung dürfte selbst die häßliche Leserin von Neugier erfüllt gewesen sein: Was mag es mit dem Kuß und der Geschlechtsliebe auf sich haben? Jedoch vermag Stobitzer aus Anstandsgründen das Geheimnis nicht zu lüften. So plaudert er lieber mit den ihm unbekannten Damen, wie es sich damals gehörte, und erzählt kurzweilig von Trojanerinnen und Römern, die vielleicht das Küssen erfunden hätten.

Weshalb sollte man dem schönen Geschlecht auch von Dingen berichten, die jeder Küssende selbst erfahren kann? Daß nämlich körperliche Berührung mit den Lippen »ein elektrisches Feuer zu entzünden [scheint], das durch alle Nerven und Adern schleicht, den Puls hüpfen macht, und das Blut in Wallung setzt.« Ja, daß der Kuß »eine entfernte Analogie mit dem

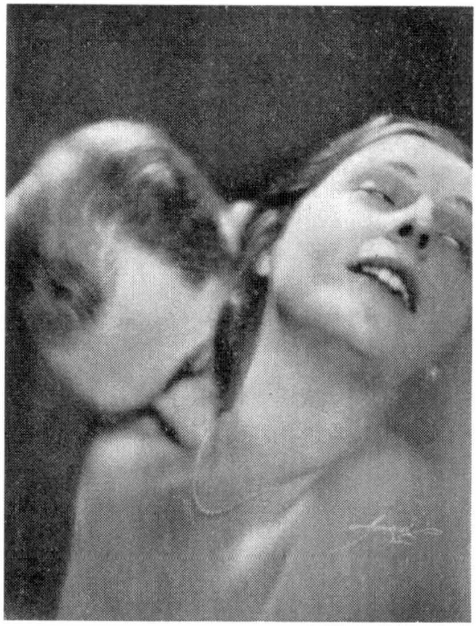

Abb. 37 »Verzückung«. Photostudie von Manassé.

Liebeswerke in sich hält« und der »Phantasie etwas zu schaffen gibt«.[2]

Den liebesinteressierten Männern wurde freilich von jeher alles mitgeteilt, zumindest den gebildeten. Und die wiederum waren des Lateinischen mächtig, der Sprache, in der Gelehrte ihr Wissen jahrhundertelang kundtaten und die noch Anfang des 20. Jahrhunderts herangezogen wurde, wenn allzu »heikle« menschliche Verhaltensweisen beschrieben wurden. Latein war auch die Sprache, in der der römische Dichter Ovid (43 v. u. Z. – 17) seine *Ars amatoria* (Liebeskunst) schrieb. In dieser Schrift, die sowohl an Männer als auch an Frauen gerichtet war, resümierte der geschätzte Dichter: »Wer Küsse nahm und das übrige nicht, verdient auch das, was ihm gegeben wurde, zu verlieren.«[3] In dieser Beziehung waren freilich nur die Männer angesprochen, und daß mit dem Übrigen der Geschlechtsverkehr gemeint war, ist unschwer zu erraten.

Der Kuß ist das Werkzeug des Geschlechtstriebes, oder, wie

es Hebold (1777) feiner ausdrückt, die »Liebe ist die Mutter des Kusses«. Ob wir es wahrhaben wollen oder nicht, der Kuß hat eine sexuelle Wurzel. Es ist kaum zu übersehen, daß er zu den »Präliminarien des Geschlechtsaktes« gehört und dem »Zweck dient, einen Zustand von Tumeszenz hervorzurufen«.[4] Dabei ist es völlig gleichgültig, wohin geküßt wird, solange wir den Kuß an sich als ein erotisches Mittel empfinden und solange die geküßten Körperteile erogen wirken.

Die Berührungen mit dem Mund verschaffen Lust und führen zu einer Luststeigerung. Das allein ist Sinn und Zweck des sexuellen Kusses. Der Küssende befriedigt unter anderem seine Berührungs- und Riechlust und erfährt zudem eine weitere Befriedigung und Luststeigerung über die empfundene Lust des Geküßten. Küssen wird unter diesen Umständen zu einem Geben und Nehmen, wobei nicht gesagt werden kann, welche der beteiligten Personen im Kußakt mehr Erfüllung findet. So kann es durchaus sein, daß ein Körperteil auf den Küsser eine derart erotische Wirkung hat, daß eine Mundberührung ihn

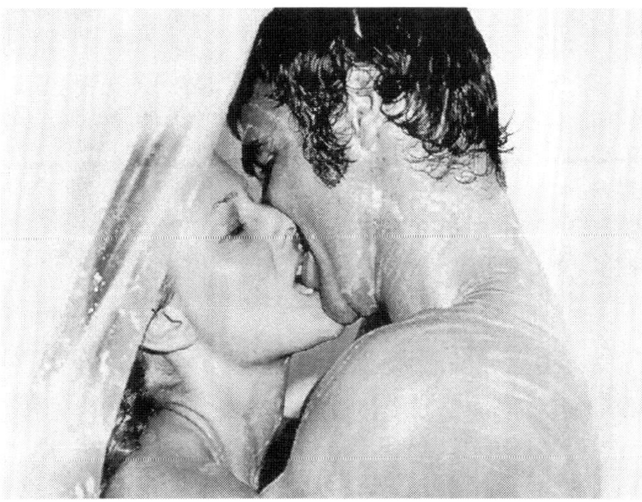

Abb. 38 Burt Reynolds und Jennifer Billingsley in »Der Tiger hetzt die Meute«, 1972.

auf das äußerste erregt, der Geküßte jedoch diese Berührung nicht als besonders erregend empfindet.

Offenbar kann das Küssen für manche Menschen sogar eine größere sexuelle Stimulierung hervorrufen als der Sexualakt, weshalb es wohl in einem »ultimativen« Kußratgeber für Jugendliche von 1998 heißt: »Das Gesicht eines geliebten Menschen zu küssen kann dich mehr antörnen als der heißeste, wildeste Sex.« Fünfzig Seiten weiter erklärt der Verfasser dieser Schrift dann: »Normalerweise gehören Küssen und Sex zusammen. Man kann auch mit Bestimmtheit sagen, daß Küsse das Vergnügen an Sex noch steigern.«[5]

Eine ganz andere Erklärung, weshalb während des sexuellen Aktes geküßt wird, fand Anfang des 20. Jahrhunderts P. Naecke. Er sah den Kuß von seinem Ursprung her als Fixationsmittel an. Das heißt, der Kuß soll ursprünglich ein Festbeißen und Festsaugen gewesen sein, um sich beim sexuellen Akt zu fixieren. Danach müssen die Menschen es ähnlich wie die Katzen gemacht haben, bei denen ja der Kater während der Kopulation in den Nacken der Katze beißt.

Nach Naecke könnte auch die Umarmung zur besseren Koitusfixierung gedient haben, und beides, der Kuß sowie die Umarmung, hätten sich dann schließlich zu symbolischen Handlungen entwickelt. Hinter der Umarmung eines Ordensritters durch den Ordensmeister stecke, so Naecke, ursprünglich eine sexuelle Handlung, und er folgert: »Sollen wir uns dessen schämen? Nein, wir haben alle Ursache, uns darüber zu freuen, daß der tierische Akt der Fortpflanzung allmählich in den Alkoven sich versteckte, und die vorbereitenden Akte symbolisch in höhere Sphären erhoben wurden, die kaum noch an das Sexuelle erinnern!«[6]

Nein, wir schämen uns des Kusses und des »Liebesgetändels« nicht, das nur ein »Ansatz zum wichtigen Naturakt« ist. »Immer hitziger, immer dringender wird die geschlechtliche Näherung, immer unwiderstehlicher der Trieb, sich zu vereinigen, immer deutlicher der Zweck der, man möchte sagen, qualvollen Pantomime, die nur auf einer grausamen Begierde wie auf brennendem Durst beruht; ist derselbe endlich erreicht, so wird das Ballett für eine Weile suspendiert, bis es wieder von vorne anfängt. Ist das Liebe? - Schwerlich; denn keiner von beiden Teilen will eigentlich dem andern etwas zuliebe thun - am ersten thuen sie noch der Natur etwas zuliebe, welche die Art erhalten will; aber persönlich liegt doch nur die Absicht vor, mit Hilfe des anderen die eigene wahnsinnige Brunst zu löschen.«[7]

So äußert sich nüchtern Rudolf Kleinpaul 1888, und er fügt lapidar hinzu: »Wenigstens gilt dies für den Mann, der die Frau nur liebkost, damit sie ihn gewähren lasse - wie das Kind der Mutter schmeichelt, um einen Leckerbissen zu bekommen.«[8]

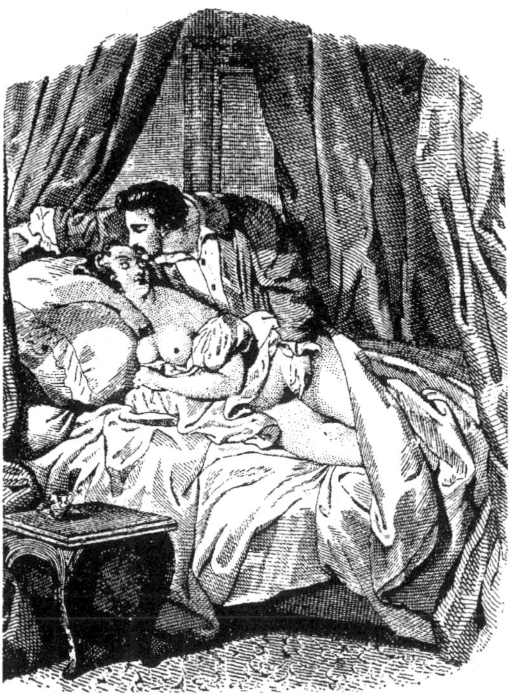

Abb. 39 Variationen nach Deveria.

Ein anderer Liebeskundiger aus dem Morgenland rät wiederum dem Mann, er solle der Frau mit »Lebhaftigkeit« begegnen, daß sie Wollust verspürt. Liebkosungen sind vorauszuschicken, bevor er sich auf sie legt. So heißt es in *Der blühende Garten*:

»Glaube mir, die Küsse, die Bisse, das Saugen der Lippen, die Umarmungen, die Besuche des Mundes auf den Spitzen der Brüste und das Schlürfen des frischen Speichels, das ist es, was die Zuneigung dauerhaft gestaltet. Auf diese Weise finden die beiden Höhepunkte zu gleicher Zeit statt; die Wollust stellt sich bei der Frau wie beim Mann in demselben Augenblick ein. Der Mann fühlt dann sein Glied vom Schoß ergriffen, was bei beiden Teilen die süßesten Wonnen der Lust erweckt. Das ist es, was die Liebe erblühen läßt, und wenn die Einung sich nicht auf diese Weise abspielt, wird die Frau keinen vollständigen Genuß haben und die Wonnen des Schoßes werden sich nicht einstellen.«[9]

An anderer Stelle mahnt Scheik Nefzaui: »Weißt du denn nicht, daß die Ambra nur dann, wenn sie erhitzt und bearbeitet wird, den in ihren Poren enthaltenen Duft entläßt? Ebenso verhält sich die Frau: Wenn du sie nicht anregst durch deine Scherze, die mit Küssen, mit Beißen in ihre Schenkel, mit Umklammerung verknüpft sind, wirst du nie bei ihr erreichen, was du ersehnst; keine Lust wirst du genießen, wenn sie dein Lager teilt ...«[10]

Daß die Frau umworben werden sollte und der Kuß ein Schlüssel zu ihrer Sexualität ist, zeigt sich auch an der Vermählung einer osmanischen Prinzessin, von der uns Bernhard Stern 1903 berichtet. Danach muß der Bräutigam die Braut am Brauttage nach einem genau festgelegten Zeremoniell mit vielerlei Worten und Taten umwerben, während die Braut sich abweisend zeigt. Sind jedoch alle festlichen Rituale vollzogen, wünscht schließlich die junge Frau ins Bett zu gehen. Sobald sie im Bett ist, wird der Bräutigam davon unterrichtet. Sodann »stiehlt« er sich »ins Schlafgemach, entkleidet sich im Stillen, naht sich knieend den Füssen der Braut, die er sanft berührt und küsst, und wenn sie dies gutwillig leidet, rückt er weiter hinauf und kommt endlich in den Besitz der ihm von der höchsten Gunst des Sultans angewiesenen Prinzessin«.[11]

Aber nicht nur osmanische Prinzessinnen lassen sich durch einen Kuß »hinreißen«. In diversen europäischen Romanen und Erzählungen können wir die Wirkung des Kusses nachlesen. Da wird aus einem Bruder-Schwester-Verhältnis urplötzlich Liebe, weil die Protagonisten »in einen Kuß versanken, der nicht mehr endete«.[12] Oder der Held ergreift Besitz von der Heldin, deren Willen langsam dahinschwindet, wenngleich zunächst die fremden Lippen lediglich ihren Handrücken hinuntergewandert sind. Als aber der »gefährlichere Schritt« getan ist und der Mund den Kuß erhalten hat, »zieht sie eine unwiderstehliche Kraft fort«.[13]

> Wie bebt vor deiner Küsse Menge
> Ihr Busen und ihr voll Gesicht;
> Zum Zittern wird nun ihre Strenge,
> Denn deine Kühnheit wird zur Pflicht.
> Schnell hilft dir Amor sie entkleiden
> Und ist nicht halb so schnell als du;
> Dann hält er schalkhaft und bescheiden
> sich fest die beiden Augen zu.
> *Johann Wolfgang von Goethe (1749–1832)*[14]

Gelegentlich findet sich in der schöngeistigen Literatur auch ein Mann, der von einer Frau durch einen Kuß erobert wird. Etwa in dem Bestseller *Der Gott der kleinen Dinge* von Arundhati Roy. Dort steckt Ammu die Zunge heraus, um am Halsansatz und am Ohrläppchen von Velutha zu »schmecken«. Dann zieht sie seinen Kopf zu sich hinunter, gibt ihm einen »wolkigen Kuß«, der einen Kuß zurückfordert. Schließlich spürt sie, wie er bebt und sie begehrt.[15]

Der Kuß hat offenbar eine derart erregende Wirkung, daß er

nicht nur für den Geschlechtsverkehr bereit macht, sondern durch ihn der »Damm« gebrochen wird. »Denn das ist sicher: Von dem Moment an, wo der erste Kuss mit beiderseitiger Leidenschaft geküsst ist, gibt es auf dem Wege zur Liebesvereinigung kein Halten mehr, wenigstens kein freiwilliges.« So heißt es 1907 in einem Beitrag zum Thema *Liebe und Psychose.*[16]

Die verbuhlten *Liebes-Blicke*
Werden als die ersten Stricke
Uns zu fällen ausgestreckt.
Fängst man an *Discurs* zu führen,
Wird ein sündliches *Berühren*
auch wohl gar ein Kuß erweckt;
Und auf das verliebte Küssen
Will man so dann gerne wissen
Wie das Lieben weiter schmeckt.[17]

Selbst der Gedanke an den Kuß oder das Gefühl, das bald ein Kuß von einer begehrten Person folgen könnte, versetzt manch einen in weitere sexuelle Erregung. So schreibt beispielsweise Wilde:

»Ich konnte seinen heißen, keuchenden Atem auf meinen Lippen spüren. Unten berührten sich unsere Knie, und ich fühlte, wie etwas Hartes sich an meinem Schenkel rieb.

Ich war so überwältigt, daß ich mich kaum auf den Beinen halten konnte, einen Moment lang dachte ich, er würde mich küssen – ja, schon kitzelte leicht das krause Haar seines Bärtchens meine Lippen und erzeugte eine köstliche Empfindung. Er blickte mir jedoch nur mit dämonischer Faszination tief in die Augen.

Ich fühlte, wie das Feuer seiner Blicke sich mir tief in die Brust senkte – und noch weiter nach unten. Mein Blut begann zu kochen und aufzuwallen wie eine brennende Flüssigkeit, so daß ich fühlte, wie mein – … [»Vögelchen«] in seinem Käfig zu kämpfen begann, seinen Kopf hob, seine winzigen Lippen öffnete und wieder einen oder zwei Tropfen jener sahnigen, lebensspendenden Flüssigkeit verspritzte.«[18]

Wie eng der Geschlechtsverkehr und das Küssen zusammenhängen, sehen wir auch am sogenannten Petting. Unter Petting versteht man die absichtliche Herbeiführung der geschlechtlichen Erregung, ohne jedoch den Geschlechtsverkehr auszuüben; und es kann dabei durchaus zum Orgasmus kommen. Zum Petting gehören alle physischen Kontakte - also Berührungen mit dem Körper, den Händen und dem Mund -, die auch beim präkoitalen Liebesspiel von Bedeutung sind. Die Amerikaner, die diesen Begriff eingeführt haben, unterscheiden Petting in mehreren Stufen. So ist etwa *necking* (von neck: Hals) Petting, das nur bis zum Hals geht, und *heavy petting* schließt die Stimulierung der weiblichen Brust sowie die Genitalien von Mann und Frau mit ein. In jedem Fall ist Petting immer mit oralen Kontakten verbunden. Das kann vom schmusigen Kuß, dem tiefen Zungenkuß, über das Abküssen, Belecken und Beißen von diversen Körperteilen bis hin zum oral-genitalen Kontakt gehen. Petting ohne Mundkontakt beziehungsweise Mundstimulation ist nicht denkbar.[19]

Als Kinsey und seine Mitarbeiter ihre große Untersuchung in den Jahren 1948 und 1953 durchführten, gaben 88 Prozent der befragten Männer an, in irgendeiner Form Petting ausgeübt zu haben, und 28 Prozent kamen dabei zum Orgasmus. Von Männern ging auch der größere aktive Anteil während des Liebesspiels aus, das bei ihnen »oft zu spontaner Ejakulation« führte.[20]

Zudem kamen die Forscher zu einem erstaunlichen Ergebnis, was das schichtspezifische Kuß- und Koitusverhalten jener Zeit anbelangt. Sie stellten fest, daß viele Männer mit Collegebildung Dutzende Mädchen geküßt hatten, ohne daß es mit einer von ihnen zum Geschlechtsverkehr gekommen war. Dagegen war es bei Männern der niederen Schichten möglich,

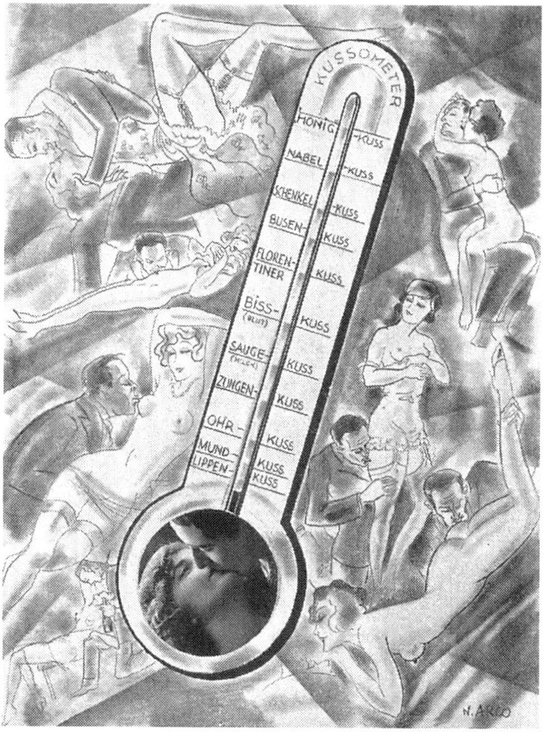

Abb. 40 Kußometer. Satirische Zeichnung von N. Arco.

daß sie mit Hunderten von Mädchen Geschlechtsverkehr, aber nur wenige geküßt hatten. Die Forschergruppe erklärte sich den Unterschied dieser beiden Gruppen damit, daß die oberen Schichten den vorehelichen Geschlechtsverkehr zu vermeiden suchten.[21] Das kann aber nur ein Teil der Erklärung sein; denn es bleibt offen, weshalb die eine Schicht beim Geschlechtsverkehr mehr küßte als die andere.

Wie bereits erwähnt, spielt die Rationalisierung von Sitten, die orale Kontakte mit Tabus belegen, eine Rolle. Ich erinnere noch einmal daran, daß Männer der unteren sozialen Schichten im Gegensatz zu denen der oberen Schichten den tiefen Kuß als unappetitlich oder schmutzig ansehen (was übrigens auch für die ältere Generation zutrifft[22]). Überdies ist es bei den höheren Schichten zu einer besonderen Bewertung des Kusses im Hinblick auf den Geschlechtsverkehr gekommen. Eine sexuelle Annäherung ist beispielsweise ohne Kuß in dieser Schicht nicht mehr denkbar. Eine Annäherung ohne Kuß gilt gewöhnlich als plump, lieblos und rücksichtslos, ja als unkultiviert. Damit ist allerdings nicht gesagt, daß ein Geschlechtsverkehr ohne Kuß ohne Genuß ist. Vielmehr scheint es neben dem Kuß Techniken und Vorgehensweisen zu geben, die ausreichende Stimulation und Befriedigung bieten.

Wie wir wissen, handelt es sich beim Kinsey-Report um eine fünfzig Jahre alte Studie, und es ist keineswegs sicher, ob man heutzutage ein ähnliches Befragungsergebnis bei der nordamerikanischen Bevölkerung erzielen würde, weil sich die Schichten in vielerlei Beziehung immer mehr angeglichen haben. Zudem haben moderne Verhütungsmittel das Sexualverhalten direkt beeinflußt. Petting hat in diesem Sinne seine große Bedeutung verloren. Dennoch ist das schichtspezifische Kußverhalten jener Tage höchst interessant, da ersichtlich wird, daß der sexuelle Kuß nicht zwangsläufig zum Geschlechtsverkehr dazugehört – ja, daß er als Aneignung verstanden werden kann, den unsere Kultur begünstigt. Falls der Kuß heutzutage in allen Bevölkerungsschichten gleichermaßen angetroffen wird, hat das sicherlich mit der steten Übernahme von Sitten und Gebräuchen der Oberschicht zu tun, aber auch damit, daß das Küssen sich beim Geschlechtsakt als sinnvoll und lustvoll erwiesen hat.

Augenscheinlich kann sich sogar die erotische Komponente des Kusses bei präkoitalen Kontakten derart entwickelt haben, daß der Kuß als wirksames Stimulans bis hin zum Orgasmus fungiert. Selbst ob jemand ein guter oder schlechter Küsser ist, entscheidet in manchen Fällen über die Ausübung des Geschlechtsverkehrs. Entsprechend antwortet etwa eine Frau auf die Frage, wie wichtig Küssen und ob es »sex-entscheidend« sei: »Absolut. Es kann alles stimmen – vom Hintern bis zur Nase – und dann küßt er dich, und es geht gar nichts mehr!

Für mich gehört das zusammen. Mit einer Knutsch-Katastrophe könnte ich keinen Sex haben.« Und eine andere: »Ich muß schon beim Küssen in Fahrt geraten, sonst läuft nichts – im wahrsten Sinne des Wortes. Super eklig ist übrigens, wenn er dir die Zunge bis ans Zäpfchen in den Hals rammt.«[23]

Ob der Kuß schon von jeher eine derartige Bedeutung im Vorspiel hatte, weiß ich nicht zu sagen. Zu vermuten steht, daß ihm schon immer eine gewisse Bedeutung zukam, weil er etwa als Buhlerkuß hin und wieder in alten Schriftstücken erwähnt wird. Darüber hinaus finden sich genügend Hinweise in den Liebesbüchern *Kamasutra* und *Der blühende Garten*.

In der Regel wird der Kuß zur Einstimmung auf den Geschlechtsverkehr in früheren Zeiten jedoch nur flüchtig beschrieben und findet sich zumeist nur in erotischen Schriften, wie etwa in der des Italieners Pietro Aretino. Dieser hat im Cinquecento gelebt und war wegen seiner Schmähschriften und Briefe ein gefürchteter Mann. Berühmt wurden die *Gespräche des Pietro Aretino*, in denen frisch und frei von sexu-

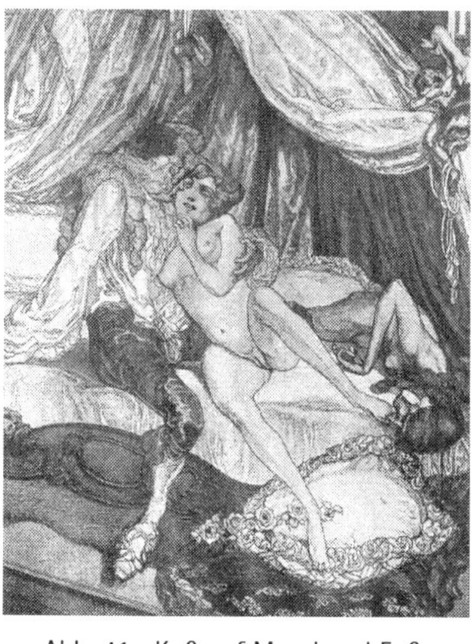

Abb. 41 Kuß auf Mund und Fuß.
Zeichnung von F. v. Bayros.

ellen Orgien die Rede ist. Und eben dort schreibt Aretino von einem Mönch, der die Nonne Christina zunächst küßt, um sie hernach mit Worten und Taten zum Geschlechtsverkehr zu treiben.[24] Mehr als zweihundert Jahre später liefert auch Casanova einige triftige Indizien dafür, daß er den Kuß als Einstimmung zum Geschlechtsverkehr anwendete.

Ebenfalls läßt sich nur schwer die Frage beantworten, ob der Kuß im sexuellen Vorspiel aller Völker eine Rolle spielt und gespielt hat. Auch hier können nur Vermutungen angestellt werden, weil entsprechendes Material fehlt. Selten berichten beispielsweise Ethnologen, Völkerkundler oder Reisende über den Kuß als Element des Vorspiels. Eine Ausnahme ist Malinowski, wie wir gesehen haben, der diesbezüglich sehr detailliert über die Trobriander berichtete. Und Havelock Ellis (1906) betont zwar, daß die Tamilen beim Geschlechtsverkehr nicht küssen, sondern die Nasen reiben würden; aber neben dem Nasenreiben lecken sie einander auch Mund und Zunge, was ja wohl auch eine Kußform darstellt.[25]

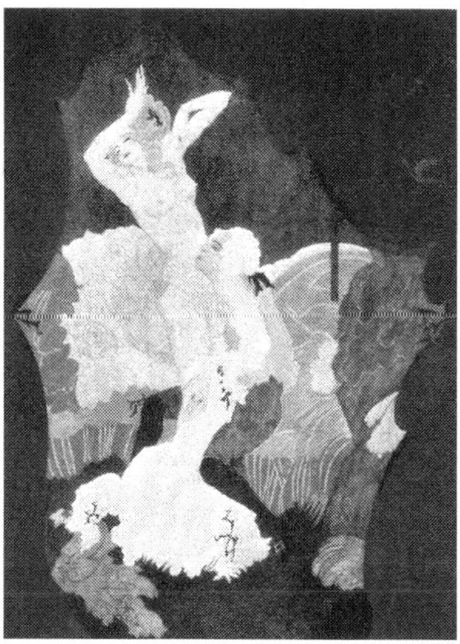

Abb. 42 »Glühende Küsse«.
Zeichnung von L. Zabel zu einer Casanova-Ausgabe.

Fest steht, daß abgesehen von der westlichen Welt auch im orientalischen und indischen Raum der Kuß als Reizmittel zum Koitus bekannt ist. Und überall dort, wo der Kuß während des Aktes ausgeübt wird, kann er ebenfalls zu den Präliminarien des Koitus gerechnet werden, wie etwa in Japan und China.

Nichtsdestoweniger können wir davon ausgehen, daß der Kuß im Vorfeld des Koitus nicht für alle Menschen, weder in der Vergangenheit noch in der Gegenwart, stets und immer von Bedeutung war beziehungsweise ist. Desgleichen verhält es sich mit der Lust am Küssen. »Dieses Abgelecke ist nicht mein Ding. Für mich ist Küssen nicht so wichtig, ich küsse nicht gern«, äußert etwa eine Frau 1999 in einem Interview.[26]

Außerdem kann der »geschlechtliche Widerwille« durch einen Kuß geweckt werden, stellt Kleinpaul fest. »Denselben Mann, der hier Feuer und Flamme ist, überkommt wohl dort ein derartiger Ekel, dass er ausspeit, als ob er sich übergeben müsste«,[27] erklärt der Wissenschaftler.

Ich möchte hinzufügen, daß es mancher Frau ähnlich ergehen mag. Zudem wird wohl nicht jeder oder jede immer sogleich vom Ekel geschüttelt werden, wenn der Falsche sein Verlangen mit Küssen kundtut. So liegt Micòl in Giorgio Bassanis Roman *Die Gärten der Finzi-Contini* einfach nur da, als ihr Gesicht blindlings mit Küssen bedeckt wird, bis der von Lust erfüllte Freier von ihr abläßt.[28]

Und zuletzt sei noch erwähnt, daß Küsse zwar die sexuelle Lust anregen können, sie deshalb aber noch lange kein Garant für den Geschlechtsakt sind. Davon läßt etwa Petronius Enkolp erzählen. In seinem *Satyricon* heißt es:

»Seeliger als Jupiter
Auf der Erde weichstem Moose!
Blumen blühten um uns her,
Und in blüthenvollen dunkeln Lauben
Schnäbelten sich Venus Turteldauben.

Tausend Küsse gaben wir uns auf diesem Blumenthrone; Circe

umschlang mich feurig mit den Armen der Begierden und suchte mich dadurch in das Heiligthum der Liebe zu führen, in welchem ich den süßesten Nektar der Jugend opfern sollte. Ich kam vor das Pförtlein des Heiligthums, aber wie ich weder Gefäß noch Nektar hatte, so rief Circe wüthend aus: Wie? hat dich mein Kuß beleidigt? Athm ich was unreines aus meinem Munde? Wie? Gefällt dir der Thau der Liebe an meinem Busen nicht? Oder wenn das nicht ist, befürchtest du irgend den Citon?«

Auch ein weiteres Mal soll es Enkolp nicht gelingen, Circe beizuwohnen, denn Petronius läßt ihn sagen:

»Und darauf umarmt ich sie mit ganzem Leibe, und wir nahmen und gaben uns unzählige Küsse bis zur Sättigung. Die Schönheit ihres enthüllten Leibes bezauberte mich mit nie empfundenen Reizen und zog mich allmächtig zum höchsten Genusse der Wollust. Schon sprachen unsere Lippen die Sprache stechender Begierden! Schon hatten unsere gelüstigen Hände alle Art von Liebe gefunden! Zusammengewachsen waren unsere Leiber! Zusammengeflossen unsere Seelen! – Aber auf einmal lag ich wieder ohnmächtig da, als wie vom Blitze getroffen.«[29]

Aber kommen wir zurück zu den effektvollen Küssen des sexuellen Aktes, die ja die Regel sind. Freud spricht diesbezüglich von Begleiterscheinungen und einleitenden Handlungen, die das Bestreben, die eigenen Genitalien mit denen einer anderen Person in Kontakt zu bringen, begleiten. Hierzu rechnet der Psychoanalytiker das Küssen, das Beschauen und das Betasten. Und er fügt hinzu, daß diese Bestrebungen mit der Pubertät auftreten und der Fortpflanzung dienen sollten.[30]

Die begleitenden Küsse beim sexuellen Geschehen können auf jede Stelle des Körpers appliziert werden, wobei es eine Abstufung im Hinblick auf die Empfindlichkeit gibt. Abgesehen von Mund und Brüsten, schreibt van de Velde, sei sie von der Peripherie zum Zentrum hin größer, »von der Stirn über die

Wangen, von den Fingerspitzen über die Arme, von den Füßen über die Waden fortschreitend in die Richtung der Geschlechtsorgane – während wir, was das Besondere betrifft, auf die Prädikationsstellen [erogenen Zonen] hinzuweisen haben …«[31]

Dabei seien es ganz verschiedene Empfindungen, den geliebten Körper zu küssen und seinen Körper vom geliebten Munde geküßt zu fühlen. Beide aber seien erotische Hochgenüsse, die sich noch summieren könnten, wenn sich die beiden Partner zu gleicher Zeit aktiv an dieser Art des Liebesspiels beteiligten, hält der Mediziner fest. Und diese Hochgenüsse beschreibt ein begnadeter Schriftsteller wie Zola folgendermaßen:

»Dann ließ Serge die Hände über Albines Körper gleiten. Er sagte immer wieder: ›Dein Gesicht ist mein, deine Augen, dein Mund, deine Wangen. Deine Arme sind mein, von den Fingernägeln bis zu den Schultern … Deine Füße sind mein, deine Knie sind mein, alles an dir ist mein.‹ Und er küßte ihr Antlitz, ihre Augen, ihren Mund, ihre Wangen. Er küßte ihre Arme mit kleinen schnellen Küssen, von den Fingern bis hinauf zu den Schultern. Er küßte ihre Füße, er küßte ihre Knie. Er badete sie in einem Regen von Küssen, der in großen Tropfen niederfiel, lau wie die Tropfen eines Sommerregens, überallhin, auf den Hals, die Brüste, die Hüften, die Lenden. Es war ein Besitzergreifen ohne Aufwallung, das stetig vor sich ging und die kleinsten blauen Äderchen unter der rosigen Haut eroberte. ›Um mich zu verschenken nehme ich dich‹, begann er wieder.«[32]

Wir sehen, die »Besuche des Mundes« auf dem geliebten Körper zeigten Wirkung, und die Rangordnung der Kußstellen ist ein entscheidendes Moment. Erst die Peripherie, dann die inneren Bereiche, wobei die Brüste und Genitalien eine Sonderstellung einnehmen, was ihre erotische Brisanz betrifft. Ohne Frage kommt den Brustküssen eine besondere Bedeutung zu, ihnen zollen unter anderem der Kinofilm und die Dichtung immer wieder gern Tribut. Anscheinend bedeutet es dem männlichen Geschlecht viel, die Brüste der Frau zu küs-

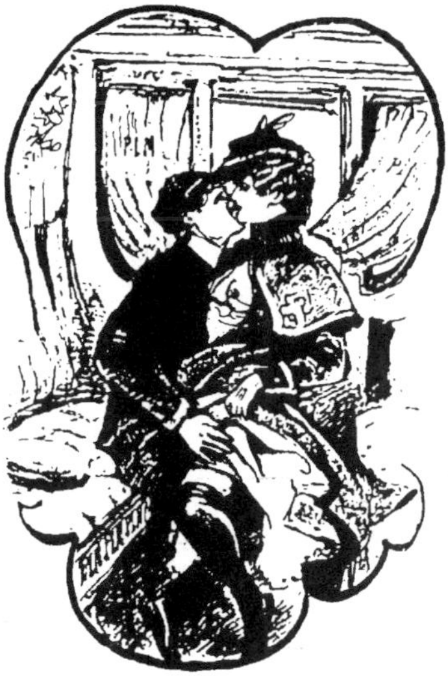

Abb. 43 Zeichnung aus Librowitz' Buch *Der Kuß und das Küssen* von 1877.

sen. In Romanen liebkost etwa ein Männermund die festen Formen junger Brüste, die eine durchsichtige Haut besitzen, während die Hände einen warmen, zitternden Leib streicheln.[33] Oder jemand kann sich an einem jungen Busen gar nicht satt sehen, der zart und fest ist. »Ich muß ihn noch mal küssen«, heißt es deshalb bei John Cleland, »wie schön er ist! Und wie zart ist das süße Fellchen da unten – laß es mich betrachten – oh, ich halte das nicht aus – ich muß ...« Hier hält Cleland in seiner Beschreibung inne, aber wir können natürlich erraten, was dann geschieht, beziehungsweise zweihundert Seiten weiter Zeuge werden, wie der junge Baron den »Mund und die Hände nach unten gleiten« läßt.[34]

Die Brüste, von denen hier die Rede ist, gehören dem Freudenmädchen Fanny Hill, das Cleland (1707–1789), der einst englischer Konsul in der Türkei und in Ostindien war, aus Geldnot erfunden hat. In seinem Erotikroman, der ein Welterfolg wurde, läßt er diverse Herren diverse Frauenbrüste küssen. Freilich küßt auch Casanova seine Gespielinnen mit Vergnügen auf die stets »herrlichen Brüste«, dabei glüht er, wie sollte es anders sein, vor Verlangen.[35]

Viele Männer sollen durch den Anblick oder durch die Berührung der weiblichen Brust stärker erotisch erregt werden als durch den Anblick oder die manuelle Berührung der weiblichen Genitalien, so der Kinsey Report. Demgegenüber wird aufgezeigt, daß derartiges Manipulieren der Brust viele Frauen – mit einigen Ausnahmen – nicht besonders erregt. Einige erreichen dadurch jedoch einen Orgasmus.[36]

Kinsey und seine Mitarbeiter gehen sogar davon aus, daß der Anteil der Frauen, die empfindlich auf Brustberührungen reagieren, ebenso hoch ist wie der der Männer. Mit anderen Worten: Zwischen Männern und Frauen gibt es keinen Unterschied, was die sexuelle Empfindsamkeit der Brust betrifft. Die Chancen, auf einen Sexualpartner zu treffen, der auf Brustberührung besonders sensibel reagiert, sind folglich für beide Geschlechter gleich groß. Dennoch besteht eine geschlechtsspezifische Prägung hinsichtlich der erotischen Bedeutung der Brust, denn es ist die weibliche und nicht die männliche Brust, die zum Symbol der Erotik wurde.[37]

Gleichwohl besitzen Brüste nicht für alle Männer den gleichen hohen Reiz. Während beispielsweise die amerikanischen Männer »total auf Brust stehen«, nehmen für europäische Männer die Gesäßbacken der Frau den ersten Rang ein. An der Brust geküßt zu werden, gefällt nicht jeder Frau, und nicht jeder Mann liebt es, die Brüste der Frau abzuküssen oder an den Brustwarzen zu knabbern und zu saugen. Bei amerikanischen Eheleuten spielt die orale Reizung der Brust während des Liebesspiels jedoch eine erhebliche Rolle.[38]

Neben den Brustküssen, die ebenso von Frauen beim Mann oder in gleichgeschlechtlichen Beziehungen ausgeübt werden, gibt es Dutzende von Körperküssen, die bei einzelnen Menschen eine starke sexuelle Erregung hervorrufen können. So gehört das Beknabbern und Belecken der Ohren für einige

Menschen zum Liebesspiel dazu, auch als Vorspieltechnik. Dieses Verhalten ist ebenso bei verschiedenen männlichen Säugetieren beobachtet worden, die am Ohr des Weibchens vor oder während der Kopulation beißen oder daran saugen.[39]

Zur Vergrößerung der Wonne wird beim Vollzug des Geschlechtsverkehrs nicht selten der Mundkuß, insbesondere der tiefe Kuß geküßt. Auch diese Raffinesse ist keine neuzeitliche Erfindung und findet sich etwa in den deftigen ironischen Reimen und Sonetten des bereits erwähnten italienischen Dichters Aretino. Das Sonett XX beginnt beispielsweise folgendermaßen:

»Die Zunge gib! stemm hoch den Fuß zur Wand!
Preß deine Schenkel! kneif mich in die Rippen!
Mag unser Bett zerkrachen oder kippen
Was tuts? ich bin zu rammeln ganz entbrannt!«[40]

Und Scheik Nefzaui weiß zu berichten, daß es »ohne den Kuß keine Weise der Stellung oder Bewegung gibt, die einen vollen Genuß verschafft«. Ja, daß ein wirklicher Genuß beim Geschlechtsverkehr nicht zu erreichen ist, wenn die entsprechende Stellung einen Kuß nicht erlaubt.

Das schmachtende Auge
Setzt Seele mit Seele in Verbindung,
Und der zärtliche Kuß
Trägt die Nachricht vom Glied zum Schoß.
Der blühende Garten[41]

Darüber hinaus seien der Kuß auf den Mund, die Wangen, den Nacken und ebenso das Saugen an den Lippen »Gaben Gottes, um die Aufrichtung im günstigen Augenblick hervorzurufen«,[42] erklärt der Orientale. Das bestätigen auch Mediziner und Psychologen. So schreibt etwa Lomer 1907: »Alles Streicheln, Tätscheln, Kneifen, Liebkosen, alle jene kleinen bezeichnenden Zärtlichkeitsakte haben diesen Zweck: körperliche Berührung dadurch: polare Nervenerregung. Welcher Art diese Nervenerregung ist, geht schon daraus hervor, dass sich während solcher Zärtlichkeiten sehr leicht Erektion einstellt. Insbesondere ist das beim *Kuss* der Fall.«[43]

Und was beim Mann die Erektion ist, die den Geschlechtsverkehr möglich macht, ist bei der Frau eine genügende Lubrikation (Gleitflüssigkeit). Diese stellt sich unter anderem beim Kuß ein, weswegen die Südslaven davon ausgehen, daß sie ein »Frauenzimmer geschlechtlich ungeheuerlich erregen« können, wenn sie ihr »die Zungenspitze tief in den Mund einführen«. Dann nämlich würde sie sich »widerstandslos hingeben«. Die Slaven nennen diese Kußart übrigens »jezicati se«, was »sich züngeln« bedeutet.[44]

Zum Schluß sei noch erwähnt, daß der Kuß bei der Defloration, also der Entjungferung, als bewährtes Mittel angewandt wird. So jedenfalls lehrt es uns ein Buch aus dem Jahre 1914, das Auskunft über Sitte, Brauch und Glauben in bezug auf das Geschlechtsleben des italienischen Volkes gibt. Danach soll es ein tüchtiges Zeichen der Potenz sein, wenn die Entjungferung eines Mädchens auf Anhieb geschieht, was in drei Phasen verlaufen sollte: »Bei der ersten ›Umarmung‹ muß der Mann, während er die Glans in die Scheide einführt, das Mädchen fortwährend küssen; bei der zweiten das Hymen zerreißen, bei der dritten den Penis bis an die Wurzel hineinstecken.«[45]

Ganz ohne Wissen über die Jungfernschaft, aber dennoch mit einem Kuß wird in einem Märchen aus 1001 Nacht ein Hymen durchstoßen. In *Die Geschichte von Nur Ed-Din und Marjam der Gürtlerin* heißt es:

»Und sofort wandte Nur Ed-Din sich der Sklavin zu und zog sie an seine Brust, sog erst an ihrer Unterlippe, dann an ihrer Oberlippe und ließ schließlich die Zunge zwischen den Lippen in ihren Mund gleiten. Dann kam er über sie, und ihm ward offenbar, daß sie eine undurchbohrte Perle und ein ungebrochenes Füllen war. Er nahm ihr das Mädchentum und konnte ihre Gunst genießen, und ein unlösliches, untrennbares Band der Liebe begann sie zu umschließen. Er ließ Küsse auf ihre Wange fallen, gleichwie die Kiesel ins Wasser sausen, und regte sich wie die fliegenden Lanzen im Kampfesgrausen.«[46]

Kapitel 7

»Ein Mächtiger Strom nervöser Erregung«

Der Zungenkuß

Wenn man es richtig betrachtet, ist die Zunge kein appetitliches Organ. Sie sieht nicht besonders schön aus, ist hin und wieder belegt, und bisweilen wird mit ihrer Hilfe sogar ein Widersacher abgeschreckt. All dies tut ihrer Erotik keinen Abbruch. Wenn sie in dem einen Fall zur Abschreckung dient, kann sie in dem anderen zum Anlocken eingesetzt werden. Es gibt sogar Frauen und Männer, die durch Züngeln ihre sexuelle Bereitschaft ausdrücken oder ihr Gegenüber »anmachen« wollen. Zu beobachten ist dieses Züngeln etwa auf der Love-Parade, wo es nicht selten als provokante Geste fungiert, um Hemmungslosigkeit zu demonstrieren.

Die Zunge ist ein äußerst sensibles Organ. Durch sie sind wir in der Lage, zu schmecken und zu fühlen, sowohl die Temperatur als auch die Konsistenz einer Sache. Ihr Tastvermögen ist ausgeprägter als das der Fingerspitzen, denn sie kann sogar eine winzige Wimper erfühlen. Diese Feinfühligkeit und ihre Beweglichkeit machen sie zu einem Lustinstrument beim Essen, Trinken und Küssen.

Als »aktives Werkzeug« trägt die Zunge zur Reizsteigerung des Kusses bei, behauptet Ellis und führt weiter aus: Ein »inniger und längerer« Kontakt der Zungen führt deshalb »zur Entwicklung eines mächtigen Stroms nervöser Erregung. Außer dem direkten Kontakte der Genitalien existiert keine andere Bahn, um Nervenkraft der sexuellen Sphäre zuzuleiten, als der Kuß.«[1]

Diesen mächtigen Strom nervöser Erregung machten sich Otto Stoll (1908) zufolge Prostituierte zunutze. Hatten nämlich Freier wegen Schüchternheit, Alter oder Übersättigung Mühe, potent zu reagieren, halfen sie unter anderem mit Zungenküssen nach. »Und in diesem Bestreben leitet der Zungenkuß hinüber zu einer noch ekelhafteren Methode der Prostituierten, ihre Liebhaber anzufeuern ...«, erläutert angewidert der Mediziner und Völkerkundler.[2] Wobei wir den Forscher nicht ganz so ernst nehmen müssen, was sein Urteil hinsichtlich des Zungenkusses anbelangt. Einige Seiten zuvor billigt er diesen durchaus als erotisches Mittel.

Freilich geht es Stoll in diesem Zusammenhang um die Wirkungsweise des Kusses bei Menschen, die ihre Lust nicht im Bordell ausleben. Und so schreibt er denn: »Soll aber der Kuß erotisch wirken, so wird er mit Vorliebe auch auf die im Sinne der Kirchenmoral ›weniger ehrbaren‹ oder selbst ›unehrbaren‹ Körperteile appliziert, und selbst der spezifisch erotische Kuß auf den Mund unterscheidet sich vom nicht-erotischen durch

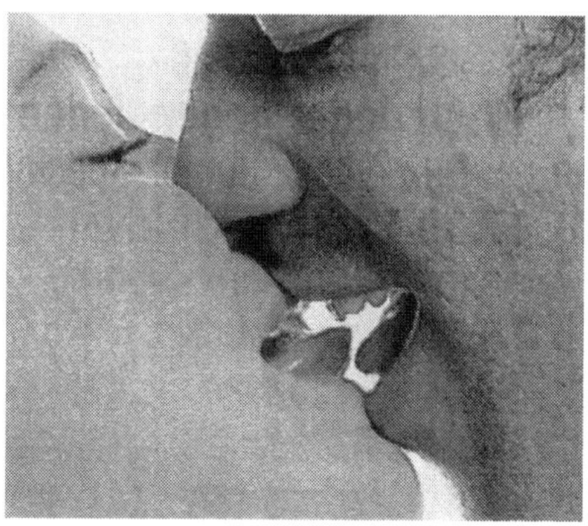

Abb. 44 Zungenkuß.

die absichtlich lange Dauer des Kontaktes der Lippen und seine häufige Verbindung mit Saugbewegungen. Noch ausgesprochener erotisch wird der Mundkuß, wenn bei seiner Ausführung die Zunge zur Hilfe genommen wird, also beim eigentlichen ›Zungenkuß‹, der allen Völkern geläufig zu sein scheint, die sich überhaupt des Kusses zu erotischen Zwecken bedienen.«[3]

Womit Stoll sicherlich recht hat. Darüber hinaus ist aber festzustellen, daß nichtküssende Menschen durchaus die Zunge zur Hilfe nehmen können, wenn es darum geht, Körperflächen oder Körperteile des Partners zu reizen. Danach ist es in erster Linie eine Frage der Definition, was als Kuß angesehen wird und was nicht. Forscher, die in der Vergangenheit von bestimmten Ethnien behaupteten, daß ihnen der Kuß unbekannt sei, berichteten nicht selten von eben diesen Menschen, daß sie beim Liebesspiel die Zunge gebrauchen, indem sie die Zunge des Partners erhaschen, den Körper des Partners ablecken oder züngelnde Berührungen ausführen. Hier handelt es sich eindeutig um Zungenkußelemente, und wir können diesbezüglich getrost vom Küssen sprechen, wie wir dies ja auch tun, wenn jemand an des anderen Unterlippe saugt.

Ob nun Kuß oder reines Zungenspiel, in jedem Fall erhöht die Zunge beim Liebesspiel den Genuß und zudem die Lust. Umgekehrt steigert die Liebeslust das Kußverlangen, wie wir beispielsweise einer Kußbeschreibung von Achille Tartius entnehmen können:

»Es ist die Lust, der man sich ganz und gar hingibt, und der Kuß drückt sich auf die Lippen wie ein Siegel in das Wachs«, schreibt er und führt weiter aus: »Sie versteht es, die Süße der Küsse zu erhöhen. Es ist ihr keineswegs genug, daß die Lippen sich liebend den Lippen vereinen: auch die Zähne suchen die Umarmung, sie verschlingt den Mund ihres Geliebten, sie beißt im Kusse … Im höchsten Augenblick der Liebe bebt sie wie von der Lust gestochen; ihr Mund öffnet sich zu einem Strom von Küssen: sie verliert jede Beherrschung. In diesem Augenblick suchen sich gegenseitig die Zungen, sie wollen sich vereinigen und auch sie wollen ihre Umarmungen. Man erhöht sich selbst das Vergnügen, wenn man die Lippen für große und tiefe Küsse öffnet. Wenn es dem Ende zugeht, gerät die Frau außer Atem vor Lust, von der sie ganz überschwemmt wird. Ihr heftiger Atem mischt sich in den Atem der Liebe auf ihren Lippen, auf denen sie den Kuß empfängt, der immer tiefer eindringen will; der Kuß wird ganz und gar eins mit ihr und berührt sie tief in ihrem Herzen.«[4]

Wahrscheinlich sind Männer ebenso »tief im Herzen berührt«, wenn sie gerne küssen. Ob freilich speziell Homosexuelle den Zungenkuß bevorzugen, sei dahingestellt. Naecke hatte derartiges in Betracht gezogen, nachdem er 1904 den folgenden Brief eines »sehr vertrauenswürdigen Homosexuellen« erhalten hatte: »Ich habe eine ziemlich große praktische Erfahrung mit Homosexuellen aus allen möglichen Völkern, und mir sind nur zwei bekannt geworden, die den Zungenkuß perhorreszierten [verabscheuen]. Die meisten Männer, mit denen ich verkehrte, verdienten aber wohl kaum den Namen Wollüstlinge … zum Sexualakte gehört für mich der Zungenkuß dazu. Sowohl als präparatorische Handlung, wie als Begleiterscheinung. Meine Erklärung für das häufige Vorkommen des Zungenkusses bei Homosexuellen ist nun folgende: Es ist beim homosexuellen Geschlechtsakte nicht die Möglichkeit für die intensive Vereinigung vorhanden, wie bei Mann und Weib, – wohl aber der Wunsch danach. Und dieser Wunsch findet in einem Kusse seinen Ausdruck, der nicht nur in einer flüchtigen Berührung des Körpers besteht. Aus demselben Grunde ist wohl die Häufigkeit des Cunnilingus [hier ist offenbar die Fellatio gemeint] bei Homosexuellen zu erklären, dem z. B. im Oriente tiefe mystische Deutungen gegeben werden …«[5]

Weder zu Naeckes Zeiten noch heutzutage liegen Studien vor, die bestätigen, daß bestimmte Menschen lieber küssen als andere oder bestimmte Kußarten vorziehen.[6] Über ein spezifisches Kußverhalten können folglich keine Aussagen getroffen werden. Naecke hat wahrscheinlich die Erklärungen, weshalb Homosexuelle gerne mit der Zunge küssen, bereitwillig erwogen, weil damit zugleich der Geschlechtsakt zwischen Mann und Frau als der »intensivere« betont wird. Der Zungenkuß bei Homosexuellen hat jedoch genau den gleichen Reiz und die gleiche Funktion wie bei Heterosexuellen.

Nach all diesen Überlegungen muß noch hinzugefügt werden, daß der Zungenkuß nicht bei jedermann Begeisterung hervorruft, was individuelle oder kulturelle Ursachen haben mag. Ebenso können schichtspezifische Haltungen gegenüber dem Zungenkuß entwickelt worden sein, wie Kinsey und seine Mitarbeiter herausfanden. Auch sollen Kinder gewöhnlich entsetzt auf die Vorstellung reagieren, einem anderen ihre Zunge in den Mund zu stecken, wie Adam Phillips behauptet. Seiner Meinung nach läge das an deren Assoziation mit dem Beischlaf oder anderen Sexualpraktiken.[7] Allerdings ist zu bezweifeln, daß Kinder derartiges assoziieren. Viel wahrscheinlicher ist es, daß sie einfach eine gewisse Scheu vor dem Zungen-Mund-Kontakt besitzen. Diese mag anerzogen sein oder sich von selbst einstellen. Jedenfalls besitzen Säuglinge augenscheinlich keine Hemmung, ihre Zunge in den Mund eines anderen Menschen einzuführen, wie Bilz feststellte. Sein eigener drei Monate alter Säugling stülpte bei einer Mundberührung spontan sein »Schnäuzchen« vor und streckte die Zunge heraus.[8] Eine Geste, die die Mund-zu-Mund-Fütterung ermöglicht, die ja im 20. Jahrhundert noch im Schwarzwald und in Schleswig-Holstein beobachtet wurde.[9] Ich selbst bin der festen Überzeugung, daß Kinder eine diesbezügliche Scheu erst gar nicht entwickeln würden, wenn sie Zungenküsse ebenso früh vermittelt bekämen wie einfache Mund- oder Wangenküsse.

Auf die Frage, seit wann der Zungenkuß vom Menschen praktiziert wird, kann die Antwort nur lauten: wahrscheinlich ebenso lange, wie der Kuß im Sexualleben der Menschen eine

Rolle spielt. Erwähnungen gibt es in den von mir schon häufiger angesprochenen Liebesbüchern *Ars amatoria, Kamasutra* und *Der blühende Garten.*

Einen außergewöhnlichen Hinweis finden wir aber auch in den *Metamorphosen* des römischen Dichters Lucius Apuleius (um 125). Er beschreibt dort, daß Venus außer sich ist, weil sie Psyche nicht finden kann. Sie läßt deshalb durch Merkur einen Heroldsruf zu ihrer Aufspürung verkünden. Und was für einen Lohn läßt sich Venus für denjenigen einfallen, der ihr Psyches Aufenthaltsort mitteilt? Nun, nicht weniger als »sieben persönliche süße Küsse und einen extrasüßen und betörenden Zungenkuß«. Dieser »hohe Lohn soll den Wetteifer aller Sterblichen anstacheln«, die Verhaßte zu finden.[10]

Mehr als fünfhundert Jahre zuvor läßt freilich schon der griechische Lustspieldichter Aristophanes (um 445-385 v. u. Z.) in seiner Komödie *Die Wolken* Strepsiades von einem Zungenküßchen erzählen. Als dieser nämlich das Hochzeitsbett besteigt, riecht seine Braut nach »Pomade, Schminke und Zungenküßchen«.[11] Und in seinem Werk *Die Acharner* erbittet Dikaiopolis von zwei schmucken Dirnen einen Zungenkuß mit den Worten:

»Juchhe! jucheissa he!
Die jungen Brüstchen, wie fest und apfelrund die sind!
Nun küsst mich Beide. So, Ihr Goldchen, küsset mich
Mit dem Schnäbelküßchen, dem Züngelspieleküsschen!«

Kurz nach dieser Aufforderung fragt Dikaiopolis dann die eine von beiden: »Was küssest du mich?« Und die andere: »Was bissest du mich?« Und schließlich: »Mich verlangts zu Bett; mich reisst Verlangen zum Genuss,/ Zu Liebesnächte Fühlung!«[12]

Wir finden hier den Hinweis, daß Liebesdienerinnen vergangener Zeiten den Zungenkuß ausführten. Und wie bereits erwähnt, sollen angesehene japanische Freudenmädchen diesen Kuß nicht abgelehnt haben, sofern sie in ihren Freier verliebt waren. In besseren Bordells Europas haben sich ebenfalls die »Mädchen« küssen lassen.[13] Heutzutage geht man davon aus, daß Frauen, die ihren Körper gegen Geld anbieten, nicht küssen. Generell ist dies allerdings nicht richtig. Sogenannte »Edelnutten« und Callgirls schließen den Mundkuß nicht unbedingt aus. Manche werben sogar mit dem Zungenkuß als Besonderheit, wie den nachstehenden Anzeigen aus einer Tageszeitung zu entnehmen ist:

> »22 J., hübsche Silvina, süßes Blut, voll.
> Temperament, erot., knackig, lustv. Gefühle, franz. Küsse, traumh. stark behaart,
> a. So. Tel. ...
>
> NEU! BETINA, ITALIA! 20 J., gr. OW,
> Frz. Expertin, Zungenkuss. Mo.-Sa., 9-23 Uhr, Tel. ...«[14]

Und auch unter den »billigeren« Prostituierten finden sich Frauen, die sich den Kuß bezahlen lassen. Natürlich gibt es auch jene, die es strikt ablehnen, einen Freier zu küssen. Dazu sagt etwa eine Interviewte: »Ich will meine Seele nicht verkaufen.« Offenbar ist es für einen Teil der Prostituierten nicht ganz problemlos, den Mundkuß geschäftlich auszuüben.

Aber auch im ganz normalen Liebesleben scheint der Zungenkuß eine außerordentliche Bedeutung einzunehmen. So äußerte mir gegenüber beispielsweise ein 38jähriger Mann: »Ehrlich gesagt, mit dem Schwanz kannst du lügen, mit der Zunge nicht!« Und eine 42jährige antwortete auf die Frage, ob für sie der Geschlechtsverkehr oder der Zungenkuß intimer sei: »Wenn ich nicht ganz in Stimmung bin, kann ich schon mal mit meinem Mann schlafen, aber richtig leidenschaftlich küssen, das geht nicht.« Rosalind Coward schreibt dazu, daß die genitale Berührung oft unproblematischer sei und eine weniger intime Form der Penetration darstelle als die Penetration des Mundes. Und sie fügt hinzu, daß es merkwürdig anmutet, daß der Penis weniger persönlich genommen wird als die Zunge, aber dies sei so.[15]

Geht es um sexuelle Leidenschaft und Liebe, dann ist die Zunge in jedem Fall diejenige, die auf mehr hoffen läßt und eine größere Intimität fordert. Dies können wir wunderbar in Werken der Dichtkunst nachlesen, etwa im *Rasenden Roland* von Ludovico Ariostos (1474–1533). Dort ist im Wunderschloß der Zauberin Alcina der verliebte Ritter Rüdiger eingekehrt. Alcina besucht ihn des Nachts leicht bekleidet in seiner Schlafkammer. Rüdiger springt sogleich aus dem Bett und umarmt sie leidenschaftlich. In der Dichtung heißt es an dieser Stelle:

»So eng hielt Epheu nie den Baum umschlossen,
Um den er seine Wurzeln rings verzweigt,
Wie sich umfahn die liebenden Genossen,
Der Lipp' entpflückend, Mund an Mund geneigt,
Den Blütenhauch, von süßerm Duft durchflossen,
Als Saba's, Indiens Arom' entsteigt.
Von ihrer Lust befragt sie selbst um Kunde,
Sie hatten ja zwei Zungen oft im Munde.«[16]

Die Zunge ist aber nicht immer ein »Instrument« der Liebe oder Leidenschaft, oftmals drückt sie Lüsternheit aus oder wird als »Stilmittel« eingesetzt, wenn es um sexuelle Exzesse geht. So finden sich Zungenküsse selbst in den brutalen Erzählungen des Marquis de Sade. Ebenso läßt Aretino Nonnen und »Mönchlein« in süffisanten, um nicht zu sagen pornographischen Szenen miteinander die tollsten Dinge treiben und sich Zungenküsse geben. So ruft etwa ein Mönch aus: »Küsse mich!« und »Dreh dich zu mir!« – »Die süße Zunge!« – »Gib sie mir!« Und an anderer Stelle heißt es: »Und als wollte sie die Lippen des Beichtigers trinken und seine Zunge essen, steckte sie ihre Zunge ganz weit hinaus und sie war ganz und gar nicht von der einer Kuh zu unterscheiden.«[17]

Kapitel 8

»Anstelle der Geschlechter vereinigen sich die Münder«

Der Kuß als symbolischer Beischlaf

Auf den Lippen noch der Saft jener Früchte
der gierigen Flucht vor dem Nebeneinander
dargeboten im Auge der Sucht die
uns beide befiel als hungriges Tier

Andreas Jürgens, 2000

1953 läuft ein Film in den Kinos, der für damalige Verhältnisse eine hochbrisante Kußszene enthält. Man denkt darüber nach, den Film zu verbieten. Was wird gezeigt? Ein verliebtes Paar, sie in einem sittsamen Badeanzug und er in einer sittsamen Badehose, liegt am Strand und küßt sich für einige Sekunden leidenschaftlich. Dabei halten sich die beiden mit den Armen umschlungen, während ihre Körper von einer auslaufenden Welle der Brandung überspült werden. Sie, die ihn geküßt hat und über ihn gebeugt war, erhebt sich, läuft zum gemeinsamen Handtuch ihres nur wenige Meter entfernten Strandplatzes und wirft sich rücklings auf dasselbe. Er ist ihr gefolgt, kniet sich neben sie, die beiden umarmen sich erneut, und es folgt ein zweiter, ebenso leidenschaftlicher Kuß. Zu sehen sind in der Hauptsache Teile der Oberkörper, die Gesichter und ein tiefer, sehr intensiver Kuß. Der Zuschauer ist sich sicher: Das ist ein Zungenkuß, und mag es kaum glauben, daß Burt Lancaster und Deborah Kerr den Kuß nur vorgetäuscht haben sollen.

Aber nicht die »Echtheit« des Kusses erregt die Gemüter, sondern die Darstellung des Kusses. Denn auf raffinierte Weise symbolisiert die Kußszene eindeutig den Beischlaf: Diese beiden »machen es miteinander«. Anstelle der Geschlechter vereinigen sich die Münder. Hier wird nicht mehr »der heilige Coitus verkündigt«[1], hier *muß* er sich in der Phantasie der Menschen vollziehen. Das war das Skandalöse an diesem Kuß.

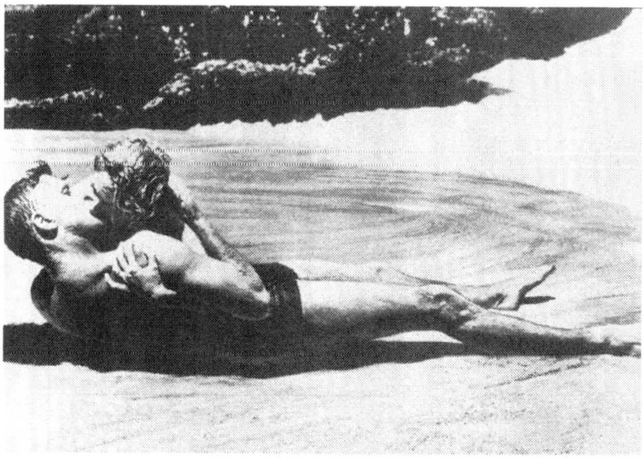

Abb. 45 Kußszene aus dem Film »Verdammt in alle Ewigkeit«, 1953.

Machen wir nun einen großen Schritt in das Jahr 1999, denn auch in unserer Zeit steht der Kuß für den Koitus. Beispielsweise findet sich in der Frauenzeitschrift *Brigitte* ein Schwarzweißphoto, auf dem ein Mann und eine Frau zum Zungenkuß »ansetzen«. Man sieht die geöffneten Münder und die mit einander in Berührung kommenden Zungen. Damit der Betrachter auf keinen Fall eine andere Assoziation als den Beischlaf erwägt, ist daneben – zur Sicherheit – eine in Rottönen gehaltene Abbildung plaziert, die einen aufgebrochenen Granatapfel zeigt. Man muß kein spitzfindiger Interpret von versteckten sexuellen Symbolen sein, um darin eine Vulva zu erkennen. Unterschrieben wird das Ganze schließlich mit den Worten: »Ich will ihn neben mir, mit mir, auf mir, in mir ...«[2]

Mehr muß nicht gesagt werden. Der Kuß ist eine Symbolhandlung, ein »reizvolles Spiegelbild der Liebesvereinigung«, wie Lothar 1932 in seinen Ausführungen über den Kuß und seine Bedeutung schreibt. Das sei sein Sinn und Zweck. Ja, seiner Meinung nach wurde er »zum Sinnbild und zum Gegenstück des Koitus«.[3] Womit Lothar das bestätigt, was Weber genau einhundert Jahre zuvor formulierte. Nur daß der Schriftsteller zugleich den Umkehrschluß zuläßt. Für Weber ist nämlich »der Kuß der Liebe ... eine symbolische Geschlechtsvereinigung, ein implicirter Beischlaf, und der Beischlaf ein explicirter Kuß«. Und er setzt spöttisch hinzu: »Küsse sind physikalisch-elektrische Versuche, folglich die Küssenden wahre Naturforscher ...«[4] Mit den elektrischen Versuchen ist wohl der »unter Strom« gesetzte Leib gemeint, der sich entladen will, womit wir dann bei der Orgontheorie von Wilhelm Reich wären.

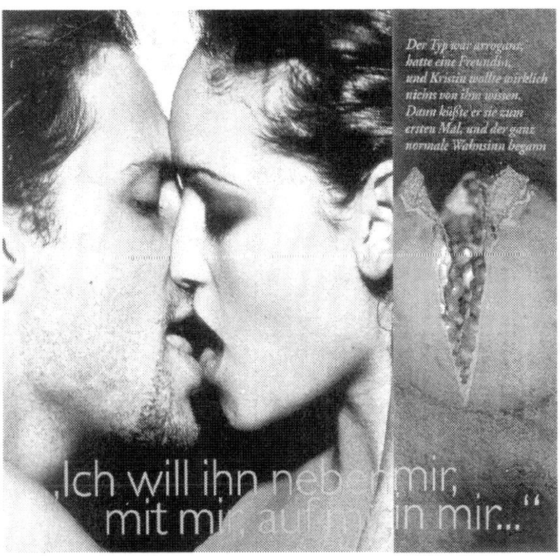
Der Typ war arrogant, hatte eine Freundin, und Kristin wollte wirklich nichts von ihm wissen. Dann küßte er sie zum ersten Mal, und der ganz normale Wahnsinn begann
„Ich will ihn
in mir..."

Abb. 46 Aufmacherphoto eines Artikels, 1999.

Aber lassen wir diese Überlegungen beiseite und wenden uns noch einmal Lothar zu. Dieser geht davon aus, daß ein Verständnis der Symbolik, die sich im erotischen Lippenkuß ausdrückt, lediglich ein Vorrecht entwickelter Kultur sei.[5] Wenn wir an dieser Stelle die üblichen Abgrenzungsmotive gegenüber »Primitiven und Wilden« beiseite und ebenso die Frage dahingestellt sein lassen, ob nicht andere Völker ebenso Sitten und Gebräuche entwickelt haben, die den unseren im Hinblick auf das Küssen entsprechen, so müssen wir wohl annehmen, daß jede Kußart eine Entwicklung durchlief, die an die jeweilige Kultur gebunden war. Am Anfang dieser Entwicklung stand der sexuelle Kuß, der dann alle übrigen Kußvariationen hervorbrachte. Und jede dieser Kußarten ist immer zugleich ein Symbol *für* etwas. Ob es sich um den Fußkuß handelt, der Anerkennung oder Unterwerfung symbolisiert, oder um den Wangenbegrüßungskuß, der Symbol für Akzeptanz oder Zuneigung ist. Bei intimen Mundküssen ist allerdings die geschlechtliche Symbolik nicht zu verkennen, und kommt die Zunge mit ins Spiel, ist die Analogie der Penetration perfekt. »Dann spielen Mund und Zunge die Rolle vom Vulva und Penis, und dies symbolische Spiel bedeutet Sinn, Zauber und Magie des Kusses.«[6]

Deshalb *und nur deshalb* hat der Kuß einen derart hohen Stellenwert in unserer Kultur. Und nur deshalb konnte er zum Inbegriff der Liebe sowie zum Inbegriff der Erotik werden. Ja, deswegen ist der Kuß bei der Verlobung und der Trauung von großer Bedeutsamkeit, weil er einen symbolischen Sexualakt darstellt. Denn erst durch den Geschlechtsverkehr ist die Ehe vollzogen und die Nachkommenschaft gesichert. So ist der Kuß bei Verlobung und Hochzeit in Wirklichkeit ein sittsamer zur Schau getragener Geschlechtsverkehr.

Diese symbolische Bedeutung wird auch an einem kalabrischen Sprichwort deutlich, in dem es heißt: »Donna basata, donna spusata«, also: geküßtes Weib, verheiratetes Weib.[7] Ähnliches zeigt sich in einem alten Brauch der Oberpfalz, der

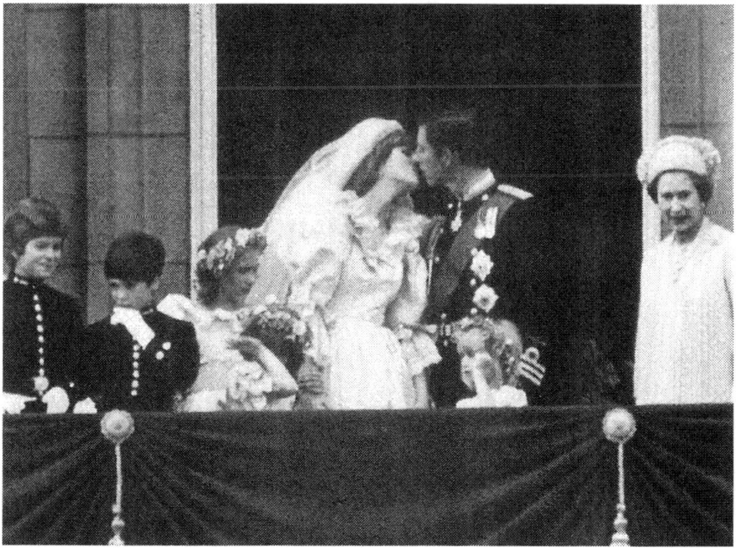

Abb. 47 Hochzeitskuß in aller Öffentlichkeit.
Prinz Charles und Lady Di, 1981.

1857 niedergeschrieben wurde. Danach mußte der Bräutigam die Braut »vor der Anwesenden Augen, die alle schon neugierig warten«, auf das soeben aufgestellte Bett legen, sich selbst hineinbegeben, um sie schließlich zu küssen.[8]

Mehr als diesen Kuß gab es allerdings nicht zu sehen, vielmehr mußte hiernach das Brautpaar, wie auch schon zuvor, diverse andere Hochzeitshandlungen vollziehen, bevor es zur eigentlichen Trauung ging. Bernhard Karle schreibt zu diesem ritualisierten Kuß im *Handwörterbuch des deutschen Aberglaubens*: »Wenn auch dieser Akt als symbolische Ablösung des früher öffentlichen Beilagers zu deuten ist, so kann der zeremonielle Hochzeitskuß, nur als sublimierte Form des ehelichen Einswerdens gelten.«[9]

Vor diesem Hintergrund wird auch verständlich, weshalb etwa im italienischen Volk der erste Kuß bei einem Mädchen einen enormen »Wert« besaß und in manchen Gegenden wohl noch immer besitzt. Im übertragenen Sinne hatte es sich nämlich schon hingegeben und war damit entehrt, es sei denn, der Kuß war zugleich ein Verlobungskuß.

Entsprechend konnte ein in der Öffentlichkeit geküßtes Mädchen von keinem anderen als von dem Küsser geheiratet werden. Zumindest galt dies Anfang des 20. Jahrhunderts für Sizilien, Kalabrien und Kampanien, wo sich abgewiesene Freier diese »öffentliche Entehrung« zunutze machten.[10] Sie küßten kurzerhand das gefreite Mädchen gewaltsam an einem öffentlichen Platz, und schon hatten sie ihr Ziel erreicht.

Überhaupt wird der in der Öffentlichkeit geküßte Kuß unterschiedlich gewertet und ist stets abhängig von den sittlichen Werten der jeweiligen Kultur. Was für uns Deutsche, für Franzosen oder Amerikaner gelten mag – nämlich auch in der Öffentlichkeit Liebesküsse auszutauschen –, gilt noch heute in vielen Ländern als unschicklich und unmoralisch, etwa in Ägypten.[11] Dabei wird kein Unterschied gemacht, ob man verheiratet oder unverheiratet ist. Selbst im europäischen Raum, etwa in Teilen von Italien oder in der Türkei,

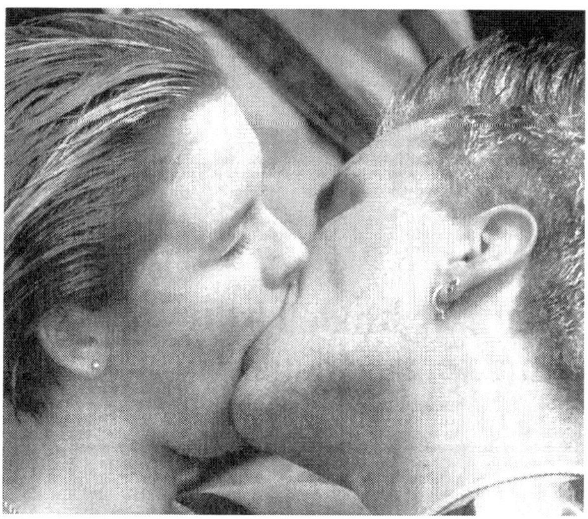

Abb. 48 Küssende auf der Love Parade 1998.

wo ein streng katholischer oder muslimischer Glaube vorherrscht, ist ein in der Öffentlichkeit ausgetauschter Mundkuß undenkbar. Dabei ist es ganz egal, ob er von Jung oder Alt ausführt wird.

In diesen Gegenden ist selbst ein Händehalten untersagt, außer man hat Heiratsabsichten oder ist schon verheiratet. In der Regel wird allerdings jedweder Körperkontakt, der auf Intimes deutet, vermieden. In Sizilien, so hat man mir mitgeteilt, könne aus diesen Gründen noch heute ein junger Mann niemals eine Freundin im eigenen Dorf haben, sondern suche sich eine aus einem anderen. Selbst mit ihr treffe er sich heimlich. Ein öffentliches Treffen brächte das Mädchen moralisch in Verruf, schade der Familie und unterstelle dem jungen Mann Heiratsabsichten.

Eine serbische Bekannte berichtete mir ähnliches von Dörfern ihrer Heimat. Und als ich 1983 in zwei kleinen spanischen Städten, Denia und Santiago de Compostela, lebte, erfuhr ich ebenfalls, daß das, was sich Touristen zugestanden, von »anständigen« Einheimischen niemals praktiziert worden wäre: Küsse und Berührungen in der Öffentlichkeit. Dies galt besonders für Unverheiratete. Eine Frau, die einen Kuß vor anderen duldete, wurde als verdorben angesehen oder als *puta* (Hure) bezeichnet.

Wie gesagt, sieht man diese moralischen Vorschriften vor dem Hintergrund der symbolischen Bedeutung des Lippenkusses, dann werden derartig strenge Sittenvorstellungen für einen modern denkenden Menschen wenn auch nicht akzeptabler, so doch zumindest nachvollziehbarer.

Otto IV. (1198–1218) jedenfalls hatte Verständnis, als ihm eine Jungfrau namens Gualtrada einen Kuß mit den Worten verweigerte: »Es soll mich niemand küssen, als mein künftiger Ehemann.« Der Vater der Jungfrau hatte dem Kaiser seine Tochter zum Kusse angeboten, weil dieser sie wegen ihrer Schönheit in aller Öffentlichkeit gelobt hatte. Sie aber setzte sich wegen ihrer Ehre und der Bedeutung des Kusses zur Wehr. Und dies mit Erfolg, denn der Kaiser war von der Haltung der junge Dame ungemein beeindruckt. Er belohnte sie reichlich, versprach sie einem deutschen Edelmann und machte ihr zur Hochzeit eine Grafschaft zum Geschenk.[12]

Manch einer mag nun glauben, daß der Kaiser Gualtrada mit den großzügigen Geschenken doch noch zu gewinnen suchte. Vielleicht ist es ihm ja wirklich geglückt, nur steht nichts darüber in den Chroniken. Wohl aber wissen diese zu berichten, daß Otto IV., Sohn Heinrichs des Löwen, um die Bedeutung des Verlobungskusses sehr genau Bescheid wußte. So hatte er Beatrix durch einen Kuß als seine Braut anerkannt.

Jahrhunderte später findet sich das gleiche Ritual in einem Benimmbuch von 1895 mit dem Titel *Der gute Ton oder das richtige Benehmen*: »Geben sie [die Eltern] ... ihr Jawort, so wird die Tochter herbeigeholt, und der glückliche Bräutigam begrüßt dieselbe durch einen Kuß als seine Verlobte.«[13] Offenbar war der Kuß selbst bei hochoffiziellen Verlobungen Tatbestandsmerkmal und gehörte »von jeher zu den ganz gebräuchlichen ›Formalitäten‹« der Verlobung.[14] Schon im Langobardischen Recht galt der Kuß als Verlobung.[15] Und auch die Römer kannten ihn als Besiegelung des Eheversprechens. Ja, bei ihnen setzte der Verlobungskuß zugleich das verwandtschaftliche Kußrecht (ius osculi) in Kraft.[16] Desgleichen finden sich in kirchlichen Geschichtsbüchern unzählige Verweise auf den Verlobungs- und Hochzeitskuß. Gebräuchlich war, daß der Bräutigam der Braut den Ehering, den annulus pronubus, reichte. Darauf folgte der osculum pacis, wie man früher diesen Kußakt kirchlich nannte.[17]

Wie Hanns Bächtold (1914) in seiner vergleichenden volkskundlichen Studie ermittelt, zählen der Kuß und der Trunk zu den ältesten Bekräftigungssymbolen der Verlobung. Daß der

Kuß erst nach der Verkündigung einer Verlobung oder nach dem Abschluß einer Heiratszeremonie ausgetauscht wird, zeigt seiner Meinung nach die große Bedeutung, die ihm in bestimmten Gegenden zugesprochen wurde.[18]

Ich will nicht, dass der Mond Dein Antlitz sieht,
Wenn er zur Nacht an Dir vorüberzieht,
Und dass des Tages Sonne Dich erwärmt,
Indes sich Kerem weinend um Dich härmt.

Ich will nicht, dass der Regen Dich ergetzt,
Wenn alle ander'n Blumen er benetzt:
Ich will nicht, dass Dich Deine Mutter liebt,
Und dass sie ihrem Kinde Küsse gibt!

Ich will Dein Mond und Deine Sonne sein;
Und dürstet Dich, bin ich der Mundschenk Dein.
Ich will Dich lieben jetzt und immerdar,
Und will allein Dir küssen Mund und Haar.
Türkisches Gedicht[19]

Deshalb wundert es nicht, daß der Verlobungskuß zugleich ein Rechtsverhältnis einläutete, aus dem sich Ansprüche bis über den Tod hinaus ergaben. So galt etwa nach einem Gesetz, das Kaiser Konstantius im Juli 336 erlassen hatte, daß eine Braut nur dann »die Hälfte von dem ihr zugedachten Brautschatze« bekam, wenn ihr Bräutigam »sie vor seinem Ende noch geküsst hat«. Noch 1881 wird dieses »gemeine Recht«, das die hinterbliebene Braut ebenso wie deren Erben berücksichtigt, von dem Kirchenrechtslehrer Paul Hinschius anerkannt.[20] Und was kann dieser Kuß anderes bedeutet haben als eine Vereinigung, die der geschlechtlichen gleichgestellt war? Sichtbar wird diese Symbolik auch an der Tatsache, daß zu jener Zeit ein Bräutigam die Verlobung lösen konnte, sofern seine Braut einen anderen geküßt hatte. Auch verlor eine Ehefrau ihre

Mitgift, wenn sie sich von einem anderen außer ihrem Ehemann küssen ließ.[21] Mit solchen Sanktionen hatten Bräutigame oder Ehemänner freilich nicht zu rechnen, waren doch die Rechtsvorschriften von gelehrten Männern gemacht, die Verlobungsfragen nachgingen, »wofür einem Biedermann bange wird«[22].

Die Rechte, die sich aus dem Verlobungskuß ergaben, haben heute bei uns keine Gültigkeit mehr, wenngleich noch in jüngster Vergangenheit die Verlobung von rechtlicher Bedeutung war. Und eine Verlobung wird noch heute mit einem Kuß besiegelt, wie wir aus eigener Anschauung wissen.

In manchen Gegenden hat der Verlobungskuß selbst die alte Bedeutung nicht verloren, wie etwa einer Meldung der *Süddeutschen Zeitung* vom 8. November 1978 zu entnehmen ist. Mit der Überschrift »Lösegeld für einen Kuß« wird folgendes berichtet:

»Die Umarmung einer jungen Kundin hatte für einen Apotheker in der brasilianischen Stadt Sao Geraldo im Bundesstaat Minas Gerais ungeahnte Folgen. Der Vater der jungen Maria, die verlobt war und nach dem Apothekerkuß um ihre Zukunft fürchtete, hat den 59jährigen Täter überfallen, entführt und im Austausch für seine Freilassung einen Scheck in Höhe von 10.000 Mark gefordert. Der Apotheker fand den Kuß ein wenig teuer, alarmierte erst seine Bank, um den Scheck sperren zu lassen, und anschließend die Polizei. Der Entführer wurde festgenommen.«[23]

Ein amerikanischer Journalist, Jahrgang 1935, berichtete Anfang der neunziger Jahre über einen ähnlich folgenreichen Kuß. Es war sein erster, den er überhaupt geküßt hatte. Doch bevor er zu küssen wagte, holte er bei seiner Angebeteten das Einverständnis zum Kusse ein. Nach diesem Kuß war beiden klar, daß sie sich verlobt hatten.[24]

Wie naiv diese beiden jungen Menschen auch immer gewesen sein mögen, sie haben das verinnerlicht, was Jahrhunderte Gültigkeit besaß; nämlich daß der erste Kuß ein Versprechen darstellt. Das Versprechen, sich zu ehelichen und sich hinzugeben. Und eben diese Hingabe ist es, die eine derart gravierende Rolle des Kusses rechtfertigt, was sich nicht zuletzt in Redewendungen wie »vom Küssen aufs Kissen« oder »Küssen ohne Scheu, zeugt nicht von Keuschheit und von Treu«[25] im Volksmund niedergeschlagen hat.

Unter wissenschaftlichen Kriterien sieht die Sache zu Beginn des 20. Jahrhunderts nicht viel anders aus. Danach sollen sich, wie Lomer 1907 schreibt, »im Vollführen des Kussaktes die ganzen Zellstaaten demselben Verlangen hingeben, welches späterhin, ist der Prozess weiter vorgeschritten, Spermatozoen und Eizelle zur Verschmelzung treibt«.[26] Es sei gewissermaßen ein Prolog vor dem eigentlichen Drama, ein beiderseitiges Versprechen, mehr zu geben, wenn die Zeit gekommen sei. Und der Mediziner führt weiter aus, daß es hiernach ganz begreiflich sei, wenn in manchen streng denkenden Kreisen der Kuß geradezu als Zeichen der Verpflichtung zum Eheschluß aufgefaßt werde. Ja, unter Liebenden gelte er wohl allgemein als Symbol innigen Einverständnisses, häufig gar als Verlöbnis.[27]

Nun wird aus diesen Zusammenhängen deutlich, daß der Kuß nicht nur Gleichnis für den Geschlechtsverkehr ist, sondern daß er ihn verspricht. Eine Kuß-Koitus-Assoziation ist folglich nicht unbegründet und wird außerdem deutlich, wenn es um die Zeugung geht. Bilz stellt hierzu in den 40er Jahren fest, daß sich wohl jeder an eine Frau oder an ein Mädchen erinnern könne, das bei ihrem ersten leidenschaftlichen Kuß von der heftigsten Sorge heimgesucht wurde, sie hätte ein Kind empfangen.[28]

Diese Sorge findet sich häufig beschrieben, etwa bei Nin mit den Worten: »Wenige Monate zuvor war ich im Wald stürmisch von einem kräftigen Russen geküßt worden, der mich von einem Tanzabend heimbrachte, und hatte zu Hause angstvoll verkündet, ich sei schwanger.«[29]

Und Gloria Swanson erzählt in ihren Memoiren von einem Mann im blauen Blazer, Livingston, der sie nach einem

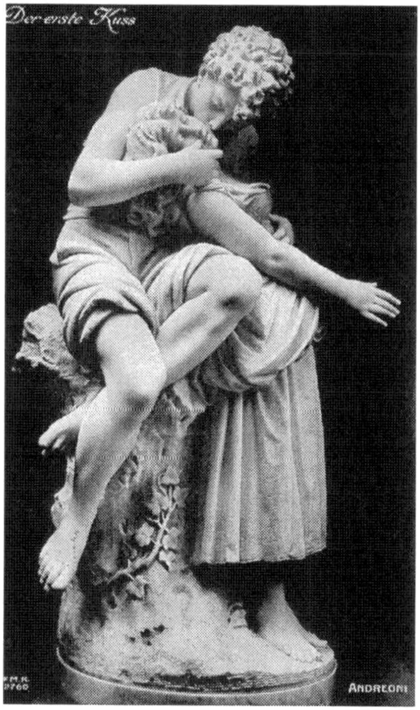

Abb. 49 »Der erste Kuß«. Skulptur von Andreoni.

Tanz auf den Mund geküßt hatte. »Ich zitterte so sehr«, schreibt sie, »daß ich Angst hatte, in Ohnmacht zu fallen, bevor er aufhörte ...« Sobald sie an jenem Abend mit ihrer Freundin allein war, teilte sie ihr mit, daß sie vielleicht ein Baby bekäme. Auf den Einwand ihrer Freundin, daß sie schon eine Menge Jungen auf Bällen geküßt habe, ohne davon schwanger geworden zu sein, erwiderte sie prompt: »Ich weiß nur eines ..., mit mir ist heute etwas passiert. Ich weiß sehr wohl, daß man nicht jedesmal ein Baby bekommt, wenn man jemanden küßt; ich glaube eher, daß dieses nur der Fall ist, wenn man einen bestimmten Mann auf eine bestimmte Art zu einem bestimmten Zeitpunkt im Monat küßt. Auf jeden Fall bin ich sicher, daß heute abend etwas passiert ist. Wie auch immer, wenn es notwendig ist, daß ich Livingston heirate, werde ich es tun.«[30]

Um 1896 soll es ein junges Landmädchen von 16 oder 17 Jahren gegeben haben, das während der Ernte zweimal von einem Burschen geküßt worden war. Daraufhin glaubte sie, daß sie schwanger sei, besorgte sich eine »Babyausstattung und nähte Windeln aus alten Leintüchern«. Die Zeit verging, ohne daß etwas geschah. »Man hatte sie glauben lassen, daß sie durch die Berührung eines Jungen – und er hatte sie beim Küssen berührt – schwanger werden könnte.«[31]

Die Sorge, von einen Kuß schwanger zu werden, ist keineswegs überholt. Noch zu meiner Jugendzeit in den 60er Jahren glaubten Mädchen, daß man vom Küssen Kinder bekäme. Daß meine Schwester und ich uns nicht von unserem gutaussehenden Nachbarsjungen küssen ließen, hatte mit dieser Vorstellung zu tun. Der Mediziner Bilz erklärt nun, daß »diese törichte Sorge« ihre Ursache in der »tiefenpsychologischen Antizipation der kommenden Generation« habe. In gewisser Weise handele es sich bei dieser Kußangst um einen Brutpflegeinstinkt, genau genommen um eine »verbotene ›Säuglingspflege‹«.[32]

Dieser Meinung kann ich mich keineswegs anschließen. Nicht die vorweggenommene Brutpflege, die ihre Wurzeln in der tiefenpsychologischen Antizipation haben soll, ist hier für die Furcht vor einer Schwangerschaft verantwortlich, sondern das Wissen der Erwachsenen, daß der Kuß eine Vorstufe und eine Antizipation des Geschlechtsverkehrs ist. Nicht die Kinder entwickeln eine »infantile Sexualtheorie«[33], vielmehr setzten Erwachsene dieses Ammenmärchen absichtlich in die Welt, um die heranreifenden Töchter vor »schlimmeren Handlungen« zu bewahren. Wie wirksam dieser Schwindel ist, können wir sehr schön an dem obigen Beispiel sehen.

Nun wird der Kuß, und insbesondere der Zungenkuß, nicht nur von der Betrachtung her als Symbol für den Geschlechtsverkehr genommen, sondern er wird als Penetrationsakt verstanden. Allerdings zeigt sich hier ein gravierender Unterschied zum Geschlechtsverkehr. »Beim Zungenkuß«, so äußerte sich eine Studentin, »sind die Beteiligten gleichberechtigt, während beim Koitus nur der eine eindringt.« Aber augenscheinlich ist es weniger wichtig, ob die Beteiligten bei der einen oder anderen sexuellen Handlung »gleichberechtigt« sind. Von Bedeutung ist vielmehr, ob das Geschehen Vergnügen bereitet. Außerdem gehe ich davon aus, daß es einen großen Unterschied macht, welches Organ wo eindringt und mit welchem Organ man seine Geschlechterrolle identifiziert. Manch einer nimmt jedoch das eine für das andere.

In dem Theaterstück *Bekannte Gesichter, gemischte Gefühle* von Botho Strauß beispielsweise wird die Zunge gar für ein »richtiges« Vereinigungsorgan genommen. Schauen wir uns einmal die entsprechende Szene an. Doris, eine der Hauptfiguren, küßt Karl, weil sie »dringend einen Kuß braucht«. Stefan, der der Kußszene beiwohnt, äußert daraufhin:

»Küssen sehe ich nicht gern. Es entspricht nicht der Natur. Zuerst stören die Nasen, die Nasen müssen sich erst einmal aus dem Weg gehen. Und dann die Lippen – welche Lippen passen schon zusammen? In Wahrheit paßt überhaupt nichts zusammen. Es stoßen lauter gleichförmige Organe aufeinander: der Mund auf den Mund, die Zunge auf die Zunge, die Zähne auf die Zähne. In der Natur aber vereinigen sich immer nur die gegensätzlich geformten Organe. Und deshalb halte ich Küssen für homosexuell, jawohl.«[34]

Kapitel 9

»Was die Tiere ganz ungeniert treiben«

Der Genitalkuß

Man treibt aber mit allen Sachen Mißbrauch«, heißt es 1802 in einer Abhandlung über das Küssen, und so drückt man »oft einen Kuß, der nur für die Lippen bestimmt ist, auf andere Theile, welche nicht dazu bestimmt zu sein scheinen.«[1] Zum Beispiel auf das weibliche Geschlechtsteil, dann spricht man von Cunnilingus, oder auf das männliche Geschlechtsteil, was man Fellatio nennt.

In unserer Sprache haben wir keine anderen Worte für diese Küsse. Lediglich der geschlechtliche Doppelkuß wird humorvoll mit *soixante-neuf*, 69, bezeichnet. Das Zahlenpaar, auf

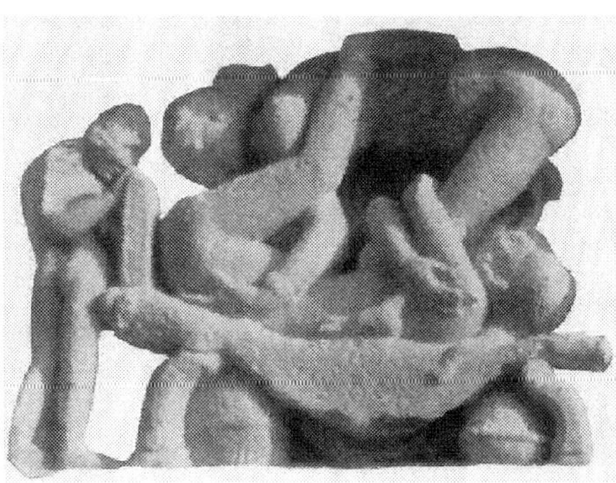

Abb. 50 Position »69«. 10. Jh., Laksmana-Tempel, Khajuraho.

die Seite gedreht, symbolisiert die Haltung der am Oralverkehr beteiligten Personen. Auch in Italien spricht man diesbezüglich von *sessantanóve*, während im *Kamasutra* von *Krähenliebe* die Rede ist. Aber nicht nur die Inder haben sich einen merkwürdigen Namen für diesen Akt einfallen lassen. Auch die Italiener nannten eine 69er Variante Ameisenknoten.[2]

In der neueren wissenschaftlichen Literatur spricht man in den genannten Fällen auch von oral-genitalem Kontakt, Mund- oder Oralverkehr, Mundkoitus und Genitalkuß, während »Phönizisieren« das veraltete Wort für die oral-genitale Stimulation eines Menschen bis zum Orgasmus ist. Ebenso trifft man hin und wieder auf die Bezeichnung Lambitationsakt, vom lateinischen *lambere*, was lecken und belecken bedeutet.[3] Allerdings kann man diesen Worten nicht mehr entnehmen, ob das weibliche oder männliche Geschlechtsteil geküßt wird. Und auch der von van de Velde geprägte Ausdruck Reizkuß läßt keine Zuordnung mehr zu, wenngleich diese Vokabel den Nagel auf den Kopf trifft, soweit es um die Besonderheit dieses Kusses geht.

Wollen wir genaueres über diese Kußart erfahren, ist es angebrachter, unter den lateinischen Begriffen Cunnilingus und Fellatio nachzuschlagen, insbesondere in älteren Arbeiten; etwa im *Handwörterbuch der Sexualwissenschaft* von 1926, das als »zweite, stark vermehrte Auflage« angepriesen wird. Doch leider sucht man in diesem Buch vergeblich den Begriff Fellatio. Schauen wir hingegen in die erste Ausgabe von 1923, so findet sich dort wenigsten der lapidare Verweis: siehe Kuß.

Anders ist es um den Cunnilingus bestellt. Hier existiert in beiden Ausgaben ein Eintrag, und folgendes können wir nachlesen: »Cunnilinctio, Cunnilingus: Perverse Sexualbetätigung, die aber auch ohne die Grundlage einer Perversion als Ausdruckserscheinung des sexuellen Reizhungers oder der sexuellen Hyperästhesie [erhöhte Berührungsempfindlichkeit] und verwandter Zustände vorkommt: häufig bei Masochismus und bei weiblicher Homosexualität. Siehe auch den Artikel: Kuß.«[4]

Während also die Fellatio in diesem Nachschlagewerk entweder gar nicht erwähnt wird (1926) oder gänzlich ohne Bewertung davonkommt (1923), wird Cunnilingus in erster Linie als zwanghafte Abweichung vom sexuellen Normalverhalten verstanden. Ich erinnere in diesem Zusammenhang daran, daß Homosexualität zu dieser Zeit als deviantes Sexualverhalten angesehen wurde, auch von Freud.

Aber wenden wir uns noch einmal den Nachschlagewerken zu, denn es wurde ja auf den Kuß verwiesen. Und unter diesem Stichwort schreibt nun Oskar F. Scheuer unter anderem folgendes:

»Aber auch beim Menschen spielen der Genitalgeruch und der Spermageruch in der vita sexualis eine Rolle. Damit, vielleicht auch mit dem ›Schmeckenwollen‹ der geliebten Person, hängt die Berührung des Mundes mit der Vulva ... oder des Mundes mit dem Gliede ... zusammen. Cunnilingus und Fellatio haben ihr Vorbild bei den Tieren, und man findet sie auch bei verschiedenen Naturvölkern. Als Formen der Kontrektation [Betastung] und als Hilfsmittel der Tumeszenz sind sie daher etwas Physiologisches, wenn sie auch ästhetisch nicht zu werten sind.«[5]

Wir werden also etwas versöhnt mit dem, was wir »wohl seit Urzeiten praktizieren«[6] und was die Tiere ganz ungeniert treiben. Diverse Säugetiere setzen Schnauze, Zunge und Nase beim sexuellen Vorspiel ein. Manchmal wird das Geschlechtsteil nur inspiziert, ein anderes Mal stimuliert. Ob nun bei Hunden oder bei einigen Affenarten, unseren nahen Verwandten, der oral-genitale Kontakt ist Bestandteil des Geschlechtslebens und geht zumeist vom Männchen aus.[7] Nicht viel anders sieht es beim Menschen aus. Und was für den Mundkuß Geltung hat, setzt sich ebenso unterhalb der Gürtellinie fort. Der Genitalkuß – das ist die Lust an der Berührung, am Riechen und wohl auch am Schmecken[8].

Im biologischen Sinne, schreiben Kinsey und seine Mitarbeiter, sei das Geschlechtsspiel eine normale oder natürliche

Art des Verhaltens und nicht eine »intellektuell erklügelte Perversion«, als die es manchmal betrachtet werde. »Im biologischen Sinne pervers sei eigentlich die Hemmung und Unterdrückung solcher Aktivitäten auf Grund der Annahme, daß sie ›gegen die Natur‹ seien.«[9]

So argumentieren Biologen. Es ist aber weniger entscheidend, ob wir eine Sache als biologisch normal ansehen oder als natürlich betrachten, sondern vielmehr, ob wir sie sittlich-moralisch billigen. In dem einen Fall mag nämlich eine »tierische« Verhaltensweise für den Kuß sprechen und in einem anderen, gerade weil sie »tierischen Ursprungs« ist, dagegen.

Wie sehr gerade der Reizkuß von moralischen Bewertungen abhängt, sehen wir an seiner Akzeptanz in den letzten Jahrzehnten. Waren die Amerikaner noch Anfang der 50er Jahre geschockt, als sie aus dem Kinsey-Report erfuhren, daß ihre eigenen Landsleute sich am Genital zu küssen pflegen,[10] so verzichtet heutzutage kaum ein Hollywoodfilm auf dieses »sexuelle Beiwerk«. Nicht nur die Amerikaner haben sich an diese Vorführungen der Lust gewöhnt. Der Cunnilingus und die Fellatio haben Einzug in unsere Wohnzimmer gehalten, und es

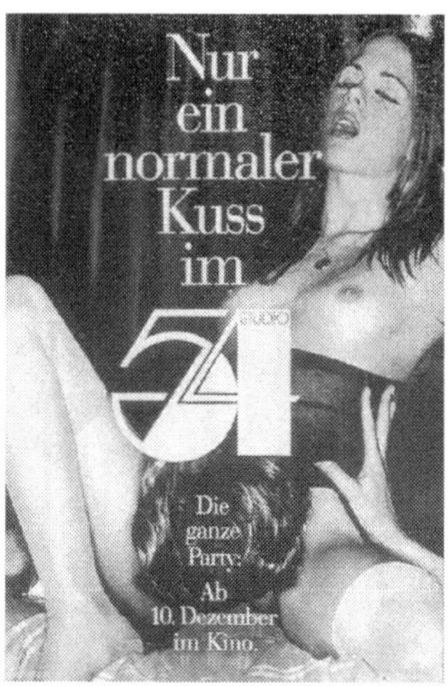

Abb. 51 Werbeplakat für den Kinofilm »Studio 54«.

muß sich inzwischen derjenige, der diese Kußart nicht mag, fragen, ob er noch normal sei.

Ungeniert lassen sich Frauen mit gespreizten Beinen, Männer zwischen denselben, ablichten, ob nun für Kunstbände oder Plakate. Um etwa den Kinofilm *Studio 54*[11] in Deutschland an den Mann zu bringen, ließen sich die Werbeleute ein Plakat besonderer Güte einfallen. Eine nahezu entblößte Frau wird von einem Mann zwischen ihren Schenkeln oral stimuliert.

Auch wird »locker, flockig« über den Genitalkuß gesprochen und geschrieben. Das Herrenmagazin *Playboy* wollte beispielsweise im Jahre 1987 von Frauen erfahren, wie der ideale Mann beschaffen sein sollte, und befragte 2000 Frauen[12] unter anderem auch zum Oralverkehr. Das Resümee des Magazins: »Die Mutter unserer heutigen Eva mag Cunnilingus noch für eine irische Fluglinie gehalten haben – die Mädels von heutzutage sind mit satten zwei Drittel echt dafür, einen saftigen Kuß zwischen die Schenkel zu bekommen.«[13]

Was die Auswertung der Untersuchungsergebnisse anbelangt, so kommt der *Playboy* unter anderem zu folgenden Ergebnissen: »Zwei Drittel aller Frauen sehen ihren Wunschpart-

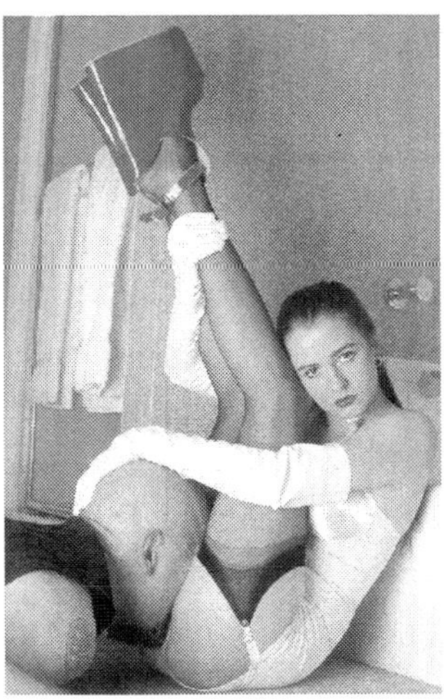

Abb. 52 Eric Kroll: »Sexuelle Bildsprache«.

ner als Erfahrenen. Und bei dem stehen sie dann auch resolut zu Fellatio und Cunnilingus.« Jede dritte der befragten Frauen »bringt ihren Partner gern mit Oralsex zum Orgasmus«, und »nur 25 Prozent antworteten ablehnend auf die Frage, ob sie gern ›die Geschlechtsteile des Partners mit dem Mund liebkosen‹«.[14]

Die Befragung läßt es offenbar auch zu, den »Cunnilingus-Traummann« zu skizzieren, der auf jeden Fall »verspielt« küßt, »ob sich seine Zunge nun auf die Klitoris beschränkt oder den gesamten Scheidenbereich verwöhnt«. Schließlich bringt sich der Verfasser des Artikels selbst mit ins Spiel und kommentiert:

»Möglicherweise spielt da [beim Cunnilingus] Pragmatismus eine gewisse Rolle. Ich erinnere mich an die Geliebte, die mit einem recht prominenten, aber vor allem recht eifersüchtigen Menschen verheiratet war. In all diesen Hamburger Wintermonaten blies sie mir mitten im Harvestehuder Stoßverkehr meine Oboe derart kunstfertig, daß es selbst den Alten Fritzen hingerissen hätte – jedoch fand sie nie zum Eigentlichen. Und das, obwohl die Scheiben ihrer Citroën-Limousine von innen längst beschlagen waren. ›Warum denn nicht?‹ wollte ich wissen. ›Solange ich's nur mit dem Mund mach', betrüge ich meinen Mann nicht‹, meinte sie lakonisch …«[15]

Nun weiß man ja, daß soeben aus einem Herrenmagazin zitiert wurde – eines, das von besonderer Qualität sein soll, weshalb sich darin nicht zuletzt selbst prominente Frauen splitterfasernackt präsentieren –, und es sollte deshalb niemand von dem legeren Umgangston überrascht sein. Aber bezüglich des Genitalkusses findet sich mittlerweile vielerorts ein salopper Umgang, etwa auch in der Frauenzeitschrift *Allegra*. Dort heißt es in einem Artikel, der unter der Überschrift ›Stellungs-Anzeige‹ abgedruckt wurde und sich mit der Frage befaßt, ob »guter Sex wirklich mit vielen und exotischen Stellungen zu tun« habe:

»69
Gesucht: Oraltechniker für Team 69 (gemischtes Doppel)
Qualifikation: Sie fühlen sich sowohl in den unteren als auch oberen Ebenen eines Doppelteams wohl und können selbst in Extremsituationen flexibel und geschmeidig reagieren. Kopfüber stürzen Sie sich in neue Aufgabengebiete und nehmen den Mund dabei gern mal voll. Dabei stören Sie sich nicht an intimen Einblicken, sondern haben im Gegenteil stets das Gesamterlebnis vor dem eigenen Lustgewinn im Auge. Hinweis: Französischkenntnisse sowie Schamlosigkeit sind in dieser Position von Nutzen.
Jobprofil: In dieser Spitzenstellung haben Sie alle Aufstiegschancen. Rück(en)lagen sowie Oberhandausführungen sind ebenfalls möglich. Weiterbildungsseminare zur optimalen Positionsfindung werden jedoch empfohlen, denn ihr Einsatz beruht auf dem Gegenleistungsprinzip. Dafür erwartet Sie eine geschmackvolle Umgebung in sportlichem Ambiente mit garantierter Doppel*moral.*
Vergütung: Angemessener Provisionslohn, der jedoch bereits nach einer kurzen Einarbeitungsphase zum Höhepunkt aufgestockt werden kann.«[16]

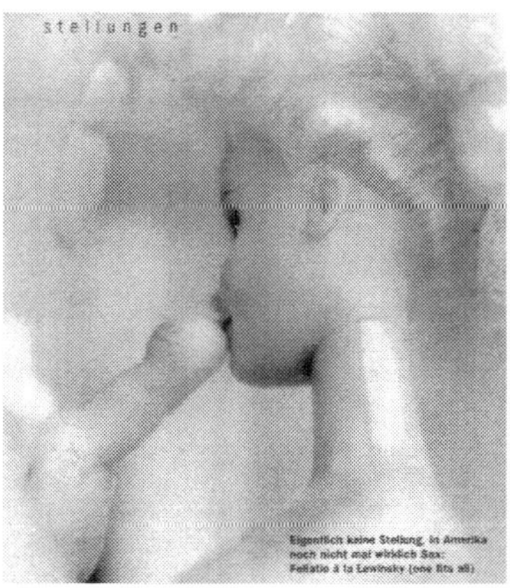

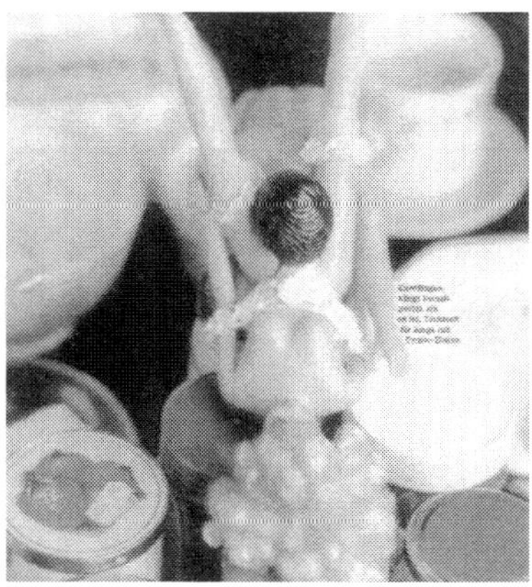

Abb. 53a und Abb. 53b Illustrationen zum Oralverkehr.

Flankiert wird der gesamte Beitrag von diversem Bildmaterial. Dabei agieren zwei Puppen im Stil von *Barbie* und *Ken*[17] und »zeigen, wo es lang geht«.

Der öffentliche Umgang mit einem Thema sagt freilich nichts über die tatsächliche Haltung von Männern und Frauen aus, ebensowenig darüber, was wirklich in den Schlafzimmern geschieht. Auch können »moderne Vorstellungen« alten Werten oftmals nichts anhaben. So gilt noch heute bei den Zyperntürken »das Berühren der Genitalien mit den Händen oder dem Mund ... offiziell als unschicklich und schmutzig (*pis*). Einer Frau, die im Bett Wünsche äußert oder sexuelle Phantasien ausspricht, wird ein verworfener und lasterhafter Charakter nachgesagt. Der zyperntürkische ›Durchschnitts‹-Mann wünscht sich eine sexuell passive Frau. Extravagantes, wozu auch der Oralverkehr zählt, fällt in den Aufgabenbereich von Prostituierten ...«[18] Dieser Unterschied, der zwischen Ehefrau und Prostituierter gemacht wird, ist in Europa nichts Neues.

Es lassen sich aber auch generelle Verbote hinsichtlich des Geschlechtskusses finden. Entsprechend betrachten einem Bericht von 1928 zufolge die Nandi [Kenia] das Berühren der Geschlechtsorgane als »unrein, widerwärtig und ekelerregend«. Aus diesem Grunde fassen die Männer selbst beim Urinieren ihren Penis nicht an, sondern gehen stattdessen wie die Frauen in die Hocke. Bisweilen berührt der Mann zur sexuellen Stimulierung zwar den Flaum des Schamhügels, aber niemals die Vagina. Wie auch die Frau niemals den Penis berührt, außer sie reinigt ihn nach dem Geschlechtsverkehr mit einem Tuch. Die Nandi essen mit den Fingern, weswegen sie sie wohl nicht mit dem Geschlecht in Kontakt bringen wollen. Ganz unbekannt scheint der Geschlechtskuß allerdings nicht gewesen zu sein, denn es wird behauptet, daß die Freudenmädchen der Nandi den Cunnilingus bereits »von Europäern, Arabern, Indern und Suaheli beigebracht bekommen haben«.[19]

Eine ähnliche Vorstellung finden wir bei den Arapesh, bei

denen der Cunnilingus und die Fellatio mit einem Tabu belegt sind. Es handelt sich um ein absolutes und das strengste Tabu, »das eine scharfe Trennungslinie zieht zwischen Mund und Genitalien, zwischen Nahrung und Sexus«.[20] Zur Aufhebung dieser Trennung von Mund und Geschlecht kommt es nur bei einer speziellen magischen Zeremonie. Diese soll feststellen, ob ein Junge schon sexuelle Erfahrungen hatte, was ihm verboten war. Erweist es sich, daß ein Junge dem Verbot zuwider gehandelt hat, muß er ein Stück Betelnuß kauen, die zuvor in Kontakt mit dem weiblichen Geschlecht war. Die Arapesh betrachten Sexualität als etwas Gutes, glauben allerdings, daß sie außerordentlich gefährlich für Unreife ist, deshalb greifen sie – ihrem Verständnis nach – auch zu einer solchen drastischen Strafe.[21]

Zu erwähnen sind auch die !Kung (Nomadenvolk der Kalahari, Südafrika), die den Oralverkehr ebenfalls für tabu erklären. Weder berühren Frauen das männliche noch Männer das weibliche Geschlecht. Männer, heißt es, »könnten sich an den Genitalien der Frau den Mund verbrennen«.[22]

Nicht nur in entfernten Kulturkreisen existiert die Vorstellung, der Genitalkuß könne dem Körper Schaden zufügen. Schon Julius Rosenbaum vertrat in seiner Arbeit zur *Geschichte der Lustseuche im Altertume* von 1839 die Ansicht, daß Fellatio und Cunnilingus diverse Krankheiten auslösten. Der Fellator bekam seiner Meinung nach »Geschwüre im Hals« oder einen »üblen Geruch aus dem Munde«. Letzteres, so der Mediziner, suchten »liederlich Dirnen« mit dem Kauen von gebranntem Kaffee zu beseitigen.[23]

Aber auch diejenigen, die sich der oral-genitalen Lust passiv hingeben, hatten laut Rosenbaum mit diversen Folgen zu rechnen. Bei Mädchen entzündeten sich die äußeren Genitalien. Hingegen bekamen alte Frauen, die sich von Hunden belecken ließen, Geschwüre. Und diejenigen, die das weibliche Geschlechtsteil mit dem Mund berührten, mußten nicht nur mit den gleichen Krankheitsbildern wie bei der Fellatio rechnen, sondern ihnen drohte zudem noch Zungenlähmung, besonders wenn sie mit Menstruationsblut in Kontakt geraten waren.[24]

Der Glaube an derartige Krankheiten war keineswegs eine Einzelmeinung, und das diesbezügliche Vorurteil hat sich bis weit in das 20. Jahrhundert hinein gehalten. Es war für diejenigen, die dieses sexuelle Tun verurteilten, ein vortreffliches Argument. Parallel zu dieser Auffassung existierte die Meinung, der Genitalkuß sei etwas Perverses.

Entsprechend äußert sich etwa Freud, der übrigens so gut wie kein Wort über den Cunnilingus verliert und nur hin und wieder die Fellatio anspricht. Ihm galt die »Verwendung des Mundes als Sexualorgan« als Perversion. Wer diese »gebräuchlichen Praktiken als Perversionen verabscheut, der gibt dabei einem deutlichen *Ekelgefühl* nach«, schreibt der Psychoanalytiker, »welches ihn vor der Annahme eines solchen Sexualzieles schützt.«[25]

Und Tüllmann, der sich für *Das Liebesleben der Kulturvölker* interessiert, schreibt 1961: »So finden wir bei allen europäischen Völkerschaften mehr oder weniger verbreitet verschiedene Praktiken, die den normalen Geschlechtsverkehr einleiten und dann sicher noch zu billigen sind, die aber oft genug auch an die Stelle des eigentlichen Sexualverkehrs treten und somit als pervers zu verwerfen sind. Hier sind die Körperküsse zu nennen, die entweder *cunnilinctus* genannt werden oder *fellatio.*«[26]

Die Betonung liegt bei Tüllmann wie bei Freud[27] auf »Praktiken, die an die Stelle des eigentlichen Geschlechtsverkehrs treten«. Argumentativ befinden sie sich damit im Fahrwasser der Moraltheologen, die sich diesbezüglich ebenfalls Gedanken gemacht haben. Daß von seiten der Moraltheologen der Geschlechtskuß wie überhaupt jedwede sexuelle Betätigung außerhalb der Ehe verboten gehört, braucht gar nicht erst diskutiert zu werden. Im 18. Jahrhundert jedenfalls – und vermutlich noch heute – stellten sich die Kirchenväter die Frage, ob es *immer* eine Todsünde sei, wenn der Ehemann sein »Glied in den Mund seiner Frau gibt«.

Es gab Moraltheologen, die dies verneinten, solange »Wollustgefahr« ausgeschlossen bliebe. Die Antagonisten dieser Ansicht gingen allerdings davon aus, daß die »Mundhöhlenwärme diese Gefahr sehr nahe rückt« und daß es »eine besondere Sünde gegen die Natur sei«. Ausgenommen wurde der Fall, »daß der Mann sich dadurch zum Begattungsakte erregen möchte«.[28]

Der Cunnilingus wurde von der Kirchenmännern nicht speziell erwähnt, was eigentlich wundert. Allerdings findet sich eine im Mittelalter entstandene Skulptur, die den Cunnilingus

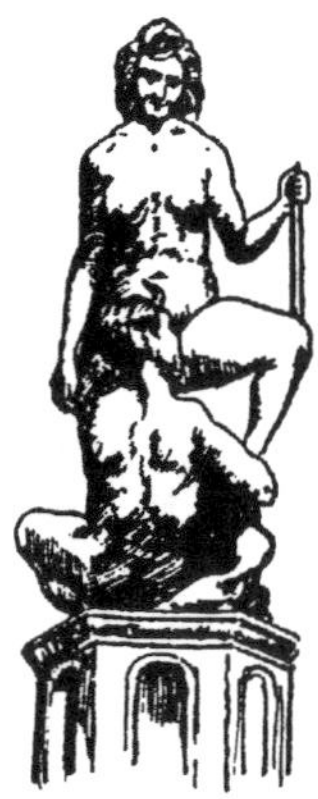

Abb. 54 Erotischc Skulptur. Teufel führt den Cunnilingus aus.

als teuflischen Akt darstellt. Zu sehen ist eine aufrecht stehende Frau, die ein Bein angewinkelt hat. Vor ihr hockt der Teufel, der den Genitalkuß ausführt. Diese Figur befindet sich in der Vorhalle der Kirche der Isle Adam, England.[29]

Wenn auch keine Einigkeit darüber herrschte, ob die Fellatio immer eine Todsünde war, so waren doch alle von jeher einhellig der Ansicht, daß sie ein ausgezeichnetes Reizmittel der Wollust sei. Es erstaunt deshalb nicht, wenn dieses Reizmittel an jenen Orten zu finden ist, die als Lasterhöhlen gelten, wie beispielsweise Bordelle. Prostituierte sollen sich schon immer der Fellatio bedient haben, wenn ein Freier nicht so recht in Stimmung kam. Sie haben dafür auch einen besonderen Namen: *Minett(e) machen.* Diese Bezeichnung, die sowohl für die Fellatio als auch für den Cunnilingus[30] gebräuchlich ist, kommt ursprünglich aus dem Französischen; präziserweise müßte man jedoch *faire minette* sagen: *das Kätzchen machen.*

Minette machen, weiß ein sachkundiger Forscher zu berichten, »wird in verschiedener Weise geübt, besteht aber im wesentlichen darin, daß das Mädchen mit ihrer Zunge verschiedene Körperstellen ihres Besuchers stoßweise beleckt, um schließlich an der Eichel des Penis anzulangen, falls sie nicht etwa von vornherein mit dieser begonnen hat. Dieses Verfahren kommt vorzugsweise gegenüber älteren Männern zur Anwendung, deren Potenz im Nachlassen begriffen ist«.[31]

Sofern der Penis »völlig bockt«, ist auch der umgekehrte Fall denkbar. So soll etwa bei den Römern der Reizkuß das letzte »Aushilfsmittel der Alten und Impotenten« gewesen sein,[32] um ihre Potenz unter Beweis zu stellen. Entsprechendes können wir zum Beispiel in einem Epigramm des Dichters Martial (38–100) nachlesen, dort heißt es: »Weshalb nennst du, Thais, Greis mich öfter?/ Greis ist, Thais, den Mund zu schänden niemand.«[33]

Der Reizkuß wurde nun keineswegs nur in Bordellen, von Greisen oder Impotenten praktiziert. Schon deshalb nicht, weil er Mann und Frau »eine hochgradige Befriedigung zu verschaffen vermag«, und dies, obgleich er »immer wieder als abstoßend, unanständig, unmoralisch und unästhetisch gebrandmarkt wurde«.[34] Er sei zu allen Zeiten und bei allen Völkern der Erde geübt worden und könne an manchen Orten und zu manchen Zeiten der Gegenwart als die häufigste Art sexuellen Verkehrs genannt werden, wird behauptet. Ja, als Form des Berührungsdranges und Stimulationsmittel zur geschlechtlichen Vereinigung sei der orale Sexualverkehr für etwas Natürliches und Physiologisches zu halten.[35]

In der Tat wurde der Genitalkuß vielerorts beobachtet. So sollen beispielsweise die Bewohner der Insel Alor, die Aranda in Australien, die Wogeo auf den Schouten-Inseln Melanesiens[36], die Insulaner von Ponape, Kusaia und Truk in den Ka-

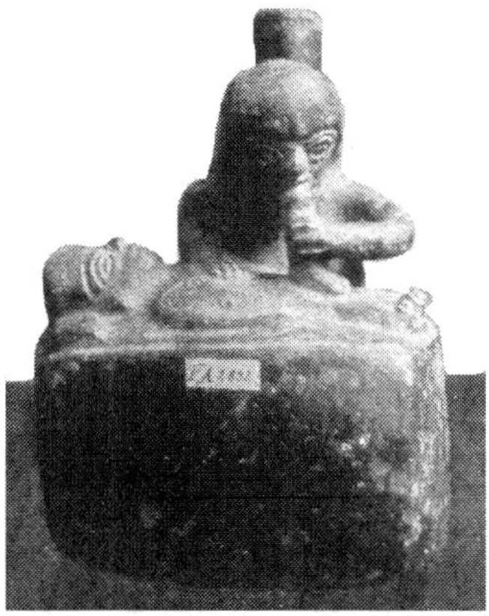

Abb. 55 Grabgefäß aus der Inkazeit.

rolinen Mikronesiens und endlich die Bewohner der Marquesas (Polynesien) die Genitalien mit dem Mund reizen.[37] Angeblich sollen »die Ozeanier für diese Spielarten besonders aufgeschlossen sein«.[38]

Auch ist es richtig, daß sich frühe Zeugnisse für oral-genitale Zärtlichkeiten finden lassen, die ich übrigens auf Abbildungen weit häufiger angetroffen habe als den Mundkuß. Peruanische Keramiken aus der präkolumbianischen Zeit stellen etwa die Fellatio dar,[39] während sich der Cunnilingus nicht findet.[40] Des weiteren gibt es Fellatiodarstellungen an Grabbeilagen aus dem Peru der Inkazeit. Es handelt sich um Trinkgefäße, die Frauen saugend oder lutschend am Penis des Mannes darstellen. Vermutlich waren diese Gefäße gefüllt und sollten wohl den Verstorbenen nicht nur vor dem Verdursten, sondern auch vor dem Verlust der sexuellen Potenz bewahren.[41]

Cunnilingus und Fellatio waren auch im alten Indien, China und Japan bekannt. Ebenso kannten die Griechen und Römer des Altertums den Oralverkehr. Ob er freilich »zu jener Zeit auch weit verbreitet« gewesen ist,[42] wie behauptet wird, bleibt fraglich. Dafür gibt es nämlich ebensoviel oder ebensowenig handfeste Beweise wie für die Sexualpraktiken jeder anderen Epoche oder jedes anderen Volkes auch.

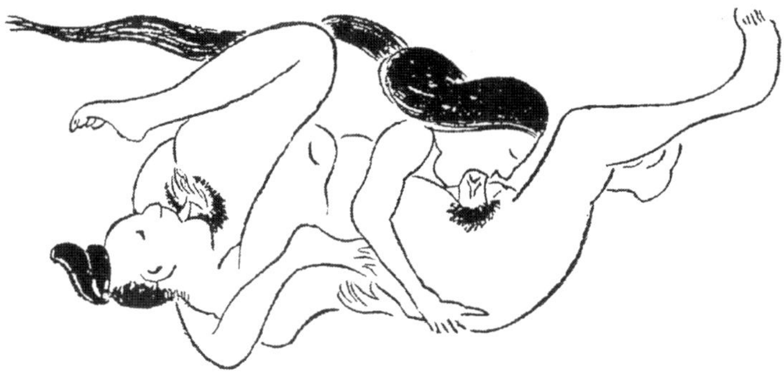

Abb. 56 »69«. Japanische Zeichnung.

Schließlich möchte ich noch anführen, daß es offenbar auch Genitalberührungen mit dem Mund gibt, die weit weniger sexuellen Charakter besitzen als die bislang angeführten. So beschreibt etwa Reverend James MacDonald im ausgehenden 19. Jahrhundert den Genitalkuß hinsichtlich der Initiation junger Mädchen in einem Zuludorf. Nach seiner Beobachtung müssen Mädchen nach der ersten Menstruation ein Ritual durchlaufen, das mit einer besonderen Kußzeremonie endet. Die Küsse werden von den Frauen des Dorfes gegeben, wobei eine nach der anderen zunächst die Wangen des betreffenden Mädchens, dann den Venushügel und schließlich die großen und zuletzt die kleinen Schamlippen küßt.[43]

Zudem sollen »viele Ammen« männliche Säuglinge beruhigen, indem »sie deren Glied in den Mund nehmen, daran schlecken und gar hineinbeißen«. Dies wird namentlich von den Iglauerinnen behauptet.[44] Augenscheinlich handelt es sich hierbei keineswegs um ein Ammenmärchen, da mir dieses Vorgehen von einem Ethnologen bezüglich der Mangyan (Philippinen) bestätigt wurde.[45]

Anscheinend werden die Genitalien von Kindern jedoch nicht nur zur Beruhigung mit dem Mund stimuliert, wie einem Brief zu entnehmen ist, der 1880 geschrieben wurde. Er war an einen Geruchsforscher gerichtet und enthält folgende Mitteilung:

»Eines Kaufes wegen war ich im Hause eines Hottentotten, als plötzlich der Schwiegervater des Mannes von einer langen Reise heimkam. Der alte, ehrwürdige Kerl begrüsste alle Anwesenden sehr freundlich. Als nun sein Enkelchen, ein dreijähriger Knabe, an ihn herankam, setzte sich der Alte auf einen Feldstuhl, legte den Kleinen über die Kniee, mit dem Rücken nach unten, deckte seine Genitalien auf und küsste und sog buchstäblich an dem Gliede des keinen Burschen herum, und dieser machte den Eindruck, als habe er sich diese Procedur schon oft und gern gefallen lassen. Die Handlung mochte etwa zwei Minuten dauern, gerade als ob der alte Knabe sich nicht satt riechen und schnüffeln könne. Nachher kam der Alte zu meinem Wagen. Ich nahm ihn bei Seite und sagte: ›Sag mal, warum berochest und küssest Du diesen Morgen das Glied Deines Enkel?‹ ›Aré! (Ausruf der Verwunderung) thun denn das die Weissen nicht auch? Wir haben unsere Kinder lieb und wollen den Geruch von ihnen haben‹, antwortete der Alte mit einem höchst unverfrorenen Gesichte. ›Was für einen Geruch?‹ fragte ich. ›Nun welch' einen Geruch denn anders, als den *Liebesgeruch*.‹ Seitdem habe ich öfter Gelegenheit gehabt, dieselben Scenen zu beobachten und dieselben Antworten auf meine Frage zu erhalten.«[46]

Kapitel 10

»Eine Art sexueller Taumel«

Der Cunnilingus

Einen Kuß auf Dein Herz,
und dann ein wenig tiefer,
viel, viel tiefer!
Napoleon an Josephine[1]

In einem 1989 veröffentlichten Buch, in dem es um sexuelle Anleitungen geht, wird auch »oraler Sex« auf einigen Seiten erläutert. Er wird als Kuß verstanden, »der den intimsten Körperteil des Partners liebkost«. Nach einer allgemeinen Einführung wird zunächst auf die Fellatio eingegangen, dann folgt der Cunnilingus*. Dieser Abschnitt beginnt mit den Worten: »Ein gelungener Cunnilingus ist wesentlich schwieriger als die Fellatio.«[3] Kurioserweise fällt die Beschreibung für den Cunnilingus nur halb so lang aus wie die für die Fellatio. Auch läßt sich aus der schwierigen oder leichteren Handhabung keinesfalls auf die Häufigkeit des einen oder anderen Genitalkusses schließen, denn in der sexualwissenschaftlichen Literatur finden wir häufig den Verweis, daß mehr Männer den Cunnilingus als Frauen die Fellatio ausführen.

Ja, es soll Männer geben, die den Cunnilingus phantasieren, wie Nancy Friday (1980) belegt.[4] Und Männer, die »völlig ver-

* Auch Cunnilinctus, Cunnilinktio und cunnum lingere. Cunnilingus ist abgeleitet von *cunnus* = weibliche Scham und *lingua* = Zunge. Die Griechen sprachen diesbezüglich von »phoinikizein«. Man vermutet, weil sie die Phönikier für die Erfinder hielten oder weil die Farbe des weiblichen Genitals an die phönizische Purpurfarbe erinnert.[2]

rückt darauf« sind, das Geschlecht der Frau, diese »Versuchung der Männer«[5], mit dem Mund zu liebkosen. In einem Buch aus dem Morgenland ist es etwa Bahoul, der zunächst seine Angebetete umarmt, an ihren Lippen saugt, ihre Brüste küßt, ihren frischen Speichel schlürft und in ihre Schenkel beißt. Dann, so heißt es, »küßte er ihren Schoß, während sie weder Arm noch Fuß rührte. Verliebt heftete er seine Blicke auf Hamdonnas geheime Stellen, die von einer Schönheit waren, um alle Augen zu berücken mit ihrer purpurroten Mitte … Dabei biß und küßte er sie ohne Unterlaß, bis sie von glühender Begier erfüllt wurde.«[6]

Eine ähnlich betörende Beschreibung liefert ein Mann aus dem Abendland. Es ist Hans Jäger, der 1920 schreibt: »Und ich reiße erschauernd ihr Kleid auf und erbebend küsse ich ihr weißes Unterkleid – und tiefer und tiefer – das Herz hämmert in der Brust – plötzlich hält alles in mir den Atem an – ich muß sterben –: und begrabe mein Gesicht tief, tief in ihr … Der Nebel zerreißt – mein Herz schlägt wieder – und mit kraftlosen, fliegenden Händen taste ich an ihrem weißen Unterkleid … ›Ich muß! ich muß! hin zu ihr, ganz zu ihr!‹ flüstere ich bebend – löse die Bänder … nackt ist ihr Bein … doch wie ich es erschaue – weiß – nackt – vor mir liegt es – ich fühle die Wärme *ihrer* Haut unter meinen Händen – – lasse ich alles und hinsinke ich berauscht, hinein zu *ihr*, meine Lippen vor ihrem Allerheiligsten – – und ich ertrinke in Rausch … weiß nichts mehr … nichts anderes als: ich bin bei *ihr! sie* hat mich bei sich aufgenommen! … umgeben von *ihr* bin ich … umschlossen von *ihr* … *Sie* einatme ich … *sie* trinke ich in mich hinein … sie ist in mir … sie ist um mich … Sie fließt ein und aus durch meines Leibes Poren … – – o, und ich sterbe nicht – – und alles wird nur wundertiefer – wundertiefer – wundertiefer – wundertiefer …«[7]

Aber das Verlangen, das weibliche Geschlecht mit dem Mund zu berühren, war nicht immer frei von Gewissensbissen, selbst wenn es derartige Bekenntnisse gab. Gerade in der Vergangenheit wurde so mancher Mann für pervers erklärt, wenn es ihn zum Genitalkuß trieb, und manchmal waren sogar ganze Völkerschaften[8] in dieses Urteil eingeschlossen.

Ende des 19. Jahrhunderts war es zum Beispiel nicht ungewöhnlich, daß Wissenschaftler sich über den Cunnilingus verächtlich äußerten. Zumeist betrachteten sie diesen Akt als ekelerregend und widernatürlich, und manch Wissenschaftler des 20. Jahrhunderts lebte weiter in der Tradition von Albert Moll, der sich 1891 über die »Männer der sogenannten guten Gesellschaft« echauffierte, weil diese »enorm häufig« den Cunnilingus beim Weibe ausführten und es als selbstverständlich betrachteten, daß man dies ungestraft tun könne.[9]

Selbst Strafen hätten wohl viele Männer nicht vom Cunnilingus abhalten können,[10] wohl aber vermochten derartige Urteile manch einen Mann zum Arzt oder zum Psychiater zu treiben.

Cunnilingus, das war ein krankhaftes Verlangen, das man besser verschwieg oder von dem man sich auf irgendeine Art befreite. Konnte der Wunsch danach nicht verdrängt werden, dann suchten ganz Mutige sogar Rat bei Fachleuten, um cunnilinguswillige Frauen zu finden. Etwa ein »in ärmlichen Verhältnissen lebender Arbeiter«, der in seinem Brief an das Wiener Institut für Sexualforschung bekennt:

»... Ich habe nehmlich eine Sexualkrankheit, die ich oft nicht ausführen kann, weil ich soll (sic!) eine Frauens-person bei uns nicht finden kann. Voriges Jahr bin ich extra nach Frankreich arbeiten gegangen und konnte es auch hier nur in einem Freudenhause machen ich war in Frankfurt und Berlin Dresden München aber überall vergebens forchte (forschte) ich meinem Genusse nach eine Frau zu finden, die selbst es gerne gemacht hätte und selbst an der Krankheit leidet. darum Schreibe ich heute an sie ob sie mir vielleicht helfen könnten. denn ich werde ohne diehs ausführen zu können Tiefsinniger und ohne lebens willen. Ich bitte sie darum mir eine Stelle verraten wo ich solche Frauen finden werde ich wäre Ihnen sehr dankbar. Ich schreibe ihnen jetzt meine Krankheit aber etwas ortinär, weil ich nicht anderst ausdrücken. Ich bin nähmlich Scharff darauf bei einem Weibe an ihrem Geschlechtsteil zu lecken. Ja hätte ich viel Geld könnte ich es bei jeder Straßen dirne machen aber dahs ist mein rechter genuß nicht, ich möchte ein Weib wissen das genau so eingestellt ist, und es gerne hätte wenn sie so etwas bekäme... Es zeichnet hochachtend.«[11]

In Zeiten der Cunnilingusschmähung gab es allerdings auch immer wieder Befürworter. Zu nennen ist beispielsweise van de Velde, der diesen Kuß sogar ausdrücklich zur Vorbereitung auf den Geschlechtsverkehr empfiehlt, damit Frauen den Koitus schmerzfrei und lustvoll erleben können.

Viele Jahrhunderte vor ihm gab Vatsyayana in seinem *Kamasutra* sogar konkrete Anweisungen für diese Liebespraxis. Darüber hinaus riet er, unter welchen Umständen dieser Kuß zu küssen sei. Etwa beim ersten Versuch des Mannes, seine Frau »in Besitz zu nehmen«. Seine Empfehlung ist folgende:

»In der zweiten und dritten Nacht, wenn sie schon mehr Zutrauen gewonnen hat, streichle er mit den Händen ihren ganzen Körper und bedecke ihn über und über mit Küssen. Er lege seine Hände auch auf ihre Schenkel und drücke sie, und wenn dies gelingt, massiere er ihr auch die Weichen ... Hat er diesen Punkt gewonnen, berühre er sie an den intimen Stellen, löse ihr den Gürtel und den Verschluß ihres Gewandes, hebe ihre Unterkleider empor und liebkose ihr den nackten Unterleib und das Geschlechtsteil.«[12]

Der Cunnilingus scheint ein höchst effektives Mittel zur sexuellen Stimulation zu sein und führt nicht selten zum Orgasmus. Deshalb wird auf ihn auch gerne »zurückgegriffen«, wenn bei der Frau aus irgendeinem Grunde die sexuelle Befriedigung ausbleibt, mag dies nun am Mann oder an der Frau selbst liegen.

Es sollen »viele Männer«[13] sein, die ihre Frauen regelmäßig mit manueller oder oraler Berührung zum Orgasmus bringen.[14] Und nicht selten sollen Männer mit Erektionsstörungen den Cunnilingus anwenden, um ihre Frauen zu befriedigen. Gleiches wird zudem den Eunuchen nachgesagt. So soll etwa der Erzählung nach die ägyptische Prinzessin in Konstantinopel ein sexuelles Verhältnis mit einem schwarzen Eunuchen unterhalten haben. Dieser pflegte mit der Prinzessin wegen des Verlustes seiner Männlichkeit Mundverkehr zu haben. Nicht folgenlos, wie man zu berichten weiß; denn den Eunuchen soll daraufhin die Schwindsucht ereilt haben, an der er im Jahre 1887 verstarb.[15]

Nicht zuletzt soll der Cunnilingus von Frauen ausgeführt werden, die aneinander Gefallen finden und eine sexuelle Verbindung eingehen. Dergleichen beschreibt etwa Nin in ihrer Erzählung *Mandra*. Dort heißt es: »... ich möchte, daß sie einen stärkeren Orgasmus bekommt. Ich küsse ihre Klitoris, noch naß vom Bad; ihr Schamhaar, noch feucht wie Seegras ... Ihre Beine hängen über die Bettkante. Ihr Geschlecht

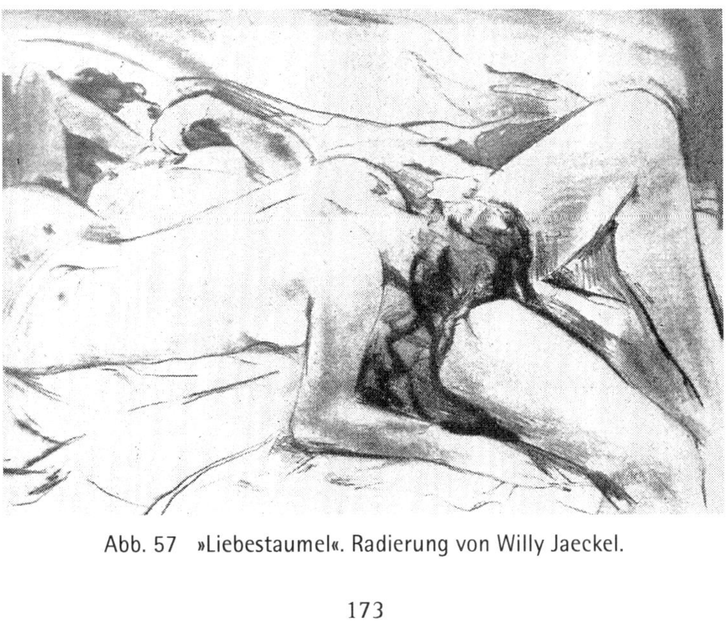

Abb. 57 »Liebestaumel«. Radierung von Willy Jaeckel.

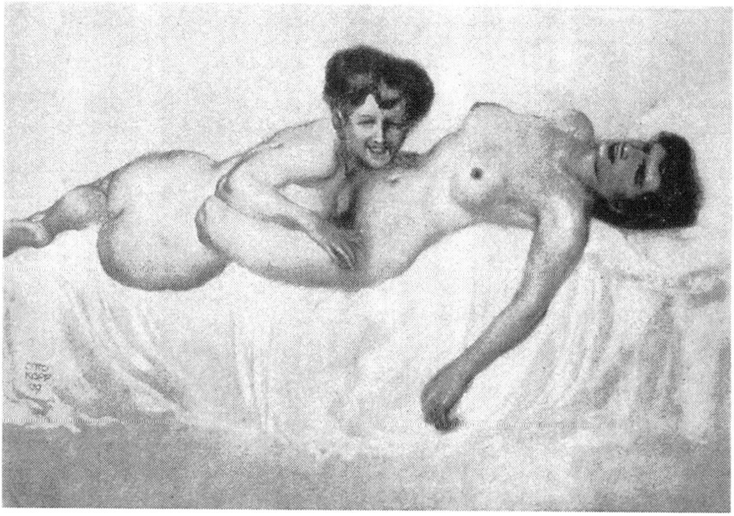

Abb. 58 »Junge Frauen«. Zeichnung von Otto Kopp, 1909.

ist offen; ich kann hineinbeißen, es küssen, meine Zunge hineinschieben. Sie regt sich nicht. Die kleine Klitoris richtet sich auf wie eine Brustwarze. Mein Kopf ist zwischen ihren Beinen in der köstlichen Schraubzwinge aus seidigem salzigen Fleisch gefangen.«[16]

Üben beide Frauen gleichzeitig den Cunnilingus aus, so sprach man in älteren Arbeiten nicht selten von sapphischer Liebe.[17] Dieser Begriff wird auf die griechische Dichterin Sappho (600 v. u. Z.) zurückgeführt, die auf der Insel Lesbos lebte. Sie soll die Liebe von und mit Frauen bevorzugt haben.

Der Anblick des Cunnilingus unter Frauen sowie sapphische Szenen scheinen offenbar einige Männer zu erregen, weshalb dergleichen Szenen wohl nicht nur in Erotikromanen vorkommen.[18] Aber weshalb wirkt der Cunnilingus derart stimulierend? Wohl weil durch das Betrachten die Lust gesteigert und die eigene Cunnilingusaktion phantasiert wird. Der Wunsch nach Cunnilingus scheint, so die Vermutung einiger Forscher, ein »phylogenetisches Überbleibsel« zu sein. Gemeint ist jene Zeit, in der die Männer, wie alle anderen Säugetiere auch, durch den »brünstigen Riechstoff des Weibes« angezogen wurden. Und es heißt, daß es unzählige Männer gebe, bei denen diese sexuelle Witterung so stark ausgeprägt sei, daß sie beim Cunnilingus von einer Art sexuellem Taumel ergriffen werden.[19]

»Es ist unzweifelhaft, dass bei dieser Kategorie von sexuellem Fetischismus ... die Geruchsempfindungen die wichtigste Rolle spielen«, schreibt Iwan Bloch 1901[20] und bezieht sich mit seiner Äußerung auf den Cunnilingus und die Fellatio. Der Geruchsspezialist weiß, wovon er spricht. Er kennt den mächtigen Einfluß der Körperdüfte auf das Sexualleben des Menschen. Angesichts dieser Kenntnis ist es unverständlich, daß Bloch die Lust am Genitalkuß als Fetischismus abtut, anstatt seinem alten Kollegen Etienne Tardif beizupflichten. Der vertrat nämlich hundert Jahre zuvor die Ansicht, »... dass diejenigen Menschen, welche durch den odor genitalium [Genitalgeruch] angezogen würden, nur einem n o r m a l e n Triebe folgten«.[21]

Noch viel deutlicher als beim Kuß auf den Mund tritt beim Genitalkuß die Riechlust zu Tage. Und wer möglicherweise beim Mundkuß noch zweifelte, muß jetzt dem Geruch eine un-

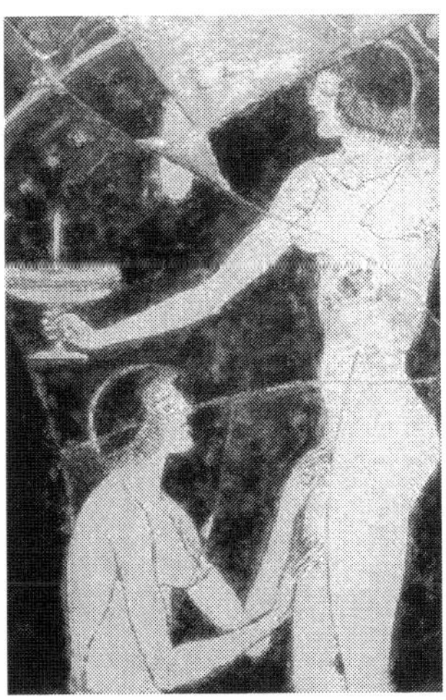

Abb. 59 Parfümierung der Intimzone.

bedingte Rolle zubilligen. Zu deutlich ist die Sprache des Leibes. Der Geschlechtsgeruch muß gefallen – wie auch der Achselgeruch –, weil sonst das sexuelle Verlangen erlischt.[22] Daß der Geschlechtsgeruch eine unmittelbare Aufgabe besitzt, kann nicht zuletzt an der Behaarung nachvollzogen werden. Denn die Schamhaare wirken wie ein Duftpinsel. Sie nehmen den regionalen Geruch auf und intensivieren ihn.

Neben dem Verlangen, den Geruch wahrnehmen zu wollen, ist beim Genitalkuß ein starker Wunsch nach Berührung vorhanden. Aber lassen wir an dieser Stelle den Schriftsteller zu Wort kommen, der in viel konkreterer Form zu beschreiben weiß, welche Lüste Männer zum weiblichen Geschlecht treiben. So heißt es etwa bei Wilde:

»Lautlos näherte ich mich auf Zehenspitzen ihrem Bett, genau wie eine Katze, kurz bevor sie zum Sprung auf eine Maus ansetzt, und dann glitt ich langsam zwischen ihre Beine. Mein Herz klopfte schnell, gierig suchten meine Augen, was sie so sehnsüchtig zu sehen verlangten. Als ich auf allen vieren näher kam, mit der Nase voran, stieg mir ein starker, berauschender Duft von weißem Heliotrop zu Kopf.

Vor Erregung zitternd, öffnete ich weit meine Augen, und scharf hinschauend drangen meine Blicke zwischen ihre Schenkel. Zunächst war nichts zu sehen als ein Büschel krausen nußbraunen Haars, das sich zu winzigen Kringeln ringelte und dort wuchs, als solle es den Eingang zu diesem Freudenquell verbergen. Als erstes zog ich leicht ihr Nachthemd höher, dann strich ich sanft das Haar auf die Seiten und teilte die beiden lieblichen Lippen …

Als dies getan war, weidete ich meine hungrigen Augen an diesem zarten rosa Fleisch, das aussah wie das reife, süße Fleisch einer appetitlich anzuschauenden, wohlschmeckenden Frucht, und eingebettet in diese Kirschlippen lag eine kleine Knospe – eine lebendige Blume aus Fleisch und Blut.

Ich hatte sie offensichtlich mit meiner Fingerkuppe gekitzelt, denn als ich darauf niedersah, zuckte und bebte sie … Bei diesem Wink verlangte es mich, sie zu kosen, und so beugte ich mich, unfähig zu widerstehen, tiefer und drückte meine Zunge auf sie, über sie, um sie, jeden Winkel und jede Ecke um sie herum erforschend, in jede Ritze und Spalte dringend …«[23]

Daß bei dieser Berührung auch der Geschmackssinn ins Spiel kommt, ist nur selbstverständlich. Das weiß auch Wilde, und so läßt er einige Seiten zuvor einen Mann bei der Schilderung des weiblichen Geschlechts ausrufen: »Genug, genug … mir wässert schon der Mund bei deiner Vision, und meine Zunge lechzt danach, den Geschmack solcher Lippen zu kosten.«[24]

Van de Velde schreibt zur Lust des »Reizspenders«, also desjenigen, der den Genitalkuß ausübt, daß diese ausschließlich psychischer Natur sei. Sie beruhe nur in der Wonne des Gebens und in eigenen Lustvorstellungen.[25] Meiner Meinung nach erfährt der Reizspender jedoch vielmehr neben psychischen insbesondere leibliche Wonnen, die ihm über die Sinne vermittelt werden, wobei hinsichtlich der Sinneseindrücke kaum eine Rangordnung aufzustellen ist. Wenn auch das Riechen, Schmecken und Tasten den Impuls zum Genitalkuß geben, so scheint doch auch das Betrachten nicht unerheblich zu sein.

> Stumm schaue ich – die Lust versetzt mir Sporen
> Zu küssen euch. Soll im Nu mich bücken?
> Und wie Narzissus mein ich zu entrücken
> Im Spiegel, den mein Schwengel froh erkoren.
> *Aretino (1492–1556), Passage aus der Sonett XIX*[26]

Die Psyche spielt sicherlich eine erhebliche Rolle und kann durchaus, wie van de Velde sehr richtig bemerkt, »auch örtlich in den Geschlechtsorganen wirken«, so daß beim Reizspender eine »starke Erregung, Schwellung, Erektion usw. erweckt wird«.[27] Aber letztendlich wirken beim Genitalkuß die sinnlichen Momente, die ohne Zweifel angestrebt werden. Und es ist wohl in erster Linie der Geruchseindruck, der körperliche Reaktionen hervorruft, denn der Geschlechtsgeruch ist ein mächtiger Hebel im Triebleben des Menschen, der nur allzu oft unterschätzt wird. Daß der Sexualtrieb und die Verarbeitung der Geruchsinformationen im selben Bereich des Gehirns angesiedelt sind, ist kein Zufall.

Der natürliche Reiz scheint den Menschen jedoch nicht immer zu genügen, weshalb Frauen ihren Schambereich in manchen Kulturen und zu manchen Zeiten verschönerten. Ob es sich dabei um die besondere Pflege des Schamhaares, um die künstliche Verlängerung der kleinen Schamlippen handelt beziehungsweise gehandelt hat, das Anbringen von Ringen oder Steckern an diesen Organen sowie deren Tätowierung.[28] Auch hierzulande verschönern Frauen heute ihre Schamteile mit besonderen Frisuren und Schmuckstücken; allerdings ist dies nicht die Regel.

Anders mag es auf der Insel Ponapé (größte Insel der Karolinen) gewesen sein. Man berichtet, daß es dort als schön galt, wenn die kleinen Schamlippen und die Klitoris verlängert waren. Um dies zu erreichen, sollen impotente Greise an den Geschlechtsteilen der kleinen Mädchen bis zur Pubertät unter anderem gezupft, gezogen und geleckt haben. Die Verschöne-

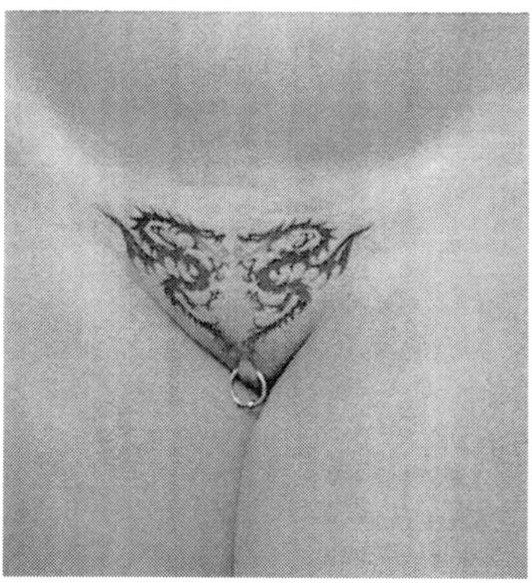

Abb. 60 Intimverschönerung in den 90ern.

rung soll beiden Geschlechtern zu außergewöhnlichen Lüsten verholfen haben, will man denn einem ethnologischen Bericht glauben, der 1880 abgefaßt wurde. Auch sollen sich die Männer auf Ponapé »zur grösseren Aufreizung der Frauen nicht allein der Zunge bedienen, sondern auch der Zähne, mit welchen sie die verlängerten Schamlippen fassen, um sie länger zu zerren, und einige gehen ... soweit, der Frau ein Stück Fisch in die Vulva zu stecken, um dasselbe nach und nach herauszulecken. Solche widerliche und abscheuliche Experimente werden mit der Hauptfrau, mit welcher der Mann ein Kind zu erzeugen wünscht, so weit getrieben, bis dieselbe zu urinieren anfängt, und hierauf erst zum Koitus geschritten.«[29]

Nun mag man diesem Bericht glauben oder nicht. Was den Fisch anbelangt, kann es sich, wenn überhaupt, nur um eine Ausnahme handeln. Wie auch der von Eulenburg geschilderte Fall nicht die Regel ist, in welchem ein Mann Erdbeeren in die Vagina einführt, um sie anschließend »unter höchster wollüstiger Erregung« zu verzehren.[30] Hier und dort mag es noch andere Lebensmittel geben, die dem gleichen Zweck dienen, aber all diese Fälle scheinen recht selten vorzukommen.

Ebenso selten kommt es zur Anwendung von Lebensmitteln, um die »Lust auf den Cunnilingus zu fördern«. So sollen etwa Frauen in Indien etwas Honig auf die Klitoris gegeben haben, um dergleichen zu erreichen.[31] Vielleicht wollten sie aber auch nur die Raffinesse und Ausdauer der Männer steigern.

Bei den »Zigeunern« soll das jedenfalls nicht nötig gewesen sein, denn ihnen sagte man im Orient nach, »im Mund-Coitus die grösste Vollendung erlangt zu haben und ihn mit Vorliebe auszuüben«. Spöttisch heißt es deshalb wohl auch in einem bosnischen Lied: »Du Hundesohn, kosest du dein Weib zwischen den Schenkeln, wo ihr der Bart wächst?«[32]

Abschließend sei noch erwähnt, daß ästhetische Gesichtspunkte häufig zur Ablehnung des Cunnilingus führten und führen. Dabei spielten der Geruch und die Sekrete der Vulva beziehungsweise Scheide eine erhebliche Rolle. Wenn diese einerseits auch immer als biologische Lockmittel angeführt werden, so sind sie doch andererseits auch immer als Schreckmittel bezeichnet worden, besonders das Menstruationsblut und der Menstruationsgeruch.

Diese negative Beurteilung hat nicht zuletzt dazu geführt, daß selbst Frauen ihrem Genital gegenüber verunsichert worden sind. In den siebziger Jahren verkaufte sich deshalb Intimspray hervorragend. Und Shere Hite stellte bei ihrer Befragung fest, daß manche Frauen den Cunnilingus aus äthetischen Gründen nicht zulassen. Sie fürchten, ihre Vulva könnte »übel riechen« oder »häßlich aussehen«.[33]

Kapitel 11

»Eine Feuersbrunst rast durch seinen Körper ...«

Die Fellatio

Ein französisches Magazin ging unlängst der Frage nach, welche Produkte in Sex-Shops gewünscht werden. Der beliebteste Artikel wurde mit einer sehr bizarren, aber durchaus eindeutigen Photografie aufgemacht. Zu sehen war ein Mann, der selbstvergessen an der Oberlippe einer kindlich aufgemachten Gummipuppe schmust, deren Mund allein dazu geschaffen ist, einen Penis aufzunehmen.[1]

Fellatio*, so scheint es, wird von Männern gewünscht, ersehnt und manchmal sogar an sich selbst ausgeführt[3]. Die Sehnsucht nach der Fellatio scheint derart groß zu sein, daß 1973 behauptet wurde, Männer erwarteten den Geschlechtskuß von Frauen. Diese Erwartungshaltung schreckte wiederum »manche ansonsten sexbetonten Frauen« ab. Doch eigentlich, so erklärte Alex Comfort, mache die Fellatio den Frauen wirklich Freude: »... nicht nur wegen der Reaktion

* Fellatio ist abgeleitet von *fellare*, was saugen und lutschen bedeutet. Es gibt auch den Begriff Penilincto. Eine Zusammensetzung aus den Begriffen: Penis = männliches Glied und *lingere* = lecken oder saugen. Penilincto meint die orale Berührung am menschlichen oder tierischen Glied, egal ob von einem Mann oder einer Frau ausgeführt. Unter Fellatio versteht man in der Regel nur den Genitalkuß unter Menschen.
Die Griechen sprachen überdies von »lesbiazein« oder »lesbizein«, wenn sie die Fellatio meinten, weil sie annahmen, diese wäre von den Mädchen aus Lesbos erfunden worden.[2]

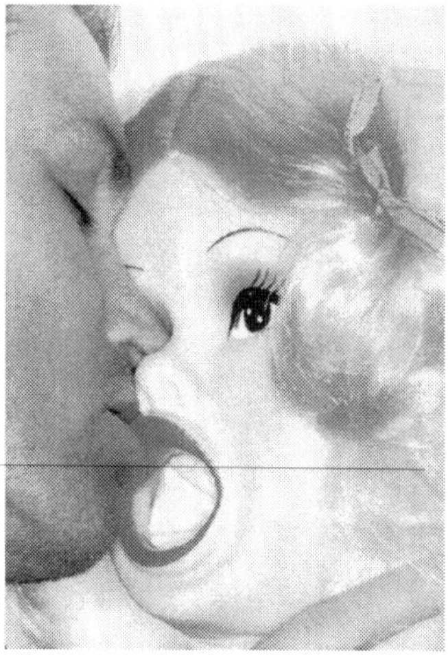

Abb. 61 Mann schmust an der Lippe einer Gummipuppe. Aufmacherphoto eines Artikels, 1999.

ihres Partners, sondern wegen des sinnlichen Teils des Erlebnisses – die Beschaffenheit des Penis, die Sinnlichkeit ihres eigenen Mundes und oft der Samenerguß – der das Säuglingsalter mit einer besonderen Erwachsenenintimität und einem Gefühl der Empfängnis vermengt«.[4]

Zweifel
Als Julia neulich in der Bibelstunde
Den Schwanz von ihrem Kuppelfrieder süchtig
Im Maule hielt, da biß sie einmal tüchtig.
Ging ihre Seel um Schlemmerei zugrunde?

Lösung
Der Fakt, daß ohne vorbedachten Fleiß
Die Dame Julia Fritzens Schwengel zwackte
Auch solchen nicht um Spaß zu treiben packte
Ist gegen Schlemmerei genug Beweis.
Aretino [5]

Der Mediziner und Psychologe Comfort ist hier offensichtlich seiner eigenen Erwartungshaltung erlegen, oder die Phantasie ist mit ihm durchgegangen, denn er mißt – wie viele andere Männer auch – dem Samenerguß durch die Fellatio mehr Bedeutung bei, als ihm wirklich zukommt.[6] Zum einen schrecken manche Frauen gerade wegen des möglichen Samenergusses vor der Fellatio zurück, zum anderen saugen Frauen in aller Regel nicht am Penis, weil sie dadurch ans Säuglingsalter erinnert werden.[7] Auch fehlt es an Untersuchungen, die eine »Empfängnislust« der Frau mit dem Mund belegen. Wenn Frauen oral-genitale Berührungen durchführen, dann aus den gleichen Gründen wie Männer: Sie haben Lust dazu.

Kinsey und seine Mitarbeiter haben zwar festgestellt, daß Frauen »solche Kontakte« oft wohl nur ausführten, »weil sie vom Partner dazu gedrängt werden«. Es soll gar Fälle gegeben haben, »in denen Frauen ihre Männer ermordet haben, weil sie auf Mund-Genitalkontakten bestanden«.[8] Gleichzeitig haben die Forscher aber ermittelt, daß das Praktizieren der Fellatio sowohl vom Bildungsstand als auch von den Koituserfahrungen abhängig ist.

Entsprechend hatten etwa 62 Prozent der Frauen Fellatioerfahrung, die eine höhere Bildung und zudem eine »ausgedehnte voreheliche Koituserfahrung« hatten. Der Kinsey-Studie zufolge übernimmt eine geringe Anzahl von Frauen die Initiative dazu von selbst, und einige können dadurch sehr erregt werden, »wenn auch nur wenige Orgasmus erreichen, wenn sie männliche Genitalien oral berühren«.[9]

Die Wissenschaftler folgern aus dem unterschiedlichen oral-genitalen Verhalten von Mann und Frau: »Im Gegensatz zu unseren früheren Ansichten wissen wir jetzt, daß es grundlegende psychologische Unterschiede zwischen den Geschlechtern gibt; und obwohl die kulturelle[n] Traditionen dabei eine Rolle spielen mögen, hängen diese Unterschiede im oralen Verhalten vor allem von der höheren Fähigkeit des männlichen Wesens ab, psychisch erregt zu werden.«[10]

Neben dieser Fähigkeit ist es auch der Intimgeruch, der Männer mehr »antörnt« als Frauen. Während nämlich Männer mehr von den Gerüchen unterhalb der Gürtellinie angezogen werden, neigen Frauen eher zu den Gerüchen oberhalb der Gürtellinie.[11]

Es gibt aber Frauen, die vom Genital des Mannes besonders fasziniert sind. Dabei soll vor allem der Tastsinn eine Rolle spielen, also weniger der Geschmacks- und Geruchssinn. Eine Patientin, die sich in psychotherapeutische Behandlung begeben hat, teilt 1932 folgendes mit:

»Ich wollte, ich wäre eine Dichterin, um die Schönheit der Worte finden zu können, die Wonnen zu schildern, die ich empfinde, wenn ich meinen Mann berühren und umarmen kann, seine männliche Kraft fühle. Meine Begierde treibt mich oft dazu, sein männliches Organ, das ich in Stunden der Liebe kosend ›Baby‹ nenne, in die Hand zu nehmen, es zu liebkosen und lüstern zu küssen; ein prickelndes Wollustgefühl empfinde ich, wenn es an meinen Körper gepreßt wird, um es dann in seiner ganzen Stärke in mir zu spüren. Nichts läßt sich mit den Wonnen vergleichen, die durch meine tastenden Hände meinen Körper empfangsbereit machen und mich die Seligkeit der Liebe genießen lassen. Der Trieb, das ›Baby‹ mit meiner Hand umfassen zu können, ist oft so mächtig, daß ich jede Gelegenheit benütze, sei es in dunkeln Straßen oder in Lokalen, um es durch die Kleidung berühren zu können. Die Erregung meines Mannes dabei löst in mir eine unbeschreibliche Befriedigung meiner Sinne aus, da ich in Gedanken die innige Vereinigung empfinde, bei der sich das Lustgefühl bis zur Wunschlosigkeit steigert, wenn sich Körper an Körper preßt und meine liebenden Hände streichelnd den erregten Mann umfangen. Als Kind, so sagte man mir, war für mich das Höchste, wenn ich an meinem Luller saugen konnte, und meine Hände griffen dabei spielend in die Luft. Das ›Baby‹ mit meinen Lippen zu umfassen … es fehlen mir die Worte!«[12]

Demgegenüber belegen zwei Mitteilungen von 1995, daß auch der Intimduft des Mannes maßgeblich zur sexuellen Lust beitragen kann. So schreibt eine 24jährige Frau, daß der »Penisgeruch wie Balsam« war und ihre Lust noch steigerte. Und eine 20jährige berichtet: »Für mich spielt Geruch eine ganz besondere Rolle in der Erotik und vor allen Dingen beim Geschlechtsverkehr. Ich habe erst vor zehn Monaten zum ersten Mal mit einem Mann geschlafen, und von daher bin ich noch ziemlich neugierig und mit ›allen Sinnen‹ bei der ›Sache‹, wenn ich mit meinem Freund schlafe ... Es ist für mich zum Beispiel sehr erregend, wenn ich mit meiner Nase am Intimbereich meines Freundes bin und ich ein Gemisch aus Schweiß (*kein* unangenehmer Schweißgeruch) und Sperma rieche ... Wenn ich diesen Spermageruch bei meinem Freund bemerke, weiß ich, daß er kurz vor seinem Orgasmus ist – ich kann das vorher tatsächlich riechen –, und das ist, wie gesagt, sehr stimulierend ...«[13]

Derartig schwärmerische Beschreibungen von Frauen finden sich jedoch selten, und wenn, dann in wissenschaftlicher Literatur. Dies hat wohl auch – und hier wiederhole ich mich – mit der schreibenden Zunft zu tun, die bislang von Männern beherrscht war. Hingegen wird die Fellatio viel häufiger erwähnt, wenn es um gleichgeschlechtliche Liebe von Männern geht. Wobei dann wiederum zumeist der Genuß desjenigen beschrieben wird, der die Fellatio erfährt. So etwa bei Wilde, dessen Held Teleny dabei vor Lust fast ohnmächtig wird. Es zucken Blitze vor seinen Augen, und eine Feuersbrunst rast durch seinen Körper, er bebt und zittert, ja glüht.[14]

Derjenige, der am Glied leckt und saugt, wird übrigens als Fellator oder Fellatrix (die Saugerin) bezeichnet, und derjenige, der den Genitalkuß an sich vollziehen läßt, wird Irrumator* genannt. Diese Unterscheidung – eine derartige gibt es

* Das theologische Synonym für Fellatio ist Irrumatio, daß von *ruma* = Kehle, Schlund abgeleitet wird. Es findet sich aber auch der Verweis, das Verbum *irrumare* sei auf das altrömischen Wort Brust (ruma) zurückzuführen.[15]

übrigens nicht für den Cunnilingus – findet besonders in alten Arbeiten Verwendung und verdeutlicht die agierenden Personen und deren Handeln. Nach unserem heutigen Verständnis ist der Fellator oder die Fellatrix die handelnde, also die aktive Person und der Irrumator entsprechend die passive Person.

Die Römer hatten diesbezüglich allerdings eine andere Auffassung, weil sie ein völlig anderes Verständnis für die Fellatio und den Geschlechtsakt besaßen. Für sie galt genau das Umgekehrte. Der Fellator war der passive, weil der Mund als empfangendes Organ betrachtet wurde, analog der Scheide der Frau. Der Irrumator wiederum war aktiv, weil er in den Mund eindrang, er eroberte.

All dies hat viel mit dem Rollenverständnis von Mann und Frau sowie mit der Stellung der Frau in der römischen Gesellschaft zu tun. Die Frau war dem Mann unterstellt und, ähnlich wie Sklaven, minderwertig. Entsprechend wurde auch der Cunnilingus gewertet, der ja der Frau Genuß versprach. Ließ sich ein Mann zu dieser sexuellen Handlung hinreißen, galt er als hörig, weil er sich vor der Frau erniedrigte. Fand ein Mann am Cunnilingus zudem noch Gefallen, dann wurde er als geisteskrank oder impotent abgestempelt. Sowohl der, der am Glied leckte und saugte, als auch der, der dies an der Scheide tat, wurden folglich wegen Hörigkeit und Unterwerfung stets verhöhnt. Ein Mann hingegen, der sich fellieren ließ, hatte keineswegs um seinen Ruf zu fürchten, selbst dann nicht, wenn er einen anderen Mann dazu zwang. Aber daß jemand aus Lust den Geschlechtskuß am Penis vollzog, soll nach Ernest Borneman nicht vorstellbar gewesen sein, weil jemand »nach Meinung des Römers nur widerwillig und unter Qualen« fellierte.[16]

Daß der Geschlechtskuß als äußerst demütigend und als Strafe angesehen wurde, ist bei römischen Satirikern, etwa in der *Carmina Priapea*, nachzulesen. Dort heißt es: »Junge, ich warne dich, du wirst von hinten gestoßen, Mädchen, du wirst von vorne gefickt: dem Dieb mit dem Bart [erwachsener Mann] erwartet die dritte Strafe«,[17] die Fellatio.

Ähnliche Ansichten über die Fellatio wurden in Griechenland vertreten. Hier verspottete man sie, aber man sprach niemals mit Verachtung und Ekel von ihr, wie man es im Hinblick auf den Cunnilingus pflegte. Ein Mann der seine Frau mit dem Cunnilingus befriedigte, galt als Pantoffelheld. Der *glossargos*, Scheidenlecker, wird als verweichlichter Mann angesehen, anders als die Päderasten oder Homosexuellen, die sich mit gleichwertigen paarten. Deshalb die unterschiedliche Bewertung von Fellatio, die weit weniger verpönt war als der Cunnilingus.[18]

Die unterschiedliche Bewertung des Oralverkehrs bei Mann und Frau zeigt sich auch an antiken Darstellungen. So finden sich Abbildungen der Fellatio, die von Jünglingen, Männern und Frauen ausgeführt werden, an diversen Gegenständen, etwa an Schalen oder Vasen.[19] Jedoch sind keine eindeutigen Cunnilingusdarstellungen nachzuweisen, auch wenn vereinzelte Motive eine Cunnilingusinterpretation zulassen.[20]

Was die Verspottung der Fellatio anbelangt, so war derjenige, der sich fellieren ließ, weniger dem Hohn und dem Mißfallen ausgesetzt als derjenige, der fellierte. Wenn Cunnilingus und Fellatio auch nicht zur Bestrafung führten, so waren diese Handlungen doch dazu geeignet, eine Person öffentlich bloßzustellen. Was etwa den verbalen Attacken Lucians (120 – ca. 180) gegenüber Timarch zu entnehmen ist. Dieser hält Timarch vor, daß man ihn schon lange des »lesbischen [Cunnilingus] und phönicischen [Fellatio] Brauchs« bezichtige. Ja, Lucian spricht von Sittenlosigkeit und beschimpft Timarch mit den Worten: »Mit einem Munde, der von solchen Verrichtungen herkommt, willst du sogar noch, das Unverschämteste! deine Freunde küssen, die es doch am wenigsten verdienen … vollends sich [von dir] küssen zu lassen, das verhüten die guten Götter! Lieber noch einen Nattern- und Wipernkuß; denn ein Biß und eine kleine Geschwulst ist Alles, was dabei zu wagen ist: man ruft den Arzt und läßt sich heilen. Aber mit einem Kusse von dir vergiftet, Wer dürfte sich noch einem Altar oder Tempel nahen? Welcher Gott würde seine Gebete erhören wollen?«[21]

Auch im alten Indien wurde die Fellatio als nicht ganz unproblematisch betrachtet. Während Vatsyayana (*Karmasutra*) gemäßigt über sie schreibt und jedem selbst ein Urteil überläßt, meinen Acharyas (ehrwürdige Schriftsteller), daß die Fellatio lediglich »die Sache eines Hundes, nicht aber eines Menschen« sei. Zudem gab es die Meinung, nur der Ehefrau sei es untersagt zu fellieren,[22] während die »Beschmutzung des Mundes« bei Prostituierten hingenommen wurde. Diese Vorstellung läßt sich ja noch heute in bestimmten Gegenden Europas finden, wie wir gesehen haben.

Eine ganz andere Vorstellung von der Fellatio wird den christlichen Balkanvölkern in der Türkei um 1900 nachgesagt. Sie sollen geglaubt haben, man könne einen Tripper loswerden, »wenn man ein zartes Mädchen gebrauche oder sich von einer Frau den Mund-Coitus machen lasse ...«. Zudem galt es bei den Südslaven »als Beweis besonderer Liebe, wenn das Frauenzimmer membrum viri in ore ponit idque sugit, donec sperma eiaculatur [den Penis solange saugt, bis es zur Ejakulation kommt]«.[23]

Kapitel 12

»Du kannst mich mal gern' haben«

Der Anilingus

Auf die Hände küßt die Achtung,
Freundschaft auf die offne Stirn,
Auf die Wange Wohlgefallen,
Sel'ge Liebe auf den Mund;
Aufs geschloßne Aug' die Sehnsucht,
In die hohle Hand Verlangen,
Arm und Nacken die Begierde;
Überall sonst hin Raserei!
Franz Grillparzer (1791–1872)[1]

Der ungehörigste aller Küsse ist der auf das Hinterteil, wobei die Hinterbacken wohl noch gerade akzeptiert werden. Mit Wonne küssen etwa Mütter den Popo ihrer Säuglinge. Auch Tanten und emanzipierte Väter küssen schon einmal dieses ansonsten fein säuberlich eingewickelte Körperteil. Und natürlich gibt es liebestrunkene Menschen, die voller Entzücken die Hinterbacken der geliebten Person küssen oder in sie hineinbeißen.

Anders verhält es sich mit dem Kuß des Anus beziehungsweise Afters, der entsprechend Anilingus oder Afterkuß genannt wird. Schon das Wort Anilingus ist derart ungehörig, daß wir vergeblich im Duden nach ihm suchen.[2] Noch nicht einmal unter After lohnt es sich nachzusehen, da wir lediglich auf den Begriff *Aftershave* stoßen.

An dieser banalen Recherche können wir schon ermessen, mit welchen Tabus der After belegt·ist. Alles, was mit ihm zusammenhängt, wird quasi unter den Tisch gekehrt. Das Spre-

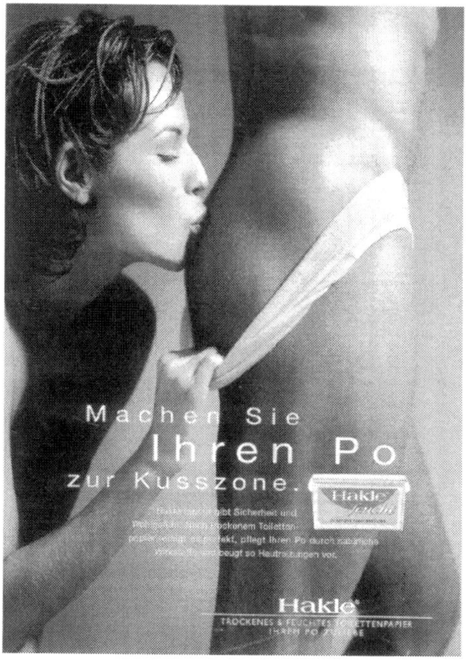

Abb. 62 Werbung für ein feuchtes Toilettenpapier, 1997.

chen über das, was mit dem Enddarm zusammenhängt, wird zu einem leisen Flüstern. Während man den Gang zum Zahnarzt ohne Scham ankündigt, wird der zum Proktologen nur unwillig zugegeben. Ein Kollege erzählte mir, daß er im Wartezimmer seines Proktologen ungestört Semesterarbeiten nachschauen könne, weil dort niemals gesprochen werde.

Schon Kindern wird beigebracht, daß alles, was mit dieser Region zusammenhängt, schmutzig ist. Und dabei sind sich Enddarm und Mund ein wenig ähnlich. Man kann sogar sagen, daß sie in gewisser Weise gleiche Aufgaben besitzen. Das hört sich zunächst einmal merkwürdig an. Wenn die Sache jedoch nüchtern betrachtet wird, fällt Folgendes auf: Beide Körperbereiche verfügen über eine empfindliche und sensible Schleimhaut. Beide Bereiche geben Aufschluß über die Nahrung, der Mund über die noch nicht verdaute und der After über die verdaute Nahrung. Ein Wissenschaftler, dessen Name mir leider entfallen ist, sprach deshalb von einem »Abschmekken des Darmes«.

Natürlich macht es einen himmelweiten Unterschied, ob man Nahrung zu sich nimmt oder Verdautes ausscheidet. Aber es macht auch einen himmelweiten Unterschied, ob sensorische und andere Empfindungen, die den After betreffen, zugestanden werden oder nicht. In aller Regel ist das Defäkieren ein befriedigender Akt, weshalb wohl auch einige Menschen länger als nötig »auf der Toilette hocken«. Man erinnere sich zudem daran, daß Kleinkinder für ihren »Haufen«, den sie gemacht haben, gelobt werden.

Auch ekelt man sich normalerweise nicht vor dem eigenen Stuhlgeruch oder dem Geruch des eigenen Flatus (Darmwind). Derartige Gerüche sind offenbar nur dann unangenehm, wenn sie von einem anderen Menschen stammen, oder wenn man befürchtet, die eigenen könnten von jemand anderem wahrgenommen werden. Deshalb kann man getrost vermuten, daß diesbezügliche Aversionen anerzogen sind.

Ob Wilhelm Stekel allerdings mit seiner Behauptung von 1922 recht hat, daß die Gerüche von Stuhl und Flatus dem »Urmenschen« sexuelle Stimulantia gewesen und für manche Naturvölker und primitive Menschen bis heute geblieben wären, kann ich nicht entscheiden, da ich dafür keine Belege gefunden habe. Auch der Psychologe und Nervenarzt liefert im übrigen hierfür keine Beweise. Darüber hinaus ist es mir nicht gelungen, seine Annahme zu belegen, daß der »Urmensch« keinen Ekel vor dem Anus und den Endprodukten des Stoffwechsels gekannt habe.[3] Mit Sicherheit kann nur gesagt werden, daß ein Kleinkind diesen Ekel nicht kennt.

Gewiß ist auch, daß über lustvoll erlebte Geruchs- und Körperempfindungen bei Flatulenz oder Defäkation nicht gesprochen wird. Noch weniger spricht man über die sexuelle Lust im Afterbereich. Selbst »sexuelle Beiträge« privater Fernsehsender, die es sich zur Aufgabe gemacht haben, lücken- und hüllenlos »aufzuklären«, haben bislang vor diesem Thema Halt gemacht.

Es findet sich auch nur spärliches Material zu Analerotik und Afterkuß in sexualwissenschaftlichen Arbeiten, da die meisten Forscher es bisher versäumten, diese explizit zu erforschen. Allerdings hat es vereinzelt immer wieder Wissenschaftler gegeben, die diesen Phänomenen unbefangen nachgingen, wie beispielsweise Kinsey. Dies wohl, weil er in erster Linie Biologe und erst danach Sexologe war und sich daher nicht scheute, Menschen das zu fragen, was er bei Tieren jahrelang beobachtet hatte.

Diese unvoreingenommene Herangehensweise an menschliche Sexualität brachte Kinsey zu der Annahme, daß die Hälfte oder mehr als die Hälfte aller Menschen durch einen Reiz am Anus bis zu einem gewissen Grad erotisch erregbar sei. Wenngleich, wie er selbst feststellte, keine Daten vorhanden seien, gebe es sowohl Männer als auch Frauen, die durch die anale Reizung erotisch ebenso stark oder sogar stärker erregt werden als durch die genitale Reizung.[4] Man muß hinzufügen,

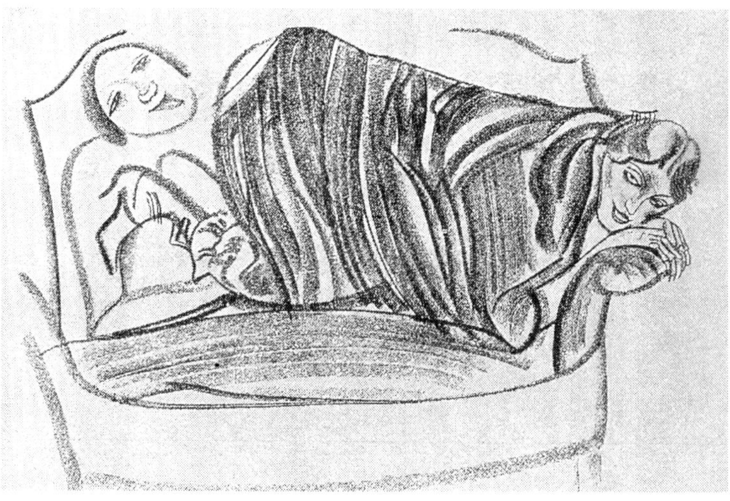

Abb. 63 »Die Freundinnen«. Lithographie von W. Grigorieff.

daß Kinsey und seine Mitarbeiter mehr als 10 000 Amerikaner zu ihrem sexuellen Verhalten befragt hatten, wir haben es folglich mit durchaus fundierten Vermutungen zu tun.

Den höchsten Reiz übt auf die Analschleimhaut offenbar das Lecken mit der Zunge aus. Menschen, die dieser Lust nachgingen, würden »leicht Sklaven ihrer Leidenschaft, weil die Reize so außerordentlich stark sein sollen. Es kommt aber vor, daß Menschen auf Anilingus gar nicht reagieren«.[5] Stekel behauptet sogar, daß der Anilingus einmal als höchste Liebesbezeugung wohl sehr geschätzt wurde. Darauf deuteten Redensarten wie »einen gern haben«.[6]

Diese Redensart steht im deutschsprachigen Raum nicht nur für die Aufforderung zum Anilingus, sondern ist bekanntlich die »vornehme Form« für die konkretere und rüdere Aufforderung: »Du kannst mich mal am Arsch lecken!« Eine Beleidigung, die wir bereits im Götz von Berlichingen finden und zu der sich nicht zuletzt Goethes *Rameau* äußert, indem er kundtut: »Es ist ein Unterschied zwischen Hintern küssen. Es gibt ein eigentliches und ein figürliches. Fragt nur den dicken Bergier, er küßt Madame de la M. den Hintern im eigentlichen und figürlichen Sinne, und wahrhaftig das Eigentliche und Figürliche würde mir da gleich schlecht gefallen.«[7]

Rameau will seine Würde nicht verlieren und gibt hier ein Beispiel, das verdeutlicht, wann er diese verlöre. Grundsätzlich ist damit aber nicht gesagt, daß Rameau diese Geste immer zuwider ist, weil er zuvor nämlich sagt: »… denn es gibt andere Tage, da mich's gar nichts kostete so niederträchtig zu sein, als man wollte, Tage wo ich für einen Pfennig der kleinen Hus den Hintern geküßt hätte.« Und sein Gesprächspartner pflichtet ihm bei und äußert: »Ey, mein Freund! sie ist weiß, niedlich, jung, fettlich. Zu so einer Demutshandlung könnte sich wohl einer entschließen, der delicater wäre als Ihr.«[8]

Deutlicher kann es nicht gesagt werden. Der Anilingus ist eine Unterwerfung und Liebesbezeugung zugleich. Und da er dies ist, kann er als Aufforderung gegenüber einer Person, die man beleidigen will, vortrefflich dienen. Gleiches gilt im übrigen für die Aufforderung: »Du kannst mir mal die Füße lekken!« Dabei läßt sich sogleich die Rangordnung erkennen. Der Afterkuß ist ganz augenscheinlich der absoluteste aller Unterwerfungsküsse, dies im positiven wie im negativen Sinne.

Was die Unterwerfung betrifft, so kann man auch von Huldigung sprechen, denn demjenigen, dem man Rocksaum, Füße oder Ring küßt, wird Anerkennung gezollt, wegen seiner Macht, Heiligkeit oder wegen seines Status. Gott wird mit Küssen verehrt, die ihm nicht direkt gegeben werden können, so daß man Gegenstände küßt, die ihn oder seine Macht symbolisieren. Nicht zuletzt deshalb wird der Papst auf diese Weise, ob nun durch Ring- oder Fußkuß, verehrt. Und der Papst wiederum ehrt Gott unter anderem, indem er die Erde küßt.

Aber nicht nur Gott wird mit dem Kuß gehuldigt, auch dem Teufel widerfährt auf diesem Wege Ehrerbietung. Es ist der Afterkuß, dem zugleich eine Verhöhnung Gottes zukommt. Dieser Kuß, auch Teufelskuß oder Homagialkuß genannt, spielt im Teufelsglauben eine erhebliche Rolle. Beispielsweise wird beim Hexensabbat auf dem Blocksberg dem Teufel der Anus geküßt. Dabei versammeln sich die Getreuen, und ein Unterteufel hebt den Schweif des Teufels in die Höhe. Hat der Teufel einen Kuß erhalten, dann bestätigt er diesen mit einem gewaltigen Furz. Hierbei spiele das erotische Moment massiv mit hinein, schreibt Lothar, denn alle Satansfeste endeten in wüsten Orgien. Zudem sei der Kuß auf den Hintern hier sexuelle Perversion, Gegenstück des Cunnilingus.[9]

Das Sexuelle dieses Kusses können wir auch in Goethes Faust finden, zumindest wenn man des Meisters weitere Notizen zur Hand nimmt; dort heißt es:

»*X* [Ein Gefolgsmann des Teufels]
und kann ich wie ich bat
Mich unumschränckt in diesem Reiche schauen

So küß ich, bin ich gleich von Haus aus Demokrat
Dir doch Tyrann voll Danckbarkeit die Klauen.
Ceremonienmeister
Die Klauen! das ist für einmal
Du wirst dich weiter noch entschließen müssen.
X
Was fordert denn das Ritual.
Ceremonienmeister
Beliebt dem Herrn den Hintern Theil zu küssen.
X
Darüber bin ich unverworrn
Ich küsse hinten oder vorn.
Scheint oben deine Nase doch
Durch alle Welten vorzudringen,
So seh ich unten hier ein Loch
Das Universum zu verschlingen
Was duftet aus dem kolossalen Mund!
So wohl kanns nicht im Paradiese riechen
Und dieser wohlgebaute Schlund
erregt den Wunsch hinein zu kriechen.
Satan
Vasall du bist erprobt
Hierdurch beleih ich dich mit Millionen Seelen
Und wer des Teufels Arsch so gut wie du gelobt
Dem soll es nie an Schmeichelphrasen fehlen.«[10]

Den Teufelskuß auszuführen hieß, sich dem Satan zu unterstellen und Gott abzuschwören. Diese Art Kuß hat man nicht nur Ketzern und Hexen zur Last gelegt, sondern auch die Templer (denen man ab Anfang des 14. Jahrhunderts den Prozeß machte) wurden dessen bezichtigt. Angeklagt wurde 1303 etwa ein englischer Bischof von Coventry, unter anderem weil er dem Teufel gehuldigt und ihm den Hintern geküßt haben soll.[11]

Deutlich wird, daß dieser Kuß – ein Hirngespinst zwar –

zum Inbegriff der Teufelsanbetung wurde. Er stand nicht nur für die Abkehr von Gott, sondern für sexuelle Ausschweifung.

Doch entschwinden wir der Hölle, wenden uns ab von den Teufelsküssen und beschäftigen uns wieder mit der realen Kußwelt. Man geht also davon aus, daß der Anilingus am Anfang der Menschheitsgeschichte eine vertraute und selbstverständliche Handlung war. Ähnlich wie die Tiere sollen wir uns ungeniert am Geschlecht berochen und beleckt und bei dieser sexuellen Kontaktaufnahme den After mit einbezogen haben. Im Laufe der Evolution, und damit im Zuge des Zivilisationsprozesses, hätten wir diese archaischen Verhaltensweisen abgelegt und somit das Tierische weit hinter uns gelassen. Dieser Annahme zufolge unterstellte man, und unterstellt es teilweise noch heute, daß nur »Primitive« in ihrer Sexualität Tierisches auslebten. Zu den »Primitiven« zählen die »Wilden« ebenso wie die »Perversen«, die den »zivilisierten« Gesellschaften angehören. Für diese Behauptung habe ich jedoch keine

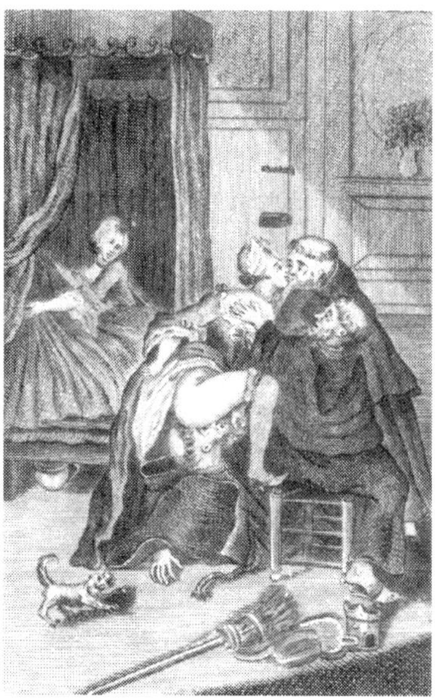

Abb. 64 Szene aus *Therese Philosophe* von dem Jesuiten P. Girard, 1748.

Belege gefunden. Was aber weder für noch gegen ihren Wahrheitsgehalt spricht. Denn es fehlt an Untersuchungen hinsichtlich der »Unzivilisierten«, der »Zivilisierten« und der »Perversen«. Auch ist der Begriff Perversion äußerst problematisch. Zu Kinseys Zeiten betrachtete man etwa den Oralverkehr als pervers, wohingegen er heutzutage fester Bestandteil sexueller Kinofilmszenen geworden ist. Zudem ist anzumerken, daß »abartiges Verhalten« nur allzugern immer den Fremden und »primitiven Völkern« unterstellt wird.

»Die Regression auf den Anilingus ist gar nicht so selten«, schreibt Stekel und fügt hinzu, daß Dirnen sich für diese Liebkosung, die oft verlangt würde, sehr hoch bezahlen ließen. Es sei charakteristisch, daß Männer häufig die Potenz für den Beischlaf verlören, wenn sie sich an diese aufreizende Form der Sexualbefriedigung gewöhnt hätten. Und weiter berichtet er von Frauen, bei denen er die Neigung zu aktivem und passivem Anilingus beobachtet hätte, ohne daß sie eigentlich

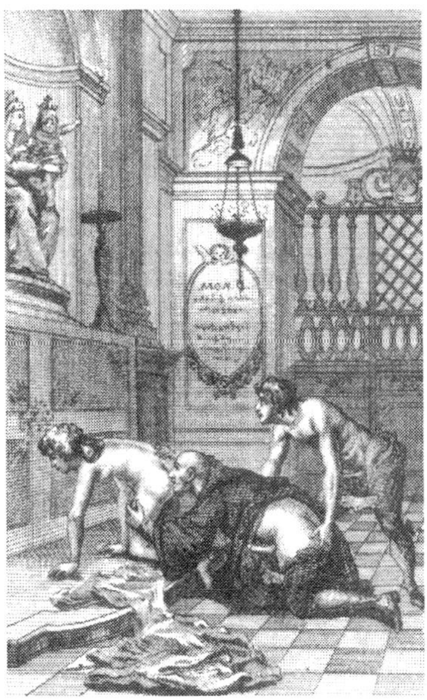

Abb. 65 Szene aus *La Nouvelle Justine* von de Sade, 1797.

»auffallende neurotische Züge« gezeigt hätten. Sodann gibt Stekel den Bericht eines Patienten wieder, der von seiner »bildhübschen Geliebten, einer Lehrerin von 24 Jahren«, beim Beischlaf stets am ganzen Körper geküßt wurde. Der Anilingus würde von ihr immer mit großem Genuß vollzogen, erst dann wäre sie für eine Kohabitation zugänglich. Demselben Kranken sei es passiert, berichtet der Nervenarzt, »daß ihm von zwei Schwestern zugleich der Anilingus und eine Fellatio vollzogen wurden, angeblich für Bezahlung, nachdem ihn die Schwestern auf der Gasse angesprochen und ganz außerordentliche Genüsse angeboten hatten.«[12]

Anilinguserfahrungen werden auch von Wilde in seinem Roman *Teleny* beschrieben. Die folgende Szene spielt sich in einem Freudenhaus ab. Der homosexuelle Held erzählt in Ichform. Es heißt:

»Schließlich packte das schwindsüchtige Mädchen mit ihren Händen die Hinterbacken der anderen, und so einen ungeheuren fleischigen Krater aufreißend, rief sie aus:

›*Une feuille de rose.*‹

Ich wunderte mich natürlich sehr, was sie wohl meinen könnte, und fragte mich, woher ich jetzt ein Rosenblatt nehmen sollte, denn im ganzen Haus war keine Blume zu sehen; und dann sagte ich mir: Und wenn sie eine hat, was will die damit machen?

Und ich sollte mich lange wundern, denn die Marketenderin tat ihrer Freundin, was diese ihr getan. Woraufhin zwei andere Huren kamen, sich vor den Hinterteilen, die so für sie aufgehalten wurden, hinknieten, ihre Zungen in die schwarzen Arschlöcher legten und sie zu lecken begannen, zur Freude sowohl der aktiven und passiven Prostituierten als auch der Zuschauer.«[13]

Hier ist von »une feuille de rose« die Rede, in der Bordellsprache bedeutet *effeuille des roses* nichts anderes als am After zu lecken oder geleckt zu werden. Eigentlich müßte es *effeuillaison* oder *effeuillement des roses* heißen: Entblätterung der Ro-

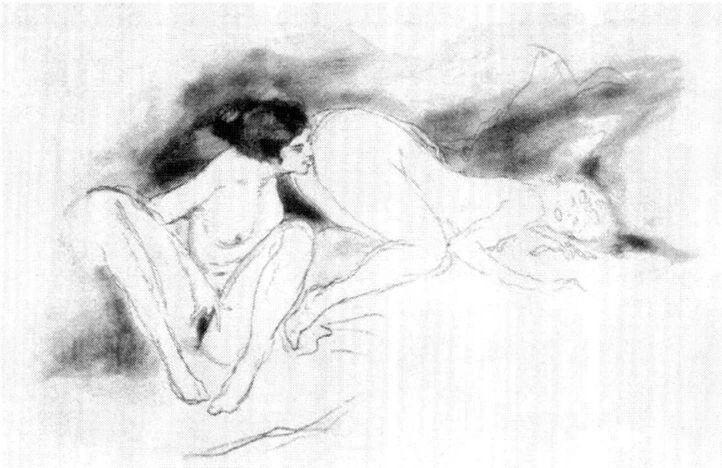

Abb. 66 Anilingus.

sen. Als Rosen werden die *Nates* der Frau bezeichnet, sprich die Hinterbacken, und Entblättern steht für Entkleiden.[14]

Es ist nebenbei bemerkt nicht unüblich, stark tabuisierte sexuelle Handlungen oder Körpersekrete, die als sexuelle Stimuli benutzt werden, mit französischen oder »appetitlicheren« Namen zu versehen. So bezeichnet man etwa Kot als Kaviar und Urin als Natursekt.

Wir haben gesehen, daß der Anilingus zur Stimulierung ausgeübt wird, dies nicht selten, um auf den Koitus oder den Analverkehr vorzubereiten. Genau wie andere Küsse dient er zumeist dazu, entweder den passiven oder aktiven Handelnden oder beide Beteiligten in sexuelle Verzückung zu versetzen. Zumeist ist der Anilingus derjenige Kuß, der auf dem Weg zur geschlechtlichen Vereinigung die höchste Form und intimste Kußlust darstellt. Die Küsse folgen einer hierarchischen Ordnung, und der Anilingus wird entsprechend am Ende des Vorspiels angewandt.

Unserem Held in Wildes Erzählung wird etwa zunächst die Hand geküßt, dann beißt ihn sein Verehrer Teleny in seinen

Nackenansatz, im folgenden bedeckt er ihn mit einer Vielzahl Küsse, die auf ihn wie »Blütenblätter« den Rücken hinunter fallen. Schließlich erreicht Teleny die »zwei fleischigen Hemisphären«, die er mit seinen Händen auseinanderdrückt, um die Zunge in »jenes Loch zu stoßen«, in dem er »kurz zuvor seinen Finger hatte«[15].

An anderer Stelle des Romans wird deutlich, daß mit dem Anilingus die Analpenetration möglich gemacht werden soll: »Seinen Kopf neigend, begann er zuerst das Loch in meinem Hintern zu küssen und dann seine Zungenspitze hineinzuschieben, was mich mit durchdringender, unsäglicher Lust erfüllte. Dann, als er das Loch flink rundum schlüpfrig gemacht, erhob er sich und versuchte seinen Phallus hineinzudrücken ...«[16]

Aber auch diese Handlung wurde zuerst mit einem anderen Kuß, einem Zungenkuß, sowie mit Berührungen eingeleitet.

Des öfteren stieß ich auf die Behauptung, daß Afterkuß und Aftererotik insbesondere bei Homosexuellen anzutreffen seien. Selbst in Nachschlagewerken können wir dies nachlesen. So steht im *Handwörterbuch der Sexualwissenschaft* von 1923 und 1926 unter Anilincto beziehungsweise Anilingus: »Perverse Sexualbetätigung, zuweilen als Ausdruckserscheinung des Masochismus, insbesondere bei Homosexualität.«[17] Und auch in wissenschaftlichen Standardwerken wie etwa dem von Heinrich Ploss und Paul Bartels *Das Weib in der Natur- und Völkerkunde* finden wir einen derartigen Hinweis. Hier verweisen die Autoren auf einen Zusammenhang von Homosexualität, Triebbefriedigung und Rückfall in eine Entwicklungsphase, in der »die Hauterotik und die Erotik der Körperöffnungen eine Hauptrolle spielten«.[18]

Ob diese Behauptung gerechtfertigt ist, bleibt zu fragen. Es mag aber auf der Hand liegen, daß der Analverkehr und damit die Analerotik zumindest bei einem Teil der homosexuellen Männer eine gewisse Rolle im Sexualleben einnehmen. Es ist jedoch die Frage, ob dieser Anteil größer ist als etwa der unter heterosexuellen Männern. Man hat mir beispielsweise mitgeteilt, daß ein Teil der heterosexuellen Spanier den Analverkehr praktiziert, um eine Schwangerschaft zu vermeiden. Daß es dabei nicht ausschließlich um Verhütung gehen kann, ist offenkundig. Diesbezüglich möchte ich mich ausnahmsweise einmal kritiklos Freud anschließen, der den Verkehr per anum durchaus nicht mit Homosexualität (Inversion) gleichsetzt.[19]

Menschen, die es »gerne mit dem Hintern treiben«, wird zudem häufig unterstellt, sie hätten einen speziellen Gang. Ja, Gesäßfetischisten seien schon an ihrem Gang zu erkennen, weil sie allerlei wackelnde, rhythmische Bewegungen mit ihrem Gesäße machten und ihre Hüften wiegten, um so die Umwelt auf ihre erogene Zone aufmerksam zu machen.[20] Womit natürlich homosexuelle Männer gemeint sind.

Tatsächlich lassen sich einige Homosexuelle am Gang erkennen, auch fallen manche unter ihnen durch »weibische« Gesten auf, was meines Erachtens jedoch nichts mit der Analerotik oder dem Gesäßfetischismus zu tun haben muß. Wäre dem nämlich so, dann müßte an erster Stelle der Name Marilyn Monroe fallen, und zugleich wären all jene Geschlechtsgenossinnen zu nennen, die auf Stöckelschuhen daherstolzieren.

Es gäbe wohl wenige Menschen, welche die Analsexualität gänzlich überwunden hätten, schreibt Stekel und führt weiter aus: »Offenbar gehört die sexuelle Empfindlichkeit der Analzone zum Inventar der normalen Sexualität. Es ist bekannt, daß erfahrene Dirnen impotente Männer dadurch zur Erektion bringen, daß sie einen Finger in den Anus einführen. Auch ist es allgemein bekannt, daß nach einer ausgiebigen Stuhlentleerung, bei der harte Skybala [Kot] den Anus passiert haben, die Sexualerregung gesteigert wird und die Potenz auffallend gebessert erscheint. Die Neigung zu Päderastie und die passive Homosexualität, bei der der Urning [Homosexueller] seinen Anus dem Partner willig darbietet, haben neben den psychologischen Wurzeln auch diese organische Grundlage. Es gibt auch Frauen, die beim vaginalen Koitus vollkommen anästhetisch sind, während der anale Weg zu Orgasmus und Befriedigung führt.«[21]

»In Antwerpen sah ich im Museum ein Bild von Rubens«, schreibt Stekel, »das im Kataloge ›Venus frigide‹ bezeichnet wird. Im Katalog wird auf die kauernde Stellung von Venus und Amor aufmerksam gemacht, auch der Satyr im Hintergrunde, der auf der Photographie kaum zu sehen ist, hockt sich nieder und zeigt seine Zunge ... Der Verfasser der Beschreibung meint: Das oft ›Jupiter und Antiope‹ benannte Werk ist nur eine Ausführung des Sprichwortes: ›Sine Bacho et Cere friget Venus‹. [Ohne Bachus (Gott des Weines, der für den Genuß steht) und Ceres (Göttin des Ackerbaues, die für die Fruchtbarkeit steht) ist Venus (Göttin der Liebe) kalt (frigide)] ...

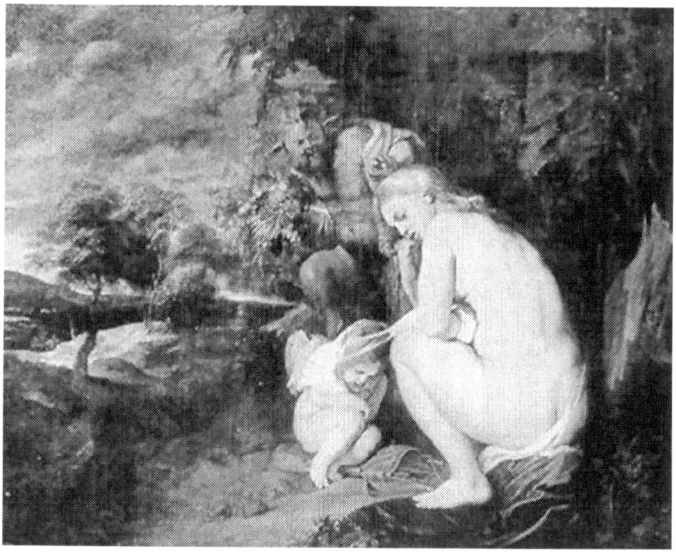

Abb. 67 »Venus frigide«.
Ölgemälde von Rubens (1577-1640).

Ich halte diese Erklärung für falsch. Der Satyr hat ein mit Früchten gefülltes Horn. Die Stellung aller drei Personen ist die der Defäkation. (Beim Amor besonders deutlich!) Es ist eine Orgie der Analsexualität und die Zunge des Satyrs ein Hinweis auf den Anilingus. Die ›Venus frigide‹ ist offenbar nur für den Koitus frigid.«[22]

Auch Kinsey und seine Mitarbeiter schreiben, daß auf manche Individuen die anale Stimulierung eine starke erotische Wirkung ausübe und einige wenige durch solche Stimulierung zum Orgasmus[23] gelangten. Die Mechanismen seien die gleichen wie bei der oralen Brust- oder Genitalstimulierung.[24] Und wir wissen ja, daß jeder Körperteil erotisch wirken und Einfluß auf unsere sexuelle Erregung nehmen kann, ob nun die Hand, der Fuß oder der entblößte Nacken.[25] Ich erinnere in diesem Zusammenhang nur an die Werbung, die aus diesem Grunde den weiblichen Mund und die Brüste gewinnbringend vermarkten kann.

Allerdings wissen wir auch, daß nicht alle Menschen auf die gleichen Stimuli gleich stark reagieren, weshalb Kinsey und seine Mitarbeiter erhebliche individuelle Unterschiede bezüg-

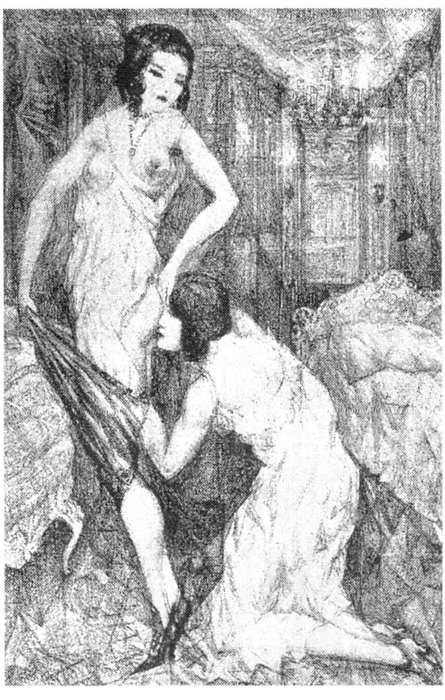

Abb. 68 »Beim Schlafengehen«.
Lithographie von Verheyn.

lich der analen Stimulierbarkeit konstatieren. Sie vermuten unterschiedliche Nervenversorgungen im Anusbereich oder erheblich differierende psychologische Prägungen.[26]

Betrachtet man die Untersuchungsergebnisse von Nancy Friday, so unterscheiden sich Frauen und Männer diesbezüglich zumindest hinsichtlich ihrer Phantasien. Frauen, so hat es den Anschein, verspüren nach Fridays Studie weniger den Hang zum Anilingus,[27] während einige Männer es förmlich lieben, den Anus mit dem Mund zu berühren und die Zunge hineinzuführen.[28]

Bei meinen Recherchen konnte ich allerdings keinen generellen Unterschied der Geschlechter ausmachen. Ganz abgesehen von einigen Prostituierten, die Anilingus anbieten und von denen wir nicht wissen, ob sie ihn mit Genuß ausüben, fand ich die bereits weiter oben zitierte Mitteilung und die folgende einer 30jährigen Frau: »Ich liebe meinen Mann sehr und seine körperliche Nähe erregt in mir den Wunsch, durch sein männliches Fluidum zu höchster Wonne angeregt zu werden. Es gibt wohl nichts Schöneres als die gegenseitigen hemmungslosen ... Liebkosungen, die ein restloses Befriedigtsein zur Folge haben. Es bringt mir unendliche Lust, die wachsende Erregung meines Mannes zu sehen und zu fühlen, alle meine Sinne umfassen ihn und ich presse mein Gesicht an seinen Körper, um ihn zu ›riechen‹. Der dumpfe Geruch der männlichen Organe regt meine Begierde an, es treibt mich dazu, mit der Zunge zu berühren, was meinen Geruchssinn erregt, die Gegend des Hodens bis zum After. Das Bewußtsein, daß ich meinen Mann dadurch maßlos errege, steigert mein Verlangen nach der Vereinigung mit ihm und der beiderseitigen Entspannung.«[29]

Was nun die unterschiedliche psychologische Prägung anbelangt, so kann man einmal die bereits angesprochene Reinlichkeitserziehung zur Grundlage nehmen. Die Frage ist, ob sich eine Art manifester Ekel vor der Analzone entwickelt oder nicht. Offenbar greift die Reinlichkeitserziehung nicht absolut und überall. Denn immerhin sind 2,8 Prozent der Befragten meiner Studie von 1995 zufolge vom Aftergeruch des Partners oder der Partnerin fasziniert.[30] Und wie meine bisherigen Ausführungen zeigen, spielt die Analerotik für einige Menschen eine nicht unerhebliche Rolle oder ist Teil ihrer Sexualität.

Manche Forscher machen für den besonderen Hang zur Analzone sogar die Reinlichkeitserziehung selbst verantwortlich. Im Kindesalter, so die Überlegung, könne es bei der Intimhygiene zu Reizungen und damit Steigerung der Lustempfindungen kommen, diese wiederum können sich prägend oder fixierend auf die Sexualität auswirken. Wobei hier zwei Ausprägungen möglich seien: Entweder werde der Analbereich zur Lustquelle oder neurotisch besetzt, und das Individuum leide etwa sein ganzes Leben unter Verstopfung.[31]

Wie sich etwas ausprägt, ist von den Vorstellungen abhängig, die wir uns davon machen. Daß der Mund beispielsweise Lust schenken darf und als erotisches Organ empfunden wird, ist keineswegs in den Genen angelegt. Es gibt genügend Völker, die nicht mit dem Mund geküßt haben oder ihm keine besondere Rolle in der Sexualität zukommen ließen. Ob wir einem Organ folglich eine bestimmte Rolle in der Sexualität einräumen, hängt weniger von der Veranlagung als vielmehr von den Normen und Moralvorstellungen ab, die in einer Kultur herrschen.

»Ich habe geliebt und ich habe geküßt«

Schluß

Ich habe geliebt und ich habe geküßt, weil die Liebe doch dafür erfunden ist«, singt Zarah Leander 1937 im UFA-Film *Zu neuen Ufern.* So selbstverständlich ist die Liebe mit dem Küssen verbunden, daß der Kuß zur Liebeserklärung wird, zum Liebesversprechen, ja zum Vorgeschmack und Inbegriff des geschlechtlichen Liebesaktes. Nichts, aber auch gar nichts konnte den Kuß auf seinem Eroberungszug aufhalten, weder Vorurteile noch moralische Einwände. Immer mehr Menschen pflegen den Lippenkuß, ob nun öffentlich oder hinter verschlossenen Türen.

Der Grund für die Kußlust ist ebenso unprätentiös wie simpel: Es ist die Lust selbst, die uns zum Kusse treibt. Die Lust an der Berührung und dem Geruch des anderen, die uns in die Wiege gelegt wurde. Sie vermittelt ein befriedigendes Gefühl. Gleichzeitig verstärken Küsse den Liebesrausch, der doch nur einen Sinn hat, nämlich die körperliche Vereinigung. So wird der Kuß zur Lustquelle und zum Handlanger des Geschlechtstriebes. Umgekehrt bleibt der Kuß, wenn der Trieb schon längst nachgelassen hat. Er weist auf das, was gewesen ist, und als symbolischer Akt auf das, was noch folgen kann oder soll.

Soweit der Lippenkuß. Aber die Lippen wollen nicht nur Lippen berühren. Im Sinnentaumel der Lust streben sie danach, den ganzen Körper zu erobern. Immer unzüchtiger werden die Küsse, immer animalischer wird das Verlangen. Entsprechend beschnüffeln und belecken wir einander wie die Tiere. Dieses Tierische läßt den Kuß dann in seinem wahren Gewand erscheinen. Aber weil wir ganz anders zu sein haben als die Tiere, wurde diesen Küssen nicht selten der moralische Krieg erklärt. Resistent gegen Verteufelung und psychologische Denunziation haben sie jedoch überlebt, weil ihr Fortbestehen in den Betten des Erdenrunds biologisch gesichert scheint.

Und so bleibt dann letztendlich die Frage, ob nicht vielleicht das geschlechtliche Beschnüffeln und Belecken den Grundstein für den Mundkuß legten. Die Aufrichtung des Menschen vom Boden führte entsprechend nicht nur dazu, daß wir uns von einem Nasentier zu einem Augentier entwikkelt haben, sondern auch dazu, daß sich unsere sexuelle Kontaktaufnahme von unten nach oben verlagert hat.

Folglich wäre das, was von einigen noch heute verunglimpft wird, nur natürlicher Ursprung des wollüstigen Mundkusses. Dadurch werden freilich demjenigen, der den Küssen unterhalb der Gürtellinie skeptisch gegenüber steht, diese nicht appetitlicher, aber doch wohl verständlicher. Unter ästhetischen Gesichtspunkten ist übrigens vieles, was mit unserer Sexualität zusammenhängt, zurückzuweisen. Selbst der Zungenkuß ist bei genauer Betrachtung unschön, dennoch haben wir ihn sogar als öffentlichen Akt akzeptiert.

Unsere ästhetischen Ansprüche haben stets etwas mit unseren kulturellen Werten zu tun, ebenso unsere Vorlieben und Abneigungen. Folglich ist die Art und Weise, wie und was wir küssen, nicht ganz frei von unserer kulturellen Prägung. Allerdings läßt sich das Kußbedürfnis nicht ausmerzen, wie die Geschichte der wollüstigen Küsse zeigt.

Das wiederum hat mit einem gewissen Rauschzustand beim Küssen zu tun, den selbst Naturwissenschaftler jetzt nachweisen konnten. Küsse sollen sogar süchtig machen und Vielküssern ein längeres Leben bescheren. Wenn sich die hochsensiblen Schleimhäute und die Zungen berühren, werden nämlich chemische Stoffe in unserem Gehirn ausgeschüttet, die ähnlich wie eine Droge wirken. Zudem nehmen wir beim Küssen Botenstoffe auf, die in Körperflüssigkeiten, Körpergerüchen und dem Atem enthalten sind. Auch diese setzen hormonelle Prozesse in Gang und forcieren den Wunsch zur Kontaktaufnahme mit den Schleimhäuten.

Ist denn das Küssen ausschließlich ein biologisch gesteuerter Prozeß? Sicherlich nicht, denn Küssen und Küssen ist ein himmelweiter Unterschied, wie jedermann weiß. Begierde, Leidenschaft oder Liebe müssen mit den biologischen Prozessen Hand in Hand gehen, sonst zeigen Küsse keine Wirkung. Was hilft es uns also zu wissen, daß Küsse chemische Vorgänge im Körper bewirken, sie uns ein längeres Leben bescheren und ein sehr leidenschaftlicher Kuß 64 Kalorien verbraucht? Nicht gar so viel, denn:

> Der Küsse Zauberkraft und Wesen zu ergründen,
> Wie süss die Wollust sei, die wir durch sie empfinden,
> Warum der Kuss entzückt und jener nur erfreut,
> Das weiss die Liebe nur, nicht die Gelehrsamkeit
> *B. L. Tralles*[1]

* * *

1926 forderte ein Studiosus, Graf Henckel von Donnersmarck, von einem Richter: »Geben Sie Kußfreiheit!« Was war geschehen? Er hatte die Gänseliesel in Göttingen geküßt, eine Bronzefigur, die einen Brunnen ziert. Dies aber war seit 1901 verboten. Die emphatische Verteidigungsrede des kußlustigen

Studenten, doch endlich den Bann von den kühlen Lippen der Liesel zu lösen, nützte ihm nichts. Er wurde zu zehn Reichsmark Strafe verdonnert. Erst in diesen Tagen, nach hundert Jahren, hob man das Kußverbot auf, an das sich sowieso niemand gehalten hatte. Es ist nämlich seit Jahrzehnten in der Universitätsstadt Tradition, die Gänseliesel nach bestandener Doktorprüfung zu küssen. Und die Moral von der Geschicht': Kußverbote nützen nix!

Anmerkungen

Einleitung

1 Vgl. *Von dem Rechte* … 1775, S. 143 f., sowie *Über den Kuß und das Küssen* … 1802, S. 75 f. Etwas anders hört sich die Anekdote von Stobitzer (1875, S. 8) an. Er schreibt: »Kaiser (sic!) Rudolph I. jedoch schien zu dem geistlichen Kusse kein rechtes Zutrauen zu haben, denn als einst der Bischof von Speyer seiner Gemahlin Agnes aus dem Wagen half und sie kraft seines Vorrechtes als Priester küssen wollte, jagte er ihn mit den Worten: ›A tali benedictione libera nos, domine!‹ [Mit derartigem Segen bleibt uns ferne, Herr!] von dannen.« Vgl. hierzu auch die gleiche Schilderung bei Weber o. J. [1832], S. 276.

2 Vgl. Amaranthes (1980) [1715], Sp. 1108.

3 Vgl. *Von dem Rechte* … 1775, S. 142.

4 Vgl. Kapri 1875, S. 797.

5 Vgl. *Über den Kuß und das Küssen* … 1802, S. 90 f.
Bei den Römern soll es eine »stattsame Ursache zur Ehescheidung« gewesen sein, wenn sich eine Ehefrau von einem Fremden küssen ließ, weil dadurch die »Keuschheit der Weiber« verletzt würde. Im historischen Neapel sollen derartige Küsse sogar mit dem Tode bestraft worden sein, vgl. Heckel 1727 [1675], S. 88.

6 Unlängst küßte etwa ein Spice-Girl (Popgruppe) im Überschwang Prinz Charles' Wangen.

7 Vgl. von Dewitz 1997, S. 1.

8 Vgl. Corso 1914, S. 4, dort auf kalabrisch: Dona basada, meza ciavada.

9 Zitiert nach Heckel 1727 [1675], S. 89 f.

10 Zitiert nach Wandel 1996, S. 93.

11 Umfrage des Gallip-Instituts, vgl. hierzu Blue 1997, S. 188 f.

12 Vgl. etwa den TV-Krimi *Auf schmalem Grat*, Deutschland 1999, Regie: Erwin Keusch. Ausgestrahlt im ZDF am 22. Mai 2000.

13 Vgl. ebd.

14 Vgl. Freud (1969 ff.): *Vorlesungen zur Einführung in die Psychoanalyse*, in: GW XI, S. 333, dort heißt es genau: »Schon der Kuß hat Anspruch auf den Namen eines perversen Aktes, denn er besteht in der Vereinigung zweier erogener Mundzonen an

Stelle der beiderlei Genitalien. Aber niemand verwirft ihn als pervers, er wird im Gegenteil in der Bühnendarstellung als gemilderte Andeutung des Sexualaktes zugelassen. Gerade das Küssen kann aber leicht zur vollen Perversion werden, wenn es nämlich so intensiv ausfällt, daß sich Genitalentladung und Orgasmus direkt daranschließen, was gar nicht so selten vorkommt.« Vgl. auch ebd., GW V, S. 49.

15 Es gibt viele verschiedene Worte für den Kuß und das Küssen, sie sind derart vielfältig, daß man ihnen eigentlich ein Nachschlagewerk widmen sollte. Siebs hat sich 1903 die Mühe gemacht, einen Großteil dieser Worte wenigstens für die deutschen Sprachgebiete zu fixieren, vgl. ebd., insbesondere S. 10 f.

16 Amaranthes (1980) [1715], Sp. 1107.

17 Spintus Asper 1978 [1805], S. 19 f.

18 Siehe unter Heckel 1727 [1675]. Übrigens verfügt dieses Buch über ein Kuß-Register. Derartiges habe ich bei keinem anderen Buch über das Küssen gefunden. Anzumerken ist auch, daß die erwähnten Schriften in der Regel aus nur wenigen Seiten bestehen und sie zumeist als Dissertation bezeichnet werden. Es waren dies aber keine Dissertationen zur Erlangung eines Doktorgrades, sondern »Streitschriften«, die von »Schülern« für ihre »Lehrer«, deren Thesen sie aufgriffen, geschrieben wurden.

19 Vgl. Heckel 1727 [1675], S. 89 u. 88.

20 Ebd., Beginn der *Vorrede des Übersetzers.*

21 Heinrich Kornmann [Henricus Kor[n]mannus] (1610), zitiert nach Heckel 1727 [1675], auf der ersten und folgenden Seite der *Vorrede des Autoris.*

22 Vgl. Hebold 1777, S. 34.

23 Kleinpaul 1972 [1888], S. 197.

24 Ebd.

25 Vgl. Die Sprüche Salomos 7/7-22.

26 Zedlers Universal-Lexicon 1732-54, Sp. 2089 f.

27 Vgl. Lomer 1907, S. 39.

28 Scheuer 1911, S. 461.

29 Longos: *Daphnis und Chloe*, I. 18, 1.

30 Ebd., II. 10, 2 u. II. 11, 1.

31 Vgl. Gessner 1770-72, S. 47; S. 50, S. 92. u. S. 113.

32 Longos: *Daphnis und Chloe*, II. 7, 7.

33 Vgl. Kleinpaul 1972 [1888], S. 193. Dieses Wort, φιλεῖν, hat ein Freund von mir in einem altgriechischen Wörterbuch nachgeschlagen, es bedeutet zudem: jemanden gern haben, beschenken, bewirten.

Kapitel 1

1 Bölsche 1900, S. 151.

2 Librowitz o. J. [1877], S. 10. Es sei erwähnt, daß Librowitz sich insgesamt gesehen sehr ernsthaft mit diesem Thema auseinandersetzt, auch ist ihm Darwins These bekannt.

3 Vgl. etwa Heckel 1727 [1675], S. 18; Zedlers Universial-Lexicon 1732–1754, Sp. 2091; *Von dem Rechte* ... 1775, S. 130; Stobitzer 1875 sowie Kapri 1875, S. 97.

4 Sittl (1970 [1890], S. 38 f.) bezweifelt die Überprüfung des Weingenusses bei den Römerinnen mit Hilfe des Kusses. Er führt Plinius an, der hierüber Aufschluß geben soll. Ich konnte jedoch auf die von Sittl angegebene Quelle nicht zurückgreifen, da sie nicht auffindbar war.

5 Valerius Maximus: *Sammlung merkwürdiger Reden und Taten*, II. 5. (in der Übersetzung von D. F. Hoffmann (1828)).

6 Alexandrinus: *Der Erzieher*, II. 20, 4.

7 Diese Erzählung findet sich bei Plutarch an drei Stellen: a) *Moralische Schriften: Fragen über Römische Gebräuche*, 6 (1830); b) *Moralische Schriften: Von den Tugenden der Weiber. Die Trojanerinnen* (1830) sowie c) *Lebensbeschreibungen: Romulus*, 1 (1913)

8 *Über den Kuß und das Küssen* 1802, S. 5.

9 O. A. 1998 [1992], S. 35.

10 Heine, zitiert nach o. A. 1998 [1992], S. 36.

11 Darwin 1896 [1872], S. 212.
Obgleich Malespine die Ausführungen von Darwin bekannt gewesen sein dürften, vertritt er 1921 die Meinung, daß der Kuß eine instinktive, natürliche Ausdrucksform sei, ja eine Mimik, vgl. S. 18.

12 Vgl. Darwin 1896 [1872], S. 212.

13 Eibl-Eibesfeldt 1976 [1970], S. 172 und S. 210.
Eibl-Eibesfeldt führt hierzu aus: »Wir erinnern daran, weil S. Freud in einer merkwürdigen Umkehrung der Deutung einmal behauptet hat, daß eine Mutter wohl erschrecken würde, wenn sie erkennen würde, daß sie ihr Kind so reichlich mit sexuellen Verhaltensweisen bedenke. Freud hat in diesem Falle die Richtung falsch gelesen. Eine Mutter betreut ihre Kinder mit Brutpflegehandlungen, und sie umwirbt mit diesen ihren Mann.« Ebd., S. 172. Wenn Eibl-Eibesfeldt wirklich recht hätte, stellt sich für mich hier die Frage: Mit welchen Brutpflegehandlungen umwirbt der Mann die Frau?

14 Vgl. ebd., S. 154 f. Der Beiß- oder Liebeskuß ist nach van de Velde im Höhenstadium des Liebesspiels nicht selten und »gewiß keine abnorme Erscheinung«. Zur Bevorzugung bestimmter Körperstellen, etwa der Schulter beim Manne oder des Halses bei der Frau sowie der beiden Flanken, mag es durch die Koitusstellung kommen, schreibt van de Velde, aber, so vermutet er, es könnten auch »dunkle, auf Atavismus beruhende Faktoren« sein, vgl. 1967 [1926], S. 131.

15 Vgl. Eibl-Eibesfeldt 1976 [1970], S. 155 f., der zudem zu dieser These schreibt: »Schon Rothmann und Teuber [1915] und Bilz [1943 u. 1948 f.] sprachen sich in diesem Sinne für eine Ableitung des menschlichen Kusses aus dem Brutpflegefüttern aus.« (S. 156) Bilz (1943, S. 20 f.), Nervenarzt, schreibt genau: »So wie es in der Tierwelt Brutpflegemotive in der Ouvertüre der Liebe gibt, so erscheint auch der menschliche Kuß als eine Vorsprungbewegung, und zwar sehen wir ihn als die Stümmel- oder Verdünnungsform einer elterlichen Atzung [Fütterung] von Mund zu Mund an …«

16 Baksay 1891, S. 75. Auch Eibl-Eibesfeldt beruft sich auf dieses Zitat.

17 Morris 1982 [1977], S. 51 f.

18 Vgl. de Waal 1991, und zwar Schimpansen S. 45 u. Rhesusaffen S. 113.

19 Vgl. ebd., S. 46 und 48.

20 Vgl. ebd., S. 206. Im übrigen gibt es bei den Bonobos auch die Mund-zu-Mund-Fütterung zwischen Muttertier und Jungem, vgl. ebd., S. 211.

21 Vgl. Andree 1889, S. 223-227.

22 Vgl. Ebberfeld 1997.

23 Wie ein Arzt für Frauenheilkunde und Geburtshilfe meines Erachtens berechtigt vermutet, hat das Küssen sogar mit dem Immunsystem einen Pakt geschlossen. Dieser Mediziner spekuliert bzw. fragt: »Sexuelle Treue hat in den allermeisten Kulturen einen hohen Stellenwert, auch und gerade dort, wo polygame Ehen legal sind. Könnte es nicht sein, daß das Küssen, die Verlobungszeit und die eheliche Treue einen biologischen Sinn haben, vorerst behutsam über immunologisch gut gesicherte Körperöffnungen, mit zunehmender Dauer und anhaltender Intensität der Beziehung die Körper- und schließlich Genitalflora der Partner einander so weit anzunähern, bis (wie gegen die eigene Flora) vollkommene Immunkompetenz besteht?« Leserbrief in: Sexualmedizin 9/1998, S. 250.

24 Vgl. Ebberfeld 1998.

25 Lothar 1932, S. 93.

26 Dies, weil es offenbar im Englischen zu »hart« klang, vgl. Hopkins 1907.

27 Van de Velde 1967 [1926], S. 128.

28 Naecke (1908) geht davon aus, daß das Beschnüffeln als Urgrund des Kusses anzusehen ist (vgl. S. 376), während ich das Beschnüffeln *und* das Berühren als Ursachen ansehe.

29 Vgl. Freud 1969 ff., GW, Bd. XI, S. 323.

30 Vgl. ebd., Bd. VIII, S. 46 u. Bd. V, S. 213.

31 Vgl. ebd., Bd. XVII, S. 76.

32 Zur psychoanalytischen Deutung des Kusses siehe etwa auch Phillips 1997, S. 137 ff.

33 Lange vor Freud formulierte Weber ähnliches. Er schreibt: »Das neugeborene Kind setzt zuerst die Lippen in Bewegung an der Mutterbrust; die Mutter küßt es, so entsteht die Lust zum Küssen, die manche Sechziger noch nicht verläßt ...« o. J. [1832], S. 274.

34 Vgl. Freud 1969 ff., GW, Bd. XI, S. 324 f.

35 Vgl. ebd., S. 340 f.

36 In diesem Sinne würde ich dann auch dem Biologen Tinbergen (1940) beipflichten, der im Kuß einen infantilen Saugakt sieht, vgl. S. 21.
Im übrigen sei bemerkt, daß das Nuckeln im Mutterleib ja durchaus eine gute Vorübung und Antizipation des Saugens an der Brust ist.

37 Den Cunnilingus scheint Freud nur einmal angesprochen zu haben, und man muß schon genau lesen, um dies zu erkennen. Er schreibt (1969 ff. GW, Bd. V, S. 46): »Auch bei Frauen sind die Sexualziele der Invertierten mannigfaltig; darunter scheint die Berührung mit der Mundschleimhaut bevorzugt.« Daß auch Männer den Cunnilingus ausüben, konnte ich bei Freud nirgends finden.

38 Vgl. ebd., u. a. Bd. V, S. 50, Bd. XI, 315 u. S. 319.

39 Vgl. ebd., Bd. V, S. 211 f., sowie Bd. VII, S. 245.

40 Bilz 1943, S. 27.

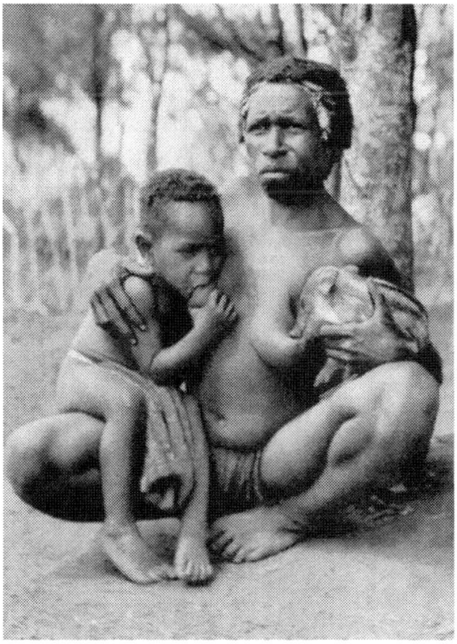

Abb. 69 Familienidyll.

Kapitel 2

1 Ich konnte dieses Verhalten in einem vom Fernsehen ausgestrahlten ethnographischen Film beobachten. Wie inniglich das Verhältnis der Zoé zu ihren Haustieren ist, wurde zudem in zwei weiteren Szenen demonstriert. In der einen Szene wurde eine Mutter beim Stillen ihres Säuglings gezeigt, zugleich stillte sie ein kleines Affenkind; in der anderen Szene kaute eine junge Frau die Nahrung für ein Faultier vor, welches sie damit zärtlich fütterte.
Offenbar ist es für einige Naturvölker ganz selbstverständlich, Haustiere zu nähren. So wurde etwa eine Papuamutter beobachtet, die mit der einen Brust ein Kleinkind und mit der anderen einen Frischling stillte, vgl. Vogel 1954, S. 108 f.

2 Mead 1971 [1935], S. 107 f. Was Mead unter »echtem Kuß« versteht, kann man nur erraten, da eine genaue Beschreibung fehlt. Fraglich bleibt auch, ob die Zähne und/oder die Zunge beim Küssen eine Rolle spielen. Mead betont allerdings, daß die Arapesh eine stark entwickelte Sensitivität des Mundes entwickelt haben, die in der Kindheit und Adolenz durch »Lippenspiele« gefördert werde. Ihrer Meinung nach bliebe diese Sensitivität deshalb auch in der Sexualität im Erwachsenenalter erhalten, vgl. ebd. S. 55 f. und S. 107.

3 Vgl. McClintock 1992 [1910], S. 243 f.

4 Bryk 1928, S. 78. Wie Bryk Kenntnis von der Feuchte der Küsse erlangen konnte, bleibt ungewiß. Er selbst behauptet, durch Befragung und Beobachtung sein Wissen über sieben Ethnien aus Äquatorialafrika erlangt zu haben. Ob er allerdings tatsächlich das Kußverhalten in der von ihm beobachteten Region wieder-

gibt, bleibt fraglich, denn der Mundkuß gehört ebenso wie der Geschlechtsverkehr zu den intimsten Handlungen vieler Völker.

5 Vgl. Malespine 1921, S. 14.

6 Vgl. Lothar 1932, S. 98.
»Im Kuss paaren sich Tast-, Geruchs-, vielleicht auch Geschmacksempfindungen, und es ist wohl anzunehmen, daß sein Vorgänger, das Reiben der Nasenspitzen, in den Kuß als die stärkste Reizursache mit Abnahme des bewußten Geruchsempfindens des Menschen überging; daher der Nasengruß der Primitiven …«, schreiben Ploss/Bartels 1927 [1884], Bd. I, S. 118 f. Aber die Annahme, die »Zivilisierten« seien weniger auf ihren Geruchssinn angewiesen als die »Primitiven«, ist falsch, vgl. hierzu Ebberfeld 1998.

7 Nordenskiöld 1912, S. 88, vgl. auch S. 1.

8 Höygaard 1940, S. 47.

9 Vgl. Covarrubias 1973 [1937], S. 144.

10 Vgl. Holmberg 1985 [1946], S. 164.

11 Ford/Beach 1971, S. 55. Ford/Beach beschreiben an dieser Stelle zwar einige Arten des Kußverhaltens bzw. das Nichtküssen verschiedenster Ethnien, doch geben sie keine Belege an oder zeigen an, daß diese Behauptungen von Selbstbeobachtungen herrühren.

12 Vgl. Ellis 1906, S. 267 f.

13 Kleinpaul 1972 [1888], S. 243.

14 Darwin 1896 [1872], S 212.

15 Malinowski 1979 [1929], S. 279, vgl. auch S. 284 u. S. 256.

16 Ellis 1906, S. 267.

17 Vgl. *Weser Kurier* vom 11. Nov. 1995. Das außergewöhnliche Bild der Begrüßung wurde festgehalten und in diversen Zeitungen abgedruckt.

18 Vgl. Cane 1991, S. 131. Cane unterscheidet zwischen Nasen- und Eskimokuß, die er in ihrer Ausführung zudem genau beschreibt.

19 Rytchëu 1991 [1968], S. 168 u. S. 169.

20 Vgl. Wundt 1920 [1905], S. 136, aber etwa auch Malespine 1921 oder Lothar 1932.

21 Mancherorts auch ihre Art, miteinander zu koitieren, weshalb noch heute von Missionarsstellung die Rede ist.
Offenbar konnten westliche Bräuche nicht immer reibungslos von einem zum anderen Land weitergetragen werden. Als man etwa auf Bali versuchte, die westliche Kultur zu etablieren, stieß man auf einige Widerstände. Dies nicht zuletzt, weil Sitten und Gebräuche in Gefahr standen, mißachtet oder ausgerottet zu werden. Was das Mundküssen betrifft, so scheint es auf Bali nicht bekannt gewesen zu sein, das vermutet zumindest auch Lewandowski (1960) und führt den Fall einer jungen Balinesin an, die danach fragt, »ob denn Küssen schön sei«, vgl. ebd., S. 247. Ich vermag nicht zu sagen, ob dieser Balinesin wegen ihres Alters oder allen Balinesen das Küssen wirklich nicht bekannt war, aber ganz offensichtlich waren die Balinesen sichtlich irritiert, als man in ihrem Land amerikanische Filme mit Kußszenen zeigte. Berichten zufolge sollen Filmküsse vom Publikum mit Miauen nach Katzenart, Schreien und Lachen begleitet worden sein, um anzuzeigen, daß man dieses Küssen für höchst unschicklich hielt. Balinesen wußten sehr wohl, daß der Kuß bei den Amerikanern zum sexuellen Vorspiel gehört, und dementsprechend kommentierte denn wohl auch im Jahre 1933 ein balinesischer

Junge, als man ihm in seiner Schule das westliche Tanzen vermitteln wollte: »... es beginnt mit dem Dansie-Dansie, dann kommt Kissie-Kissie und zum Schluß Fokkie-Fokkie«. Zitiert nach Lewandowski 1960, S. 247.

22 Vogel 1954, S. 49. Dem Sing-Sing geht ein dreitägiges Schweigen voraus, selbst die Hunde bekommen Maulkörbe angelegt. Näheres zu diesem Fest siehe Howes 1992.

23 Scheuer 1911, S. 478.

24 Vgl. Malinowski 1979 [1929], S. 277.

25 Tüllmann schreibt dazu, daß insbesondere Zungenküsse wohl nur zum sexuellen Verkehr gehörten, weil diese durchweg in den sogenannten »Kopfkissenbüchern und ähnlichen pornographischen Schriften« abgebildet waren, vgl. 1964, S. 212.

26 Sugimoto 1935, S. 216.

27 Vgl. Tüllmann 1964, S. 211.

28 Zitiert nach Cane 1991, S. 135.

29 Krauss/Satow 1965 [ca. 1931], S. 343. Vgl. aber auch S. 342 ff., 369 u. 401. Das Küssen wird offenbar in japanischen erotischen Abbildungen seltener dargestellt. (Ich habe in dem umfangreichen Buch von Krauss und Satow, das diverses Anschauungsmaterial enthält, lediglich einige wenige Mundkußszenen gefunden, vgl. hierzu S. 369, S. 401 u. Abb. 47 im Anhang sowie ganz am Ende des Werkes: *Die Erotik in der japanischen Kunst*, die Farbtafel mit dem Titel *Auf dem Dach des Hausbootes* und *Koitus in anum*.) Sehr viel häufiger findet sich dagegen der Mundverkehr dargestellt.

30 Vgl. van Gulik 1974 [1961], S. 126. Ich habe hier van Gulik übersetzt, da aber diese Passage bereits aus dem Chinesischen übersetzt wurde, können durchaus Wortverfehlungen aufgetreten sein.

31 Vgl. Li Yü 1979, S. 263. *Jou Pu Tuan*, was »Andachtsmatten aus Fleisch bedeutet«, wurde bei Erscheinen in Zürich zunächst wegen Unzüchtigkeit beschlagnahmt.

32 Vgl. van Gulik 1974 [1961], Fußnote S. 49.

33 Malinowski 1979 [1929], S. 278, vgl. hierzu auch ebd. S. 283.

34 Ebd., S. 277.

35 Ebd., S. 283, vergleiche auch 282 f.

36 Vgl. Schrader 1917-23, S. 668 f. Die Numider sollen übrigens in den Berbern fortleben.

37 Valerius Maximus: *Von denkwürdigen Reden und Taten*, II. 6, 17 (in der Übersetzung von E. W. Happel (1678)).

38 Vgl. hierzu Valerius Maximus: *Sammlung merkwürdiger Reden und Taten*, II. 6, 18 (in der Übersetzung von D. F. Hoffmann (1828)). Dort heißt es: »So wird sich auch nicht viel gegen den Grundsatz der Numidischen Könige einwenden lassen, einander zu küssen. Denn es ist der Würde hochgestellter Personen ganz entsprechend, sich von niedrigen, alltäglichen Manieren frei zu erhalten, um der Ehrfurcht nicht zu vergeben.« Möglich ist aber auch, daß hier ein »nicht« vergessen wurde, so daß es eigentlich heißen müßte: »So wird sich auch nicht viel gegen den Grundsatz der Numidischen Könige einwenden lassen, einander [*nicht*] zu küssen.«
Übrigens merkt auch Karle (1933), und zwar etwas differenzierter in Sp. 842, Fußnote 4, an: »Nach Valerius Maximus 2, 6, 17 üben auch die Könige der Numider den Brauch des Kusses nicht.«

39 Vgl. Der neue Pauly 1999, Bd. 6, Sp. 943.

40 Es wird allerdings kein direkter Mundkontakt dargestellt, sondern die dargestellte Szene läßt laut Kilmer darauf schließen, daß entweder gleich ein Kuß folgt oder dazu aufgefordert wird, vgl. Kilmer 1993, S. 14 f., 19 und 31 sowie etwa die Abb. R36, R196, R630, die sich zwischen den Seiten 146 und 147 befinden.

Unter den Küssen soll sich bei den alten Griechen auch der sogenannte Topf- oder Henkelkuß einer besonderen Beliebtheit erfreut haben. In einer Komödie von Eunikos heißt es diesbezüglich: »Nimm bei den Ohren mich und gib den Henkelkuß.« Zitiert nach Licht 1977, S. 219, dort findet sich auch die Behauptung, daß dieser Kuß sehr beliebt gewesen sei.

41 Pramann 1988, S. 62.

42 Vgl. Wundt 1920 [1905], S. 135, der zu dieser Abbildung schreibt, daß sich zwar die Münder hier nicht berühren, dieses aber dem Umstand geschuldet sei, daß man den Atemaustausch verdeutlichen wollte. Vgl. zur Seelenvermischung auch ebd. S. 131 ff.

43 Zitiert nach Shenar 1978, S. 66. Aber nicht nur Moses haucht derart sein Leben aus, sondern auch Aaron verliert seine Seele durch einen Kuß. Weitere Beispiele zu dieser Thematik siehe Shenar, insbesondere S. 66 ff.

44 Heine zitiert nach o. A. 1998 [1992], S. 10.

45 Auch Kama Sutra. Kama bedeutet Liebe und sutra Wissen.

46 Wie auch die *Anangaranga* von Kalyanamalla [Kalyana Malla]. Sowohl das *Kamasutra* als auch die *Anangaranga* wurden von Sir Richard Burton ins Englische übersetzt (Erstveröffentlichung 1883 u. 1885), aber leider auch »gesäubert«, so daß wahrscheinlich viele als unsittlich geltende Stellen fehlen. Eine deutsche Übersetzung aus dem Sanskrit gibt es meines Wissens nicht.

47 *Kamasutra* 1966, u. a. S. 57 ff. Vgl. hierzu auch Schmidt 1902, S. 453-477, hier finden sich ausführliche Kußbeschreibungen aus dem *Kamasutra* mit einer wohl recht guten Übersetzung.

48 Vgl. Tüllmann 1964, S. 212.

49 Vgl. Best/Schleidt 1998, S. 30.

50 Tüllmann 1964, S. 209.

Auch in dem Roman *Die ehrenwerte Landpartie* finden wir dieses Urteil über das Küssen. Dort heißt es: »Ich wollte mich eben diskret auf den Balkon zurückziehen, als der ehrenwerte Ausländer sich zu einer unsittlichen Handlung hinreissen liess. Er umfasste das Fräulein mit beiden Armen und näherte seinen Mund dem ihren, um ihr *kisu* [vom englischen kiss] zu machen. Instinktiv wandte ich den Blick ab. Der Mund ist zum Essen und vor allem zum Sprechen bestimmt, aber nicht für so etwas. Doch dank ihrem erfindungsreichen Geist haben die Herren Okzidentalen sich schon vor einigen Jahren dieses sonderbare Laster ausgedacht.« Raucat 1972 [1924], S. 305 f.

51 Auch würde ein französischer Abgeordneter von sich aus wohl niemals auf den Gedanken kommen, seinen Gast mit der Nase zu begrüßen, statt dessen begrüßt er ihn förmlich mit der Hand oder, was auch üblich ist, vergibt bei besonderen Anlässen, wie zum Beispiel bei Auszeichnungen, den Wangenkuß.

52 Vgl. Hopkins 1907, S. 133.

Kapitel 3

1 Weber o. J. [1832], S. 274.

2 Brasillach (1978): *Comme le temps passe*, zitiert nach Fauche/Noetzlin, 1990, S. 135.

Eine etwas andere Übersetzung dieser Textstelle lautet: »Er staunt immer wieder über die Frische ihrer Lippen, so wie sie über die Glut der seinen staunt. Ihren Kopf hält er zwischen seinen Händen wie eine Schale, wie eine Frucht. Lange bleiben sie so, Mund auf Mund, kaum atmend; dann beginnt er vorsichtig, diese feuchten Lippen zu öffnen. Sie gibt rasch nach, sie will nicht mehr warten, bebt nur vom Kopf bis zu den Füßen und hebt die Augen zu seinem Antlitz, dessen Augen dicht vor ihr lächeln. Sie beißt ihn sanft in seine volle Lippen, um der Freude willen, sie zwischen den Zähnen zu halten wie eine rote Frucht. Da nimmt er seine Liebkosung unversehens wieder auf und zerwühlt mit seinem Munde den kleinen Mund seiner Gattin, seiner Gefährtin. Manchmal läßt er sie los, oder sie schüttelt ihn ab, und beide schöpfen Atem; aber bald nähern sie sich einander wieder, und jedes sucht den andern in einem endlosen Kuß zu schmecken – zwei Seeanemonen vergleichbar, die ihre Kelche und ihre lebendigen Blätter miteinander vermählen.« Brasillach 1956 [1938], S. 160 f.

3 Vgl. Lothar 1932, S. 84.

4 Vgl. ebd., S. 99.

5 Brillat-Savarin 1962 [1825], S. 27.

6 Tode 1786, S. 149.

7 Vgl. van de Velde 1967 [1926], Fußnote der S. 128.

8 Die heilige Schrift (1896): *Das Hohelied* 4/10.

9 Rémy de Gourmont (o. J.): *Oraisons mauvaises*, zitiert nach Fauche/Noetzlin, 1990, S. 58.

Mancherorts ist auch vom Rosenduft der Lippen die Rede. So schreibt von Sacher-Masoch (1987 [1870]), S. 92: »... und ihre kalten Lippen hatten dabei jenen frischen, frostigen Duft einer jungen Rose, welche im Herbste einsam zwischen kahlen Stauden und gelben Blättern blüht und deren Kelch der erste Reif mit kleinen, eisigen Diamanten behangen hat.«

10 Vgl. Philippe Labro (1986), zitiert nach Fauche/Noetzlin, 1990, S. 58.

11 Vgl. Catull, *Gedichte: An Juventius.*

12 Vgl. Meltzer 1792, S. 129.

13 Kinsey u. a. 1963 [1953], S. 465.

14 Scheik Nefzaui 1966, S. 126, vgl. auch S. 125 f.

15 Vgl. Sachs 1991, S. 165.

16 So schreibt Colette 1981 [1911], S. 128, etwa: »Er trinkt von meinen Lippen den Atem ...«

17 Vgl. Meltzer 1792, S. 172.

18 Erste Strophe des Gedichts: *Der jungen Tochter einfältige Fragen an die Mutter*, zitiert nach Liebeslyrik des Barock o. J., S. 99.

19 Aber nicht nur Forscher sehen eine Parallele zwischen Kuß und Nahrungsaufnahme. So stellen Kinsey u. a. (1964 [1948]) zum Beispiel fest, daß viele Männer der niederen Schichten Mund-Brustkontakte als pervers betrachten, »weil dies nur ein Baby tut«, vgl. S. 338.

20 Auch im alten Ägypten hatten die Worte Essen und Küssen die gleiche Bedeutung.

21 Berner 1909, S. 812.
22 Vgl. Fauche/Noetzlin 1990, S. 68.
23 de Balzac 1987 [ca. 1837], S. 29. Vgl. auch ebd., S. 16.
24 Vgl. Longos: *Daphnis und Chloe*, III. 20, 3.
25 Vgl. Krauss/Satow 1965 [ca. 1931], S. 472.
Anzumerken ist, daß, sofern von japanischen Freudenmädchen gesprochen wird, sehr stark unterschieden werden muß zwischen jenen, die angesehen sind, und solchen, die sich »billig verkaufen«. An dieser Stelle ist von geachteten Freudenmädchen die Rede, die eine gewisse Bildung haben. Sie arbeiten in Häusern, die staatlicher Aufsicht unterstehen, und sie können ihren Ruf durch Fehlverhalten verlieren. Verlassen diese Frauen das Freudenhaus, können sie durchaus heiraten, weil ihnen keine Vorwürfe wegen ihrer Vergangenheit gemacht werden, vgl. ebd., 452 f.
26 Vgl. hierzu etwa den Kinofilme *9 1/2 Wochen.*
27 Kinsey u. a. 1964 [1948], S. 337.
28 Ovid: *Ars amatoria*, I, 575 f.: Fac primus rapias illius tacta labellis/pocula, quaque bibet parte puella, bibas.
29 Vgl. Sternberg 1906, Nr. 45 und 46.

Kapitel 4

1 Goethe o. J., S. 66.
2 Vgl. Kinsey u. a. 1963 [1953], S. 446.
3 Vgl. Freud 1969 ff., GW, Bd. V, S. 212.
4 Stekel 1922, S. 41, vgl. auch S. 40 f.
5 Kitzinger 1987 [1979] vertritt die gleiche Meinung wie Stekel oder hat diese von ihm übernommen, sie schreibt (S. 217): »Die Brustwarze – und nicht die Klitoris – ist der weibliche Körperteil, der dem männlichen Penis am ähnlichsten ist, sie ist ein erigierfähiges, eindringendes [!] Organ. Als Reaktion auf Reize richtet sie sich auf und muß dann tief in den Mund des Babys eindringen, damit das Saugen für die Mutter und auch das Kind zu einer befriedigenden Erfahrung wird (...) Ob sie [die stillende Mutter] das wahrhaben mag oder nicht, die Körpererfahrungen beim Stillen und beim Geschlechtsverkehr sind eng miteinander verwoben.«
Meines Erachtens hat Kitzinger hier die männliche Interpretation des Stillaktes unreflektiert übernommen.
6 Stekel sieht etwa auch einen Zusammenhang zwischen der Lustempfindung des Kindes bei der genitalen und analen Körperpflege durch die Mutter und der später im Erwachsenenalter möglichen Fixierung sexueller Lust auf den Anus, vgl. Stekel 1922, S. 41 f. und 193 f.
7 Zweig 1998, S. 125 f.
8 Vgl. Scheuer 1911, S. 476.
9 Vgl. Kinsey u. a. 1963 [1953], S. 442.
10 Vgl. ebd. Vgl. hierzu auch die Übersicht von Beach (1947) über das sexuelle Verhalten von Säugetieren.
11 Zitiert nach *Von dem Rechte* ... 1775, S. 128.
12 Die Schamlippen werden auch als Venuslippen bezeichnet. Abgeleitet von Venushügel (Schamhügel).

13 Vgl. Morris 1970 [1967], S. 69. Zur Ausformung der Lippen siehe auch ebd., S. 62. Auch Eibl-Eibesfeldt (1976 [1970]), S. 172, bestreitet diese Annahme von Morris. Er argumentiert, daß die Lippen sich »Hand in Hand mit der Entwicklung der Mund-zu-Mund-Fütterung zu Signalen entwickelt haben (Kußlippen).« Dies würde auch erklären, weshalb sie Mann und Frau zu eigen seien. Gleichfalls habe sich die weibliche Brust ausgeprägt, um ebenso Fütterungssignal zu sein. Ich kann der Beweisführung von Eibl-Eibesfeldt nicht ganz folgen, denn wenn sich die Lippen geschlechtsunabhängig zu einem Fütterungssignal entwickelt haben, weshalb ist dies nicht bei den Brüsten der Fall?

14 Nin o. J., S. 82.

15 Scheik Nefzaui 1966, S. 6.
Der blühende Garten des Scheik Nefzaui entstand wahrscheinlich zu Beginn des 16. Jahrhunderts (gelegentlich wird das Werk bis auf das 14. Jahrhundert zurückdatiert, vgl. Scheik Nefzaui 1966, S. 281) und soll am Hof des Bei von Tunis geschrieben worden sein. Vom Stil her erinnert es an *Die Erzählungen aus 1001 Nächten*. Es wurde 1850 von einem französischen Offizier übersetzt und im Jahre 1876 mit einer Auflage von 25 bis 35 Exemplaren erstmals veröffentlicht. Soviel mir bekannt ist, gibt es keine deutsche Übersetzung aus dem Original. Gewiß scheint, daß sowohl die französische Übersetzung als auch die deutsche Ausgabe (aus dem Französischen übersetzt), die hier zitiert wird, Mäßigungen und Auslassungen erfahren haben, wo es den Übersetzern »allzu offen« zuging, wie dies etwa auch bei den *Erzählungen aus 1001 Nächten* und dem *Kamasutra* der Fall ist.

16 Von Sacher-Masoch 1987 [1870], S. 86.
In *Die Liebe des Plato* schreibt von Sacher-Masoch (ebd., S. 197): »Und das Weib, was will es, wenn es mich an seine Brust zieht, als gleich der Natur meine Seele, mein Leben, um daraus neue Geschöpfe zu bilden und mir selbst den Tod zu geben? Seine Lippen sind wie die Wellen des Sees, sie locken, sie kosen – und betören – und das Ende ist die Vernichtung.« Henryk, der Protagonist dieser Erzählung, scheut die Frauen, weil er nur an die platonische Liebe glaubt. Es wundert deshalb nicht, daß unser Held schon die Berührung von Frauenlippen als Vernichtung begreift.

17 *Salome*, Schlager von 1920. Text: Arthur Rebner, Musik: Robert Stolz, vgl. Sperr 1978, S. 127.

18 Vgl. Stübing 1996, insbesondere S. 108 ff.

19 Vgl. ebd.

20 Vgl. Akashe-Böhme 1995, S. 30.

21 »Rote Lippen soll man küssen« wurde von Cliff Richards 1962 gesungen. CD: Meine großen Erfolge. Emi Electrola. Gering, 1994.

22 Vgl. Buck 1996, S. 43.

23 Akashe-Böhme 1995, S. 30.

24 Vergleiche hierzu z. B. die Abbildungen in Ploss/Bartels 1927 [1884], Bd. I, S. 272, sowie Camphausen (1997), S. 12 u. 88.

25 Ich nenne hier als Beispiel die Münder der Hollywoodschönen Cher, Jane Fonda und Melanie Griffith.

26 Lothar 1932, S. 100.

27 Vgl. *Madame* (Frauenzeitschrift) 1999, S. 92 u. 94.

28 Vgl. Fauche/Noetzlin 1990, S. 51.

29 Scherr zitiert nach Ploss/Bartels 1927 [1884], Bd. I, S. 215.
30 Anakreon zitiert nach Ploss/Bartels 1927 [1884], Bd. I, S. 232.
31 Vgl. Scheik Nefzaui 1966, S. 76.
32 Von Maltzan zitiert nach Ploss/Bartels 1927 [1884], Bd. I, S. 230.
33 Vgl. Ploss/Bartels 1927 [1884], Bd. I, S. 228, die Bezug auf Colquhoun sowie Griesebach nehmen.
34 Vgl. Unker von Langegg zitiert nach Ploss/Bartels 1927 [1884], Bd. I, S. 228.
35 Vgl. Ploss/Bartels 1927 [1884], Bd. II, S. 308, die sich auf eine japanische Enzyklopädie der Wahrsagekunst beziehen.
36 Vgl. Oberländer zitiert nach Ploss/Bartels 1927 [1884], Bd. I, S. 230.
37 Malinowski 1979 [1929], S. 256. Will ein trobriandisches Mädchen gefallen, etwa beim Besuch eines anderen Dorfes, so färbt sie ihre Lippen rot, malt Schmucklinien auf ihr Gesicht und steckt duftende Kräuter an, vgl. ebd. S. 191.
38 Vgl. Hebold 1777, S. 31 sowie S. 22.
39 Hempel [Spintus Asper] 1978 [1805], S. 87.
40 Als ich 1998 in meinem Seminar *Kulturgeschichte des Kusses* dem Wunsch von Studenten nachkam, auch einmal über die Qualität des Küssens zu diskutieren, setzten wir uns auch mit dem idealen Kußmund auseinander. Schnell stellte sich heraus, daß keiner der Anwesenden schmale Münder favorisierte. Nichts desto weniger bestätigten all diejenigen, die mit schmalen Mündern reichlich Kußerfahrung gesammelt hatten, daß dies der Kuß- und Sinnenlust keinen Abbruch täte. Lediglich wenn ein schmaler Mund mit einem Drei-Tage-Bart gepaart sei, wäre dies »ziemlich unangenehm«, bemerkte eine Studentin.

Kapitel 5

1 Ringelnatz 1981, S. 5.
2 Vgl. Siebs 1903, S 17.
3 Zedlers Universal-Lexicon, 1732-1754, Sp. 2089.
4 Vgl. Kapri 1875.
5 Vgl. Hebold 1777, S. 14.
6 Vgl. Matthews 1873, S. 280. Übrigens hat Shakespeare den Kuß wohl wegen seiner besonderen Bedeutung mehr als 250mal in seinen Werken erwähnt, vgl. ebd.
7 Vgl. Bilz 1943, S. 21 f.
8 de Balzac 1987 [ca. 1837], S. 174.
9 Meltzer 1792, S. 173.
10 Ebd. S. 37 f.
11 Vgl. Malespine 1921, S. 13.
12 Ich beziehe mich hier auf die Angaben von Buck 1996, S. 43, sowie auf die dazugehörige Fußnote. Ich kann mir allerdings nicht erklären, weshalb der Schlager im Text mit 1925 angegeben wird, in der Fußnote jedoch vermerkt ist, daß er aus dem UFA-Film *Der Sieger* stammt (Text: Robert Gilbert, Musik: Werner R. Heymann) und dieser mit 1932 angegeben wird.
13 Schnitzler (1986): *Die Frau des Weisen*, S. 269.
14 Vgl. Zola (o. J.), S. 171 f.
15 Heckel 1727 [1675], S. 81. Vgl. auch *Über den Kuß und das Küssen* ... 1802, S. 56 f.

16 Jacobi zitiert nach Maurer 1998, S. 77.
17 Vgl. *Der Spiegel* vom 26.4.1999.
18 Van de Velde 1967 [1926], S. 127.
19 Vgl. ebd.
20 Kinsey u. a. 1964 [1948], S. 487.
21 Ebd.
22 Van de Velde 1967 [1926], 129.
23 Vgl. Kinsey u. a. 1963 [1953], S. 206.
24 Ich beziehe mich hier auf den Roman von Christiana Dair (1986): *Petit elfe des bois*, der bei Fauche/Noetzlin, 1990, S. 129 f. zitiert wird.
25 Casanova 1987, S. 274.
26 Vgl. *Von dem Rechte* ... 1775, S. 142.
27 Vgl. ebd., S. 136
28 Vgl. Weber o. J. [1832], S. 277.
29 Vgl. Stobitzer 1875, S. 8.
30 Strätz (1991) macht im *Lexikon des Mittelalters* darauf aufmerksam, daß der Kuß im Mittelalter im »täglichen Leben und im familiären Bereich keine greifbare große Rolle gespielt hat« (Sp. 1590). Weshalb er zu diesem Schluß kommt, wird leider nicht deutlich.
31 Zitiert nach o. A. 1998 [1992], S. 28.
32 Hebold 1777, S. 21.
33 Proust (1871–1922) zitiert nach o. A. 1998 [1992], S. 97.
34 Spintus Asper 1978 [1805], S. 45.
35 Weber o. J. [1832], S. 283.
36 Zitiert nach Fauche/Noetzlin 1990, S. 21.
37 Vgl. Longos: *Daphnis und Chloe*, I. 24, 4.
38 Goethe o. J., S. 61.
39 Vgl. ebd., S. 42.
40 Stendhal 1944, S. 62., vgl. auch S. 28.
41 Wilde 1998, S. 11 f.

Kapitel 6

1 Aus dem Gedicht: *Aria* zitiert nach *Liebeslyrik des Barock* o. J., S. 96.
2 Hebold 1777, S. 20.
3 Ovid: *Ars amatoria*, I. 669-670: oscula qui sumpsit, si non et cetera sumit,/ haec quoque, quae data sunt, perdere dignus erit.
4 Vgl. Scheuer 1923, S. 295. Scheuer schreibt auf S. 296: »Nasenkuß, Mundkuß, Fuß- und Handkuß wurzeln alle in der Sexualsphäre.« Vgl. hierzu auch ders. 1911, S. 479.
5 Fisher 1998, S. 9 u. 59.
6 Naecke 1904, Bd. 16, S. 357.
7 Kleinpaul 1972 [1888], S. 195.
8 Ebd.
9 Scheik Nefzaui 1966, S. 83, vgl. auch S. 73.
10 Ebd., S. 82, vgl. auch S. 84 u. 86 f.

11 Stern 1903, Bd. II, S. 70.

12 Vgl. Nin o. J., S. 32 f.

13 Vgl. Laure Adler (1983): *Secrets d'alôve*, zitiert in: Fauche/Noetzlin 1990, S. 120.

14 Zitiert wurde aus dem Gedicht *Brautnacht* (Goethe 1887, Bd. 1, S. 50), was aber auch als *Hochzeitslied An meinen Freund* bekannt sein dürfte (Goethe 1987 ff., Sämtliche Werke, Bd. 1, *Gedichte*, S. 87 f.).

15 Vgl. Roy 1999, S. 374.

16 Lomer 1907, S. 39.

17 Zitiert nach Heckel 1727 [1675], S. 88 f.

18 Wilde 1998, S. 17.

19 Vgl. Ausführungen zum Petting Kinsey u. a. 1964 [1948], S. 479 und S. 486 f., auch Kinsey u. a. 1963 [1953], S. 186. Kinsey u. a. machen darauf aufmerksam, daß dieses Verhalten im Tierreich durchaus üblich sein kann. Sie schreiben: »Wer das Verhalten der Säugetiere bei der Vereinigung studiert und sich bemüht, den Koitus bei einzelnen Tieren zu beobachten, muß manchmal Stunden und Tage, die mit sexuellen Spielen ausgefüllt sind, warten, ehe er Gelegenheit hat, den wirklichen Koitus zu beobachten, wobei es geschehen kann, daß die Tiere sich trennen, ohne eine geschlechtliche Vereinigung überhaupt versucht zu haben … Es gibt beim Menschen wenige Situationen und Techniken, die nicht auch bei den anderen Säugetieren weit verbreitet wären.« Kinsey u. a. 1963 [1953], S. 187.

20 Vgl. Kinsey u. a 1964 [1948], S. 481 u. S. 487. Interessanterweise ist bei den meisten Säugetieren ebenfalls das Männchen aktiver, wenn es um das »Zusammendrängen, Untersuchen, Knabbern und Beißen« geht, vgl. Kinsey u. a. 1963 [1953], S. 188.

21 Vgl. Kinsey u. a 1964 [1948], S. 337 u. S. 488.

22 Kinsey u. a. 1963 [1953], S. 207.

23 *Petra* (Frauenzeitschrift) 1999, S. 126 f.

24 Vgl. Aretino 1921, S. 15 f.

25 Vgl. Ellis 1906, S. 267 f.

26 *Petra* (Frauenzeitschrift) 1999, S. 127.

27 Kleinpaul 1972 (1888), S. 200.

28 Vgl. Bassani 1987, S. 260F.

29 *Begebenheiten des Enkolp* … 1773, S. 196 f. sowie S. 211 f.

30 Vgl. Freud 1966 ff., GW, Bd. XVII, S. 74.

31 Van de Velde 1967 [1926], S. 130.

32 Zola o. J., S. 195 f.

33 Vgl. Brasillach 1956 [1938], S. 160 f.

34 Cleland 1987 [1749], S. 26, vgl. auch S. 224ff.

35 Vgl. Casanova 1987.

36 Kinsey u. a. 1963 [1953], S. 208.

37 Die weibliche Brust ist es, deren Ansehen ein stetes Auf und Ab in der Menschheitsgeschichte erfahren hat, wie Duerr (1997) anschaulich belegt.

38 Wie man der »Reihenfolge der Liebestechnik beim ehelichen Koitus« entnehmen kann:

Einfacher Kuß	99,4 %
Manuelle Reizung der weiblichen Brust durch den Mann	98,0 %
Manuelle Reizung der weiblichen Genitalien durch den Mann	95,0 %
Orale Reizung der weiblichen Brust	93,0 %
Manuelle Reizung der männlichen Genitalien durch die Frau	91,0 %

Ausgedehnte orale Techniken des tiefen Kusses	87,0 %
Orale Reizung der weiblichen Genitalien durch den Mann	54,0 %
Orale Reizung der männlichen Genitalien durch die Frau	49,0 %

(vgl. Kinsey u. a. 1963 [1953], S. 283 f.)

39 Vgl. Beach 1947, S. 246.

40 Aretino 1968, S. 165.

41 Scheik Nefzaui 1966, S. 125.

42 Ebd., S. 6. An diese zitierten Zeilen ist folgendes angefügt, was ich nicht unterschlagen möchte: »Gott hat auch die Brust der Frau durch den Busen verschönert; er hat sie mit einem doppelten Kinn ausgestattet und ihren Wangen einen rosigen Schimmer verliehen. Augen hat Er ihr gegeben, um die Liebe einzuflößen – mit Wimpern gleich glänzenden Klingen. Er hat sie mit einem runden Bauch versehen und mit einem schönen Nabel und einem majestätischen Hinterteil; alle diese Wunder werden getragen von den Schenkeln. Zwischen diese hat Gott die Arena des Kampfes gelegt; ist sie mit einer üppigen Fülle Fleisches versehen, so gleicht sie dem Haupt eines Löwen; sie heißt Schoß. Oh, wie viele Männer sind vor diesem Tor zugrunde gegangen – und wieviel Helden waren doch unter ihnen!«

43 Lomer 1907, S. 38.

44 Vgl. *Stern* 1903, Bd. II, S. 198, der sich auf einen nicht genannten Autoren stützt.

45 Corso 1914, S. 94.

46 *Die Erzählungen aus Tausendundein Nächten* (1953), Bd. 5, S. 674.
Die Grundlagen dieser Geschichten bilden Erzählungen aus Indien, Persien und Arabien. Sie wurden in der Erwachsenenwelt erzählt, vielleicht nur unter Männern, und müssen eine extreme Sinnlichkeit besessen haben. Es gab offenbar detaillierte Beschreibungen der weiblichen Geschlechtsorgane und der Liebesakte. Deshalb sollen diese Erzählungen noch in den letzten Jahrzehnten von ägyptischen Fundamentalisten angegriffen, die klassischen Ausgaben verbrannt und eine »jungfräulichere Version« publiziert worden sein. »Wie sich diese anästhetisierte Version auf dem ägyptischen Markt verkauft, ist nicht bekannt, aber es ist eine Tatsache, daß heute noch manche Männer von Scheherezades Beschreibungen der Liebe in Verlegenheit gebracht werden.« Mernissi 1999, S. 33, vgl. auch S. 32.

Kapitel 7

1 Ellis 1906, S. 29 f.

2 Stoll 1908, S. 890 f.

3 Stoll 1908, S. 887.

4 Achille Tatius, *Les Deux*, zitiert nach Sachs 1991, S. 164 f.

5 Zitiert nach Naecke 1904, Bd. 17, S. 177.

6 Vgl. allerdings zum geschlechtsspezifischen Kußverhalten Ebberfeld 2001b.

7 Vgl. Phillips 1997, S. 141.

8 Vgl. Bilz 1948 f., S. 238 f.

9 Vgl. Bilz 1948 f., S. 238 f. sowie Eibl-Eibesfeldt 1976 [1970], S. 155.

10 Vgl. Apuleius: *Metamorphosen*, VI, 8, 3-4.
Von einem Zungenkuß ist möglicherweise auch bei Martial (um 38–100) die

Rede. Im Epigramm *An die Gattin* beklagt er sich u. a.: »Mich entzücket ein Kuß, wie zärtliche Tauben ihn geben: Wie Großmütter ihn früh reichen, so küssest mich du.« Martial: *Epigramme*, 11, 104.

11 Aristophanes: *Die Wolken*, 1. Akt: 51 (1953, S. 123.) In einer älteren Übersetzung (1871, S. 183.) ist von Schmachtekuß die Rede.

12 Aristophanes: *Die Acharner*, 3. Akt: 1189–1192 u. 1199, 1200, 1211 f. (1871, S. 74 f.) Bei Stoll 1908, S. 658, finden wir folgende Übersetzung derselben Passage: »Haha, ha, haha!/ Wie prall die Brüstchen sind, die lieben Äpfelchen!/ Goldkinderchen, küßt beide so recht zärtlich mich;/ Ein Zungenküßchen gebt, ein süßes Schmätzchen mir.«

13 Cleland (1987 [1749]) beschreibt in seiner Geschichte über das Freudenmädchen *Fanny Hill* zugleich die besseren Bordells Englands. Dem Leser wird klar, daß es dort ganz anders zugegangen sein muß als etwa auf St. Pauli. Bei Cleland ist von heißen (vgl. S. 211), glutvollen (vgl. S. 291), leidenschaftlichen (vgl. S. 292) und zärtlichen Küssen die Rede, die sowohl von den Freiern wie auch von den Prostituierten ausgehen. Wir wissen nicht, wieviel Wahrheitsgehalt Clelands Erotikroman beigemessen werden kann, aber fest steht, daß diverse Autoren jener Zeit die Bordellszenen ähnlich beschreiben.

14 *Weser Kurier* vom 3. April u. 8. Juli 2000 unter der Rubrik Bars, Clubs, Treffpunkte.

15 Vgl. Coward 1985, S. 96.

16 Ariosto: *Orlando furioso* [Rasender Roland], VII, 29.

17 Aretino 1921, S. 18.u. S. 23. Vgl. zudem S. 22 u. S. 25.

Kapitel 8

1 Kleinpaul 1972 [1888], siehe weiter oben.

2 Vgl. *Brigitte* 4/1999, S. 148 f.

3 Vgl. Lothar 1932, S. 98 u. S. 102.

4 Weber o. J. [1832], S. 275.

5 Vgl. Lothar 1932, S. 98.

6 Ebd.

7 Vgl. Scheuer 1926, S. 424. Vgl. auch Corso 1914, S. 4, dort auf kalabrisch: Donna vasata, donna spusata.

8 Vgl. von Schönwerth 1897, S. 71. Diese Handlung war Teil eines langen Hochzeitszeremoniells, vgl. ebd., S. 62-113.

9 Karle 1933, Sp. 851.

10 Vgl. Corso 1914, S. 4.

11 Vgl. Strohmenger 1996, S. 95 ff. u. S. 106.

12 Vgl. Heckel 1727 [1675], S.86 f.

13 Schramm 1895, S. 82.

14 Vgl. Strätz 1979, S. 11.

15 Und auch der Trunk, vgl. Bächtold 1914, S. 97.

16 »... das Recht zum Kuß gegenüber Nichtmitgliedern der engsten Familie, wird anfänglich erst durch die Verlobung begründet; nach römischem Recht erstreckt es sich auf die Verwandtschaft und die Schwägerschaft bis zu den Geschwisterkindern.« Strätz 1979, S. 9 f.

17 Vgl. Siebs 1903, S. 7 u. 9.

Bei öffentlichen Verlobungen geht man im allgemeinen von dieser Reihenfolge des Verlobungsvorgangs aus, doch offenbar war für den europäischen Raum auch die umgekehrte Reihenfolge möglich. So findet sich etwa in Elizabeth von Arnims (1785–1859) Roman *Verlobung in Luzern* folgende Szene: »Er ... trat auf Ingeborg ganz einfach zu, nahm ihre Hand in seine und küßte Ingeborg ganz einfach auf die Stirn, womit er sie hier und jetzt ... zu seiner Verlobten erklärte. Dann schob er ihr den Ring ... über den Daumen ...« Zitiert nach Maurer 1998, S. 117 f.

18 Vgl. Bächtold 1914, S. 278.

19 Zitiert nach Stern 1903, Bd. II, S. 197.

20 Vgl. Strätz 1979, S. 10 f.

21 Vgl. etwa Zedlers Universal-Lexicon 1731 ff., Sp. 2091 f.

22 Folgende juristische Streitfragen wurden abgehandelt:

»1) Darf ein unverlobtes oder verlobtes ehrliches Mädchen, nach einem ihr von einer Mannsperson geraubten oder freywillig gegebenen Kusse, noch den Jungfernkranz tragen?

2) Wenn ein Chapeau zum Mädchen sagt: willst du mich zum Mann, so gieb mir einen Kuß, und sie küßt ihn, ohne ein Wörtchen dabey zu sagen, ist das ein verbindliches Eheverlöbniß?

3) Verliert eine Jungfer durch Duldung eines männlichen [!] Kusses ein Vermächtniß, das die Verbindung mit sich führt: si pudice vixerit [wenn sie keusch/schamhaft gelebt hat]?«

Von dem Rechte ... 1775, S. 132 ff., wo noch weitere juristische Streitfragen abgehandelt werden. Derselbe Text findet sich auch in: *Über den Kuß und das Küssen* ... 1802, S. 59 ff.

23 Zitiert nach Strätz 1979, S. 53.

24 Der Journalist heißt Phil Danahue und wird zitiert in: o. A. 1998 [1992], S. 50.

25 Zitiert nach Wandel 1996, S. 93.

26 Lomer 1907, S. 39.

27 Vgl. ebd.

28 Vgl. Bilz 1943 f., S. 32.

29 Nin o. J., S. 59.

30 Gloria Swanson (1986): *Swanson par elle-même,* zitiert nach Fauche/Noetzlin, 1990, S. 120 f.

31 Adeline Geaudrolet (1984): *Amours paysannes,* zitiert nach Fauche/Noetzlin, 1990, S. 121 f.

Auch Ellis (1906, S. 30) berichtet von einer »Madame Adam«, die durch den Mundkuß eines Mannes in »Todesangst versetzt« worden war.

32 Vgl. Bilz 1943., S. 32. Bilz vertritt ebenso wie Eibl-Eibesfeldt die Annahme, daß der Kuß eigentlich eine Brutpflegehandlung sei.

33 Vgl. Phillips 1997, S. 139, der hier schreibt: »Eine der verbreitetsten frühkindlichen Sexualtheorien behauptet beispielsweise, daß Babies durch Küsse entstehen. Wie die meisten infantilen Sexualtheorien ist auch diese zwar anatomisch unzutreffend, aber vielsagend und metonymisch [übertragbar] korrekt.«

34 Strauß 1979, S. 84 f.

Kapitel 9

1 *Über den Kuß und das Küssen* ... 1802, S. 5 f.

2 Hierbei steckt der Mann seine Nase in den After und seine Zunge in die Scheide der Frau und bewegt seinen Penis zwischen den von der Frau zusammengedrückten Brüsten. Vgl. Corso 1914, S. 99. Als Beleg für diese sexuelle Handlung hat Corso folgenden veroneser Spruch zitiert: »Casso in le tete,/ Naso in t el cul/ E lengua in figua -/ Eco el gropo de la formiga.« Ebd.

3 Genau versteht man darunter das Lecken der Geschlechtsorgane, des Anus oder anderer Körperteile, auch von Tieren, vgl. Borneman 1969.

4 Handwörterbuch der Sexualwissenschaft 1923, S. 57 sowie 1926, S. 77 f. Im selben Nachschlagewerk wird Perversion und Perversität wie folgt definiert: »Als *pervers* bezeichnet man Handlungen und Ausdruckserscheinungen, bei denen evident oder wenigstens naheliegend ist, daß sie durch ein abartiges psychosexuelles Verhalten, insbesondere durch abartige Triebneigungen, motiviert sind. *Perversität* ist nach dem Sprachgebrauch der Inbegriff derartiger Handlungen, *Perversion* die spezifische Eigenart des ihnen zugrunde liegenden psychosexuellen Motivs ...« Ebd. 1926, S. 549.

5 Handwörterbuch der Sexualwissenschaft 1923, S. 296 u. 1926, S 424.

6 Vgl. Freud 1969 ff., GW, Bd. V, S. 50.

7 Vgl. hierzu die Übersicht von Beach (1947) über das sexuelle Verhalten von Säugetieren, auch Ford/Beach 1971, S. 58-61; Hamilton 1914, insbesondere S. 302 sowie Kinsey u. a. 1963 [1953], S. 188. Genitale Manipulation wurde etwa bei Rhesusaffen beobachtet, männliche Schimpansen stimulierten mit den Lippen die Klitoris des Weibchens oder kopulationsbereite weibliche Schimpansen übten Cunnilingus aus, vgl. etwa Beach 1947, S. 249 und Brigham 1928, S. 98.

8 Ploss/Bartels (1927 [1884], Bd. I, S. 115) schreiben: »Der Geschmack kommt für das Sexualleben wohl am wenigsten in Betracht; selbst beim Cunnilingus und ähnlichen Erscheinungen dürften Geruchs- und Gefühlsempfindungen dabei das Wesentliche sein.«

9 Kinsey u. a. 1963 [1953], S. 189.

10 »In ehelichen Beziehungen findet sich orale Stimulierung der männlichen oder weiblichen Genitalien bei etwa 60 Prozent der Personen mit Collegebildung, hingegen bei nur etwa 20 Prozent der Männer der Mittelschulgruppe und 11 Prozent der Volksschulgruppe ..., obige Zahlen müssen daher als Minimum der Verbreitung betrachtet werden [wegen des Wahrheitsgehaltes/Verschweigen]. In nahezu allen Berichten der oberen Schichten, in denen orale Kontakte vorkommen, ist es der Mann, der Kontakte mit den weiblichen Genitalien sucht.« Kinsey u. a. 1964 [1948], S. 527. In dem Roman von David H. Lawrence (1987)*Lady Chatterley* begegnen wir genau dieser schichtspezifischen Haltung. Lady Chatterley geht ein Verhältnis mit Mellor ein, einem Mann aus der unteren Schicht. Die sexuelle Potenz des Mannes und damit der Geschlechtsverkehr wird zum Bindeglied der beiden Liebenden. Ohne Umschweife kommt Mellor zum Wesentlichen. Sein Phallus begehrt den Schoß von Lady Chatterley, und Lady Chatterley wird diese Liebe ohne Umschweife erwidern.

11 *Studio 51* war eine legendäre New Yorker Disko, eine »Lasterhöhle der Siebziger«,

die laut *Der Spiegel* »Symbol für Sex, Stars und Drogen war«, vgl. *Der Spiegel* 1998, Heft 48, S. 136 ff.

12 Es wurden 80 Fragen gestellt, von denen ein Teil ausgewertet wurde. 3000 Fragebögen sollen in der Bundesrepublik von Interviewern verteilt worden sein, »die von den Mädchen [hier ist im wesentlichen von erwachsenen Frauen die Rede] anonym und mit hochroten Bäckchen ausgefüllt wurden«. Der *Playboy* bezeichnete diese Befragung als repräsentative Studie (vgl. 4/1987, S. 84), was sie jedoch keineswegs ist (vgl. hierzu Angaben des *Playboys* 6/1987, S.102).

13 *Playboy* 4/1987, S. 84.

14 Ebd., S. 163 und *Playboy* 6/1987, S. 101 sowie S. 102.
Anzumerken ist, daß ich zwar den Fragebogen nicht kenne, jedoch vermute, daß er durchaus seriös war. Dies schließe ich aus einer ironischen Anmerkung, die der Autor des entsprechenden Artikels auf den von mir zitierten Satz (»Und nur 25 Prozent antworteten ablehnend ...«) machte, nämlich: »Kaum zu glauben, aber so poetisch können sich Demoskopen in ihren Frageformulierungen tatsächlich ausdrücken«, vgl. *Playboy* 6/1987, S 102. Wie ersichtlich, können derartige Fragen und entsprechende Antworten für Playboyleser umformuliert werden.

15 *Playboy* 4/1987, S. 163.

16 *Allegra* 8/2000, S. 93.

17 Bei Barbie und Ken handelt es sich um Puppen, die dem übersteigerten Idealbild von Erwachsenen entsprechen.

18 Petry 2000, S. 148.

19 Bryk 1928, S. 78.

20 Mead 1971 [1935], S. 82.

21 Vgl. ebd., auch S. 107.

22 Vgl. Blue 1996, S. 226 f.

23 Vgl. Rosenbaum 1971 [1839], S. 220 ff.

24 Vgl. ebd., S. 245 f. Rosenbaum, überzeugt von diesen Zusammenhängen, findet allerdings keinen Nachweis über dieses Wissen bei den Ärzten im Altertum, wohl aber einige Anhaltspunkte beim »Laien«, wie er schreibt. So ist er denn überzeugt, daß der Reizkuß in jedem Fall seinen Teil zur »Lustseuche im Altertume« beigetragen hat.

25 Freud 1969 ff., GW, Bd. V, S. 50 f.

26 Tüllmann 1968 [1961], S. 208.

27 Entsprechend schreibt Freud (1969 ff.) etwa in GW, Bd. XI, S. 315: »Zur ersten Gruppe [bei denen sich das Sexualobjekt gewandelt hat] gehören die, welche auf die Vereinigung beiden Genitalien verzichtet haben und bei dem einen Partner im Sexualakt das Genitale durch einen anderen Körperteil oder Körperregion ersetzen; sie setzen sich dabei über die Mängel der organischen Einrichtung wie über die Abhaltung des Ekels hinweg. (Mund, After an Stelle der Scheide.)«
Aber auch »moderne Kußforscher« vertreten eine ähnliche Meinung, wie etwa Fauche/Noetzlin. Sie schreiben (1990, S. 146): »Wir möchten hier festhalten, daß jene erotischen Praktiken, die man »fellatio« und »cunnilingus« nennt, auf gar keinen Fall als Küsse gelten können. Diese Art, sich Befriedigung zu verschaffen, in der Kleopatra eine Meisterin gewesen sein soll, gehört zu dem weiten Terrain der Sexualität, in dem der Mund als Instrument eingesetzt wird.«

28 Vgl. de Ligorio 1954, Nr. 935 (S. 115). Hier wurde aus der Teilübersetzung der *Theologia moralis* der 5. Ausgabe von 1763 zitiert, und zwar: Alphons von Liguori

o. J., S. 26. Gelebt hat der heilig gesprochene Moraltheologe und Ordensstifter de Liguori von 1696–1787.

29 Vgl. Tüllmann 1968 [1961], S. 207. Unter den Betrachtern, früher wie heute, werden wohl auch immer welche gewesen sein, die von dieser Szene sexuell angesprochen wurden, egal, ob der Teufel »am Werk ist« oder nicht.

30 Wildes Held, des Grieux, wird in einem Puff von einer Hure zum Cunnilingus aufgefordert. Sie »setzt eine Fuß auf den Diwan, und als sie dabei ihre Beine öffnete, nahm sie meinen Kopf zwischen ihre fetten Patschhände. [Und sagt:] ›Viens, mon chéri, fais minette à ton petit chat [Komm, mein Kleiner, leck dein Kätzchen].‹« (1998, S. 39)

31 Stoll 1908, S. 891.

32 Vgl. *Stern* 1903, Bd. II, S. 232.

33 Martial: *Epigramme*, 4, 50. Stern 1903, Bd. II, S. 232, zitiert diese Stelle folgendermaßen: »Weshalb, Thaïs, wiederholst du, ich sei zu alt? Man ist nie zu alt zum Lecken.«

34 Von Bernstorff 1932, S. 28.

35 Vgl. ebd. u. S. 36.

36 Malinowski (1979 [1929], S. 371) berichtet über die Trobriander folgendes: Fellatio wird beim vertraulichen Liebesspiel wahrscheinlich geübt ... Ich habe meine Kenntnisse ausschließlich von Männern bezogen, und da wurde mir gesagt, daß ein Mann niemals die weiblichen Genitalien in dieser Art berühren würde; gleichzeitig aber versicherte man mir, Penilinctus werde in ausgedehntem Maße geübt. Ich bin jedoch von der Wahrheit dieser männlichen Darstellung keineswegs überzeugt. Der Ausdruck *ikanumwasi kalu momona*, ›den Ausfluß aus dem Genital auflecken‹, bezeichnet beide Formen der Fellatio.«

37 Vgl. Tüllmann 1963 [1960], S. 197. Vgl. auch Ford/Beach 1971, S. 57 f.

38 Ebd.

39 Vgl. Kauffman-Doig 1979, etwa S. 33, 43 f.(136 f.) u.138 f.

40 Auch finden sich keine Selbstfellatio oder Brustküsse, vgl. Kauffman-Doig 1979.

41 Vgl. Krauss 1906, S. 420.

42 Vgl. von Bernstorff 1932, S. 29.

43 Vgl. MacDonald 1890/91, S. 116 ff., insbesondere S. 118. MacDonald nennt *labia* und *nymphae*, was ich mit großen und kleinen Schamlippen übersetzt habe. Ursprünglich führte die Klitoris den griechischen Namen Nymphe, bis Adrian Sigelius (1578–1628) vorschlug, die kleinen Labien mit Nymphen zu betiteln. Seither versteht man unter Nymphen die kleinen Labien, weshalb ich an dieser Stelle *nymphae* mit kleinen Schamlippen und nicht mit Klitoris übersetzt habe.

44 Vgl. Sadger 1921, Fußnote, S. 142.

45 Der Ethnologe Peter Bräunlein berichtete mir folgendes in einem Brief: »Kleinkinder, egal ob Mädchen oder Jungen, wurden von den Eltern, solange sie noch getragen wurden, nicht selten an den Genitalien stimuliert. Dies geschah meist dann, wenn die Kinder unruhig waren, quengelten oder schrien. Diese Methode der Beruhigung funktionierte in der Regel prompt. Ein Mangyan-Vater erklärte, daß der Geruch der Kindervagina angenehm sei.« Die Beobachtung fand während der Feldforschung 1987/88 in einem Dorf der Alangan-Mangyan auf der Insel Mindoro (Philippinen) statt.

46 Zitiert nach Jäger 1880, S. 331 f.

Kapitel 10

1 Zitiert nach Muliar 1995, S. 40.

2 Vgl. von Bernstorff, S. 28 f.

3 O. A. 1989, S. 111. Auch Comfort 1982 [1973] äußert sich weit umfangreicher über die Fellatio als über den Cunnilingus in seinem Buch *More Joy of Sex*, vgl. hierzu Kapitel *Oraler Sex*. Bei Comfort klingt es übrigens so, als wolle er die Fellatio den Frauen schmackhaft machen, vgl. hierzu ebd. S. 125.

4 Bei Fridays Studie handelt es sich um eine Sammlung von Mitteilungen, die sehr frei abgefaßt wurden. Den Mitteilungen kann entnommen werden, daß die entsprechenden Männer vom Anblick, vom Geruch und von der Berührung des weiblichen Geschlechts fasziniert sind. Sie phantasieren die Berührung mit Lippen, Zunge und Zähnen. Dabei steht am Ende nicht immer der Geschlechtsverkehr oder der eigene Orgasmus, vgl. Friday 1980, S. 75-96.

5 Scheik Nefzaui 1966, S. 38.

6 Ebd. S. 37 f.

7 Jäger 1920 Bd. 2, S. 71.

8 Stoll (1908, S. 979) schreibt, daß diese »Perversität« [der Cunnilingus] für das »Altertum des mediterranen Europa, für das ganze moderne Europa, für den Orient bis nach China, Japan und Indonesien hinüber, sowie für die Südsee« konstatiert sei. Ferner komme der Cunnilingus in Süd- und Ostafrika vor, allerdings wäre das Vorkommen weltweit noch lückenhaft dokumentiert.

9 Vgl. Moll 1899 [1891] S. 485. In diesem Zusammenhang nennt Moll auch noch andere »ekelhafte Akte«, vgl. ebd.

10 In manchen Bundesstaaten der USA stand Mundverkehr unter Strafe, wie Comforts (1982 [1973], S. 127) Aussage zu entnehmen ist: »Dennoch gibt es ... Staatsgesetze, die oralen Sex zu einem Verbrechen machen.«

11 Zitiert nach von Bernstorff 1932, S. 34 f. Wie von Bernstorff schreibt, ist die Orthographie des Briefes beibehalten.

12 *Kamasutra* 1966, S. 93. Vgl. auch ebd., S. 77 ff.

13 Vgl. Kinsey u. a.1963 [1953], S. 295. Kinsey u. a. haben einen erheblichen Unterschied der Cunnilingus-Häufigkeit in bezug auf den Ehestand (vor/während der Ehe) festgestellt. So sind die »oral-genitalen Kontakte zwischen Ehegatten am häufigsten«, vgl. Kinsey u. a 1964 [1948], S. 338. Hierbei ist wiederum der Bildungsstand entscheidend, wie die folgenden Prozentangaben zeigen:
Volksschule: 4%; Mittelschule: 15%; College: 45%, vgl. ebd.

14 Der Vollständigkeit halber sei erwähnt, daß es auch Frauen gibt, die sich von Tieren genital stimulieren lassen. Zum Beispiel hatten der Kinsey-Studie zufolge 23 der 5940 befragten Frauen ihre Hunde veranlaßt, mit der Schnauze ihre Genitalien zu berühren, sechs hatten das gleiche mit Katzen gemacht und zwei hatten einen Koitus mit Hunden.« Kinsey u. a. 1963 [1953], S. 385.

15 Vgl. Stern 1903, Bd. II, S. 230.

16 Nin o. J., S. 95.

17 Vgl. etwa Moraglia 1897. Genau heißt es auf S. 248: »Hingegen besteht die sapphische Liebe darin, dass gleichzeitig beide Weiber ihren Mund an die Genitalien der anderen legen und an der Clitoris saugen, indem sie wiederholt die Zunge über die ganze Vulva gleiten lassen, sich dadurch also wechselseitig zum Sekreterguss verhelfen.«

18 Vgl. zum Beispiel Wilde 1998, S. 42 f.
19 Vgl. von Bernstorff 1932, S. 40.
20 Bloch [Hagen] 1901, S 113. Bloch veröffentlichte unter dem Pseudonym Albert Hagen.
21 Zitiert nach Bloch [Hagen] 1901, S. 114.
22 Vgl. Ebberfeld 1998, 4. Kapitel: Unangenehme Körpergerüche.
23 Wilde 1998, S. 20. Der geschilderten Szene liegt ein phantasierter Inzest zugrunde.
24 Ebd., S. 13.
25 Vgl. van de Velde 1967 [1926], S. 141.
26 Aretino 1968, S. 163.
27 Vgl. van de Velde 1967 [1926], S. 141.
28 Vgl. etwa Ploss/Bartels 1927 [1884], Bd. I u. II. Aber auch Männer nahmen diese Verschönerungen an sich vor, vgl. ebd.
29 Finsch 1880, S. 316 f. Ich bezweifle die Aussage, wonach »*einige* Männer soweit gehen, ein Stück Fisch in die Vulva zu stecken«, die Finsch nach eigenen Angaben von J. S. Kubary hat. Selbst wenn Kubary diese Art der Geschlechtsreizung bezeugt hat, so glaube ich dennoch nicht, daß sie tatsächlich auf dem Karolinenarchipel im Südpazifik *üblich* war. Meines Erachtens können derartig intime Handlung nicht beobachtet werden, folglich kann sie Kubary nur von einem Gewährsmann haben, der ihm, und das halte ich für viel wahrscheinlicher, einen Bären aufgebunden hat. Es wundert mich, daß die Angaben von Finsch vielerorts bedenkenlos übernommen wurden, wie z. B. von: Ellis 1906, S. 28 f.; Stoll 1908, S, 979; Ploss/Bartels 1927, Bd. II, S. 53; v. Bernstorff 1932, S. 32; Ford/Beach 1971, S. 58 sowie Blue 1996, S. 224 f.
30 Zitiert nach Stekel 1922, S. 165. Hier sind noch weitere Fälle aufgezählt.
31 Vgl. Rätsch 1990, S. 173.
32 Zitiert nach Stern 1903, Bd. II, S. 232. Genau heißt es dort: »Du Hundesohn, kosest du uxorem tuam inter femora, ubi barba ei crescit?«
33 Vgl. Hite 1977, S. 323 ff.

Kapitel 11

1 Vgl. *Quo* 1999, S. 63.
2 Vgl. von Bernstorff 1932, S. 30.
3 »Ein erheblicher Teil« der von Kinsey u. a. befragten Männer berichtet von Versuchen der Selbstfellatio, »zumindest in der Pubertät«. Im Erwachsenenalter sollen zwei oder drei von Tausend Selbstfellatio ausüben, vgl. Kinsey u. a. 1964 [1948], S. 457. »Die Verbiegung des Körpers, wie sie zum Beispiel bei Selbstfellatio erforderlich ist, kann vor Eintritt der Erregung undurchführbar sein«, schreiben Kinsey u. a. 1963 [1953], S. 469, »aber bei manchen Männern möglich werden, sobald sie sich dem Orgasmus nähern.«
Erwachsene Schimpansen bringen sich häufig manuell oder oral zur Ejakulation, auch masturbieren junge Schimpansen auf diese Weise, lange bevor sie überhaupt ejakulieren können, vgl. Beach 1947, S. 271.
4 Comfort 1982 [1973], S. 125.
5 Aretino 1968, S. 103. Ein weiterer Reim bezüglich der Fellatio, der als Zweifel for-

muliert wird, ist folgender: »Zweifel V: Nachts fuhr die Oberin empor im Schlafe/ Weil ihr geträumt, sauren Quark zu kosten:/ Im Maul fand sie des Abtes Schwanz auf Posten./ Steht Völlerei, steht Wollust hier zur Strafe?/ Lösung: Nicht Völlerei, nicht Wollust wars gewißlich!/ Durch Zufall nur ward sie den Schwanz verbunden!/ Ja, hätte sie im Hintern ihn gefunden/ Und vorn dazu, wär Strafe dennoch mißlich.« Ebd. S. 99.

6 Für Männer ist der Samenerguß sichtbarer Beweis ihrer Potenz, weswegen er nicht zuletzt in Pornofilmen *die* zentrale Rolle spielt. Die Faszination des Samenergusses macht selbst vor Sexualwissenschaftlern nicht halt, so daß sich etwa Masters sogar für die balistischen Eigenschaften des Ejakulats interessierte und diese vermaß, vgl. 1986, S.182.

7 Ich habe bereits in Kapitel 3 darauf hingewiesen, daß das Verschlucken des Samens kein Eßvorgang ist und auch nichts mit dem Saugen an der Mutterbrust gemein hat. Anderer Meinung ist u. a. der Wiener Nervenarzt Sadger, der etwa schreibt (1921, S. 142): »*Die Brustwarze der Mutter ist der ewig gesuchte, niemals gefundene Ur-Penis des Weibes!* Darum, ob auch alle anderen Weiber kein Glied besitzen, die eigene Mutter, so ihn gestillt hat, besitzt für den Urning [Homosexueller] doch stets ein solches. Es ist ja wirklich etwas wie ein weibliches Glied, das sie dem Knäblein da in den Mund steckt, so wie es später als Erwachsener sein eigenes Membrum in die Scheide eines Weibes steckt. Auch pflegt die Brustwarze beim Säuglingsakt sich aufzurichten und steif zu werden und sondert eine weißliche Flüssigkeit ab gleich dem Sperma des Mannes. Alle Urninge geben in der Psychoanalyse auch direkt an, daß sie jenes so lustvolle Gesäugtwerden hinterdrein als Geschlechtsakt mit der Mutter auffaßten.« Vgl. hierzu auch ebd. S. 146.

8 Kinsey u. a. 1964 [1948], S. 528 und Kinsey u. a. 1963 [1953], S. 212.

9 Kinsey u. a. 1963 [1953], S. 212.

10 Ebd.

11 Vgl. Ebberfeld 1998.

12 Zitiert nach von Bernstorff 1932, S. 42.

13 Weitere Mitteilungen finden sich in Ebberfeld 2001a.

14 Vgl. Wilde 1998, S. 92 f.

15 In diesem Sinne wird dann die Fellatio mit dem Reichen der Brust gleichgesetzt, vgl. Borneman 1975, S. 422.

16 Vgl. ebd., S. 422 ff. sowie S. 391 f.

17 *Carmina Priapea*, 13: »Percidere puer, moneo: futuere puella/Barbatum furem tertia poena manet.« Siehe hierzu Übersetzung und Interpretation bei Goldberg 1992, S. 112f. Auch an anderer Stelle heißt es: »Wenn eine Frau mir einen Diebstahl begeht oder ein Mann oder ein Knabe, möge diese ihren Schoß, der seinen Kopf, jener seinen Hintern hinhalten.« Carmina Priapea 22: »Femina si furtum faciet mihi virve puerve,/ Haec cunnum, caput hic praebeat, ille nates.« (Siehe hierzu Übersetzung und Interpretation bei Goldberg 1992, S. 142f.)

18 Vgl. Borneman 1975, S. 247.

19 Vgl. etwa Kilmer 1993, S. 114 ff., und entsprechende Abbildungen, z. B. R156, R223, R226, R518, R1188.
Auf derartigen Gegenständen wurden die Ansichten und Phantasien der höheren Gesellschaftsschicht dargestellt. Es bleibt also zu fragen, wie es im übrigen Volk aussah.

20 So zeigt etwa eine Darstellung, wie ein Mann das weibliche Genital betrachtet.

Dieser Handlung könnte durchaus ein Cunnilingus folgen, vgl. hierzu entsprechende Abbildung (R361) bei Kilmer 1993 und seine Interpretation (S. 144).

21 Lucian: *Apophras*, 23. Vgl. auch ebd., 28 sowie 21.
Ein weiteren Hinweis auf Cunnilingus und Fellatio findet sich bei Martial: *Epigramme*, 3, 88: »Zwillingsbrüder belecken den Mund an verschiedenen Geschlechtern.«

22 Vgl. Vatsyayana 1966, insbesondere S. 77 f., sowie Schmidt 1912 [1904], S. 256 ff.

23 Stern 1903, Bd. II, S. 232.

Kapitel 12

1 Grillparzer 1925 f.: Kuß. GW, Bd. I, S. 12.

2 In sexualwissenschaftlichen Wörterbüchern finden wir auch die lateinischen Bezeichnungen Anilincto oder Anilinctus, die Afterlecken bedeuten, wie auch der Begriff lambitus ani. Man unterscheidet zwischen aktivem und passivem Lambitus. Als Lécheur (frz.: Lecker) bezeichnet man Menschen, die Cunnilingus, Fellatio oder Anilingus ausüben.

3 Vgl. Stekel 1922, S. 193 u. S. 196.

4 Vgl. Kinsey u. a. 1963 [1953], S. 439 f.

5 Stekel zitiert nach Borneman 1969, S. 192. Diese Aussage konnte von mir bei Stekel nicht nachgewiesen werden.

6 Vgl. Stekel 1922, S. 196.

7 Goethe 1827 ff. Bd. 36, S. 29. Zitiert wird hier aus *Rameaus Neffe*, ein Werk von Diderot, das Goethe aus dem Französischen übertrug und das dadurch erstmals 1805 veröffentlicht wurde.

8 Ebd.

9 Vgl. Lothar 1932, S. 97f.

10 Goethe 1987 ff., Bd. 7/1, S. 555 f. Schöne kommentiert diese Szene folgendermaßen: »Die Satanshuldigung war beim Ketzer- und Hexensabbat fester Bestandteil des Rituals. Dabei verstand sich der obligatorische analsexuelle ›Homagialkuß‹, der den Kreuzverehrungskuß bei der Karfreitagsliturgie pervertiert, als Widerruf der christlichen Erlösung. Zugleich zielt die Huldigung, die der neue Vasall des *Satans* ... vollzieht, zeitsatirisch auf den fürstlichen *Tyrannen*, diesen Satan auf dem Thron, und auf den masochistischen Untertan, der in opportunistischer Unterwerfungsbereitschaft die aus Frankreich importierten Freiheitsparolen verabschiedet.« Vgl. Schöne in: Goethe 1987 ff., Bd. 7/2, S. 938.

11 Die Worte der Anklage lauteten: »Quod diabolo homagium fecerat, et eum fuerit osculatus in tergo, vgl. Grimm 1965, S. 892. Siehe zudem Ausführungen zum Teufelskuß ebd., S. 851, sowie zum Anbeten und Küssen von Bock und Kater, die dem Teufel gleichgestellt wurden, ebd., S. 891.

12 Stekel 1922, S. 198.

13 Wilde 1998, S. 41.

14 Vgl. Borneman 1969, S. 192.

15 Vgl. Wilde 1998, S. 95.

16 Ebd., S. 97.

17 Handwörterbuch der Sexualwissenschaft 1923, S. 25 u. 1926, S. 33.
18 Vgl. Ploss/Bartels 1927 [1884], Bd. I, S. 145 f.
19 Vgl. Freud 1969 ff., GW, Bd. V, S. 45.
20 Vgl. Stekel 1922, S. 217.
21 Ebd., S. 194. Stekel gibt hier noch einen konkreten Fall an, den er bei Bloch [Hagen] gefunden hat.
Bereits im Mittelalter kennt man den von Stekel aufgeführten »Kunstgriff zur Luststeigerung«, den Finger in den Anus einzuführen, vgl. etwa Aretino 1921.
22 Stekel 1922, S. 196.
23 Masters und Johnson (1989) stellten wiederum bei ihren Untersuchungen fest, daß der Sphinkter (Schließmuskel) unwillkürlich mit Kontraktionen auf Orgasmus oder direkte Stimulation reagiere, vgl. S. 44 u. 159. Merkwürdigerweise finden sich bei Masters und Johnson im Sachregister die Begriffe Kuß, Cunnilingus und Fellatio nicht, wenngleich etwa von direkter Klitorisstimulierung die Rede ist. Man kann nur vermuten, daß die orale Stimulation bei der Untersuchung keine Rolle gespielt hat. Auch haben sich wohl die Probanden zur Einstimmung auf den Geschlechtsverkehr nicht geküßt.
24 Vgl. Kinsey u. a. 1964 [1948], S. 530.
25 Vgl. hierzu etwa von Bernstorff 1932, S. 56.
26 Vgl. Kinsey u. a. 1964 [1948], S. 530.
27 Vgl. Friday 1980, S. 125.
28 Vgl. Vgl. Friday 1980, etwa S. 133 f., 137 f. und 139.
29 Zitiert nach von Bernstorff u. a. 1932, S. 58.
30 Vgl. Ebberfeld 1998, S. 101.
31 Vgl. etwa Stekel 1922, S. 193, S 41 f. u. S. 43 f.

Schluß

1 Zitiert nach Scheuer 1911, S. 460.

Abbildungsverzeichnis

Abb. 1: Filmplakat »Vom Winde verweht« als Postkartenmotiv.

Abb. 2: Kußhand, gegeben von Marilyn Monroe (1926-1962). Aus: Sachs 1991, S. 112.

Abb. 3: Buchdeckel von 1727. Heckel 1727 [1675].

Abb. 4: »Geraubter Kuß«. Radierung von Haase Tröger. Aus: *Die fünf Sinne* 1932, Bd. 4, S. 83.

Abb. 5: »Elektrischer Funke«. Skulptur (1887) von Reinhold Begas (1831–1911). Aus: Lebeck 1979, Abb. 17.

Abb. 6: Zeichnung aus Librowitz' Buch *Der Kuß und das Küssen* von 1877. Aus: Librowitz o. J. [1877].

Abb. 7: Jupiter, Juno und Cupido. Applikation eines römischen Spiegels. Wahrscheinlich 1. Jh. v. u. Z. Aus: Aries/Duby (Hg.) 1995 [1985], Bd. 1, S. 53.

Abb. 8: Mund-zu-Mund-Fütterung. Papua-Mutter und ihr Säugling. Aus: Eibl-Ebesfeldt 1976 [1970], Abb. 37.

Abb. 9: Gegenseitige Fütterung unter Liebenden. Aus: Eibl-Ebesfeldt 1976 [1970], Abb. 40.

Abb. 10: Ituri-Pygmäen. Der auf der Jagdbeute Sitzende verteilt Streifen des Elefantenspecks. Aus: Eibl-Ebesfeldt 1976, [1970], Abb. 39.

Abb. 11: Schimpansenmutter füttert ihr Junges – Kußbegrüßung zweier Schimpansen. Aus: Eibl-Ebesfeldt 1976 [1970], Abb. 38.

Abb. 12: Äthiopien: Frau mit Lippenplatte. Aus: Camphausen 1997, S. 8.

Abb. 13: Suya (Brasilien) in Kriegsbemalung und mit Lippen- sowie Ohrpflogs. Aus: Brain 1979, S. 109.

Abb. 14: Waika-Indianerin züngelnd – auffordernd zum Kuß. Aus: Eibl-Ebesfeldt 1976 [1970], Abb. 44.

Abb. 15: Begrüßung auf Maori-Art. Commenwealth-Konferenz, 1995 (Zeitungsbild). Aus: *Weser Kurier* (Tageszeitung) vom 11. 11. 1995.

Abb. 16: Papuas beim Liebesspiel. Aus: Vogel 1954, Abb. 18.

Abb. 17: »Die einträchtige Umarmung«. Farbenholzschnitt von Toyohiro (1773-1828). Aus: Krauss/Satow 1965, Abb. 47.

Abb. 18: Sich küssende Dosojin. Aus: Hunger 1984, Abb. 62.

Abb. 19: Zungenkuß. Japanische Zeichnung. Aus: Krauss/Satow 1965, S. 369.

Abb. 20: Chinesischer Holzschnitt zum Erotikroman *Jou Pu Tuan*. Aus: Li Yü 1979, S. 263.

Abb. 21: Sich küssendes Paar. Gewandnadel, 3. Jahrtausend v. u. Z. Aus: Hunger 1984, Abb. 227.

Abb. 22: Genitale Stimulation und Kußvorbereitung. Darstellung an griechischem Gefäß. Aus: Kilmer 1993, Abb. R36.

Abb. 23: Carcancha küßt lebendige Frau. Terrakottafigur, ca. 100 v. u. Z. - 600. Aus: Kauffmann Doig 1979, Abb. 87.

Abb. 24: Mexikanisches Götterpaar im Austausch der Hauchseele. Aus: Wundt 1920, S. 135.

Abb. 25: Paar an einem hinduistischen Tempel. Aus: *taz, die tagezeitung* vom 30. 06./01. 07. 2001, S. 4.

Abb. 26: Bruderkuß. Boris Jelzin und Wiktor Tschernomyrdin, 1998. Aus: *Fokus* 36/1998, S. 258.

Abb 27: Kuß und Blick. Aus: *Bravo Girl!* (Mädchenzeitschrift) 8/1993, S. 67.

Abb 28: »Der Kuß beim Champagner«. Aquarell von Loudgens. Aus: *Die fünf Sinne* 1932, Bd. 4, S. 88.

Abb. 29: »Souper à deux«. Aquarell von Elisabeth Linge-Ackermann. Aus: *Die fünf Sinne* 1932, Bd. 4, S. 72b.

Abb. 30: Phallischer Lippenstift, 1995. Aus: Gieske/Müller (Hg.) 1996, S. 113.

Abb. 31: »Die Herzdame«. Photo 1861-1863. Comtesse Virginia Verasis de Castiglione. Aus: *Madame* (Frauenzeitschrift) 12/1999, S. 94.

Abb. 32: »Paola und Francesca« von Jean Auguste Dominique Ingres (1780-1867). Aus: Fauche/Noetzlin 1990.

Abb. 33: Reproduktion des Gemäldes »Liebesrausch« von Antoine Joseph Wiertz (1806-1865). Aus: Lebeck 1979, Abb. 25.

Abb. 34: »Der glückliche Moment«. Englischer Kupferstich. Aus: Amoretti 1987, S. 173.

Abb. 35: »Der Liebeskuß«. Zeichnung von A. Szekely. Aus: *Die fünf Sinne* 1932, Bd. 4, S. 19.

Abb. 36: »Zärtliches Paar«. Zeichnung von Constantin Somoff. Aus: *Die fünf Sinne* 1932, Bd. 4, S. 18.

Abb. 37: »Verzückung«. Photostudie von Manassé. Aus: *Die fünf Sinne* Bd. 4, S. 99.

Abb. 38: Burt Reynolds und Jennifer Billingsley in »Der Tiger hetzt die Meute«, 1972. Aus: Muliar 1995, S. 19.

Abb. 39: Variationen nach Deveria. Aus: Amoretti 1987, S. 227.

Abb. 40: Kußometer. Satirische Zeichnung von N. Arco. Aus: *Die fünf Sinne* 1932, Bd. 4, S. 89.

Abb. 41: Kuß auf Mund und Fuß. Zeichnung von F. v. Bayros. Aus: *Die fünf Sinne* 1932, Bd. 4, S. 97.

Abb. 42: »Glühende Küsse«. Zeichnung von L. Zabel zu einer Casanova-Ausgabe. Aus: *Die fünf Sinne* 1932, Bd. 4, S. 49.

Abb. 43: Zeichnung aus Librowitz' Buch *Der Kuß und das Küssen* von 1877. Aus: Librowitz o. J. [1877]

Abb. 44: Zungenkuß. Aus: Programmzeitschrift *Stern* vom 07. 01. 1999.

Abb. 45: Kußszene aus dem Film »Verdammt in alle Ewigkeit«, 1953. Aus: Fauche/Noetzlin 1990.

Abb. 46: Aufmacherphoto eines Artikels, 1999. Aus: *Brigitte* (Frauenzeitschrift) 4/1999, S. 148 f.

Abb. 47: Hochzeitskuß in aller Öffentlichkeit. Prinz Charles und Lady Di, 1981. Aus: Fauche/Noetzlin 1990.

Abb. 48: Küssende auf der Love Parade 1998. Aus: *Weser Kurier* (Tageszeitung) vom 12. 7. 1998.

Abb. 49: »Der erste Kuß«. Skulptur von Andreoni. Aus: Lebeck 1979, Abb. 20.

Abb. 50: Position »69«. 10. Jh., Laksmana-Tempel, Khajuraho. Aus: Hunger 1984, Abb. 31.

Abb. 51: Werbeplakat für den Kinofilm »Studio 54«. Aus: *Der Spiegel* 1998, Heft 48, S. 136.

Abb. 52: Eric Kroll: »Sexuelle Bildsprache«. Aus: Kroll 1997.

Abb. 53a und Abb. 53b: Illustrationen zum Oralverkehr. Aus: *Allegra* (Frauenzeitschrift) 8/2000, S. 92 u. S. 96.

Abb. 54: Erotische Skulptur. Teufel führt den Cunnilingus aus. Aus: Tüllmann 1968 [1961], Abb. 41.

Abb. 55: Grabgefäß aus der Inkazeit. Aus: *Anthropophyteia* 1906, Bd. III im Anhang, Tafel V.

Abb. 56: »69«. Japanische Zeichnung. Aus: Krauss/Satow 1965, S. 400.

Abb. 57: »Liebestaumel«. Radierung von Willy Jaeckel. Aus: *Die fünf Sinne* 1932, Bd. 4, S. 26.

Abb. 58: »Junge Frauen«. Zeichnung von Otto Kopp, 1909. Aus: *Die fünf Sinne* 1932, Bd. 4, S. 45.

Abb. 59: Parfümierung der Intimzone. Aus: Kilmer 1993, Abb. R207.

Abb. 60: Intimverschönerung in den 90ern. Aus: Camphausen 1997, S. 76.

Abb. 61: Mann schmust an der Lippe einer Gummipuppe. Aufmacherphoto eines Artikels, 1999. Aus: *Quo* 1999, S. 63.

Abb. 62: Werbung für ein feuchtes Toilettenpapier, 1997. Aus: *Brigitte* (Frauenzeitschrift) 20/1997, S. 249.

Abb. 63: »Die Freundinnen«. Lithographie von W. Grigorieff. Aus: *Die fünf Sinne* 1932, Bd. 4, S. 55.

Abb. 64: Szene aus *Therese Philosophe* von dem Jesuiten P. Girard, 1748. Aus: Anonymus [P. Girard (Dirrag)] 1748.

Abb. 65: Szene aus *La Nouvelle Justine* von de Sade, 1797. Aus: Anonymus [de Sade] 1797.

Abb. 66: Anilingus. Aus der Mappe eines unbekannten Künstlers: Les Après-midis d'un Faune, Paris 1924.

Abb. 67: »Venus frigide«. Ölgemälde von Rubens (1577-1640). Aus: Stekel 1922, S. 197.

Abb. 68: »Beim Schlafengehen«. Lithographie von Verheyn. Aus: *Die fünf Sinne* 1932, Bd. 4, S. 57.

Abb. 69: Familienidyll. Aus: Vogel 1954, Abb. 35.

Literaturverzeichnis

o. A. (1998) [1992]: Der Kuss. Momente der Liebe und der Leidenschaft. München.

o. A. (1989): The loving touch. Liebe und Sexualität. Anleitungen für eine harmonische Partnerschaft. München.

Akashe-Böhme, Farideh (1995): Der Mund. In: dies. (Hg.): Von der Auffälligkeit des Leibes. S. 26-32. Frankfurt am Main.

Alexandrinus, Clemens [Alexandreia] (1934): Der Erzieher. Buch II-III. In: Bibliothek der Kirchenväter. Zweite Reihe, Bd. VIII. Des Clemens von Alexandreia, Bd. II. München.

Allegra (Frauenzeitschrift) (2000): Vorsprung durch Technik? Heft: August, S. 90-96.

Amaranthes (Corvinus, Gottlieb S.) (1980) [1715]: Nutzbares, galantes und curiöses Frauenzimmer-Lexicon. (Nachdruck von 1715, Leipzig). Frankfurt am Main.

Amoretti (1987): Ein Streifzug durch die erotische Literatur aus zwei Jahrhunderten. München.

Andree, Richard (1889): Ethnographische Parallelen und Vergleiche. Leipzig.

Anonymus [de Sade] (1797): La Nouvelle Justine. o. O.

Anonymus [P. Girard (Dirrag)] (1748): Therese Philosophe. o. O.

Anthropophyteia (1906): Jahrbücher für Folkloristische Erhebungen und Forschungen zur Entwicklungsgeschichte der geschlechtlichen Moral (hrsg. v. Friedrich S. Krauss). Leipzig.

Apuleius (1983): Das Märchen von Amor und Psyche (Übersetzung: Kurt Steinmann). Stuttgart.

Aretino, Pietro (1968): Liebeszweifel, andere Liebeszweifel und lustvolle Sonette. Hamburg.

Aretino, Pietro (1921): Die Gespräche des Pietro Aretino. Leipzig.

Aries, Philippe/Duby, Georges (Hg.) (1995) [1985]: Geschichte des privaten Lebens. Bd. 1: Vom Römischen Imperium zum Byzantinischen Reich. Frankfurt am Main.

Ariosto, Ludovico (o. J.): Rasender Roland (Übersetzung: J. D. Gries). Leipzig.
Aristophanes (1953): Sämtliche Komödien, Bd. 1. In: Die Bibliothek der alten Welt (hrsg. v. Karl Hoenn). Zürich.
Aristophanes (1871): Werke, 1. Teil (Übersetzung: Joh. Gust. Droysen). (2. Aufl.). Leipzig.
Bächtold, Hanns (1914): Die Gebräuche bei Verlobung und Hochzeit mit besonderer Rücksicht der Schweiz. In: *Schriften der Schweizerischen Gesellschaft für Volkskunde*, Bd. 1, Heft 11. Straßburg.
Baksay, Alexander (1891): Ungarische Volksbräuche. In: Die österreichisch-ungarische Monarchie in Wort und Bild. Ungarn, Bd. II, S. 69-148. Wien.
Balzac, Honoré de (1987) [ca. 1837]: Tolldreiste Geschichten. München.
Bassani, Giorgio (1987): Die Gärten der Finzi-Contini. München/Zürich.
Beach, Frank A. (1947): A review of physiological and psychological studies of sexual behavior in mammals. In: *Physiological Reviews*, vol. 27, p. 240-307.
Begebenheiten des Enkolp. Aus dem Satyricon des Petron (1773), Bd. II. Rom.
Berner, Ernst (1909): Essen und Küssen. In: *Sexual-Probleme. Zeitschrift für Sexualwissenschaft und Sexualpolitik*, 5. Jg., S. 809-812.
Bernstorff, H. von (1932): Die Physiologie des Geschmackes. In: Bernstorff, H. von/Kuno, H. A./Lothar, Rudolf/Scheuer, O. F. (1932): Der Geschmack. Eine sexualpsychologische und physiologische Darstellung der Rolle und Bedeutung des Geschmacksinns für das Triebleben des Menschen. In: Die fünf Sinne. Ihre Einflußnahme und Wirkung auf die Sexualität des Menschen. Bd. 4, S. 9-24. Wien/Leipzig.
Bernstorff, H. von (1932): Der orale Geschlechtsverkehr. In: Bernstorff, H. von/Kuno, H. A./Lothar, Rudolf/Scheuer, O. F. (1932): Der Geschmack. Eine sexualpsychologische und physiologische Darstellung der Rolle und Bedeutung des Geschmacksinns für das Triebleben des Menschen. In: Die fünf Sinne. Ihre Einflußnahme und Wirkung auf die Sexualität des Menschen. Bd. 4, 25-58. Wien/Leipzig.
Best, Otto F./Schleidt, Wolfgang (1998): Der Kuß. Eine Biographie. Frankfurt am Main.
Bibel: siehe Die Heilige Schrift.
Bilz, Rudolf (1948 f.): Schrittmacherphänomene. In: *Psyche*, Bd. 2, S. 229-250.
Bilz, Rudolf (1943): Lebensgesetze der Liebe. Eine anthropologische Studie über Gefühlselemente, Bewegungen und Metaphern menschlicher Liebe. In: 4. Beiheft zum *Zentralblatt für Psychotherapie*. Leipzig.
Bloch, Iwan: siehe Hagen, Albert.
Blue, Adrianne (1997): Vom Küssen, oder warum wir nicht voneinander lassen können. München.
Boccaccio, Giovanni (1987): Geschichten aus dem Dekameron. München.
Bölsche, Wilhelm (1900): Das Liebesleben in der Natur. Eine Entwicklungsgeschichte der Liebe. Leipzig.
Borneman, Ernest (1975): Das Patriarchat. Ursprung und Zukunft unseres Gesellschaftssystems. Frankfurt am Main.

Borneman, Ernest (1969): Lexikon der Liebe und Sexualität. A-K. München.
Brain, Robert (1979): The decorated body. New York u. a.
Brasillach, Robert (1956) [1938]: Ein Leben lang [Comme le temps passe]. München.
Brigham, Harold C. (1928): Sex development in apes. In: *Comparative Psychology Monographs*, vol. V, p. 1-165.
Brigitte (Frauenzeitschrift) (1999): Brigitte Dossier: Verrückt nach dir, Nr. 4, S. 147 ff.
Brillat-Savarin, Anthelm (1962) [1825]: Physiologie des Geschmacks. München.
Bryk, Felix (1928): Neger-Eros. Ethnologische Studien über das Sexualleben bei Negern. Berlin.
Buck, Susanne (1996): Rote Lippen soll man küssen. Von Lippen und Küssen im deutschen Schlager. In: Gieske, Sabine/Müller, Frank (Hg.): Lippenstift. Ein kulturhistorischer Streifzug über den Mund. S. 42-48. Marburg.
Camphausen, Rufus C. (1997): Return of the tribal. Rochester, Vermont.
Cane, William (1991): Die Kunst des Küssens. Hamburg.
Carmina Priapea (1992), (Einleitung, Übersetzung, Interpretation und Kommentar: Christiane Goldberg). Heidelberg.
Casanova, Giacomo (1987): Erinnerungen. München.
Catull (1855-1907): Gedichte. (Übersetzung: Friedrich Dressel). Langenscheidtsche Bibliothek, Bd. 62: Catull. Horaz. (2. Aufl.). Berlin-Schönefeld.
Cleland, John (1987) [1749]: Die Memoiren der Fanny Hill. München.
Colette, Sidonie-Gabriele (1981) [1911]: La Vagabonde. Reinbek bei Hamburg.
Comfort, Alex (Hg.) (1982) [1973]: More joy of sex. Noch mehr Freude am Sex. Frankfurt am Main/Berlin.
Corso, Rafael (1914): Das Geschlechtsleben in Sitte, Brauch, Glauben und Gewohnheitrecht des Italienischen Volkes. Nicotera.
Covarrubias, Miguel (1973) [1937]: Island of Bali. New York.
Coward, Rosalind (1985): Female desires. New York.
Darwin, Charles (1896) [1872]: Der Ausdruck der Gemütsbewegungen bei Menschen und Tieren. Halle.
Der blühende Garten: siehe Scheik Nefzaui.
Der große Brockhaus (1928-1935): Handbuch des Wissens in zwanzig Bänden. (15. Aufl.) Leipzig.
Der neue Pauly. Enzyklopädie der Antike (1999): Bd. 6 (hrsg. v. Hubert Cancik/Helmuth Schneider) Stuttgart/Weimar.
Der Spiegel (1998): Provokation nach Plan. Heft 48, S. 136-139.
Der Spiegel (1999): Charles »Buddy« Rogers, 94. Heft vom 24. April.
Dewitz, genannt von Krebs, Ra Goswin von (1997): »Die allerliebste Kleinigkeit«. Die Strafverfolgung des Passiv-Kusses im ausgehenden XX. Jahrhundert in Niedersachsen (Niwsog's kleine Strafrechtsreihe, Bd. 2). Göttingen.
Die Erzählungen aus Tausendundein Nächten (1953), Bd. 5 (Nach dem arabischen Urtext der Calcuttaer Ausg. von 1830. Übertragen von Enno Littman). Wiesbaden.

Die fünf Sinne. Ihre Einflußnahme und Wirkung auf die Sexualität des Menschen, Bd. 4. Wien/Leipzig.

Die Heilige Schrift (1912): Die Bibel oder die ganze Heilige Schrift des Alten und Neuen Testaments nach der deutschen Übersetzung D. Martin Luthers. Stuttgart.

Duerr, Hans Peter (1997): Der Mythos vom Zivilisationsprozeß, Bd. 4: Der erotische Leib. Frankfurt am Main.

Ebberfeld, Ingelore (2001a): Körperdüfte. Erotische Geruchserinnerungen. Königstein.

Ebberfeld, Ingelore (2001b): Ein guter Kuß ist besser als ein Koitus. Fragen zum geschlechtsspezifischen Kußverhalten. In: Sexualmedizin, Heft 9, S. 231-233.

Ebberfeld, Ingelore (1998): Botenstoffe der Liebe. Über das innige Verhältnis von Geruch und Sexualität. Frankfurt am Main.

Ebberfeld, Ingelore (1997): Beriechendes Kennenlernen. In: *dragoco report*, Heft 6, S. 246-257.

Eibl-Eibesfeldt, Irenäus (1976) [1970]: Liebe und Haß. Zur Naturgeschichte elementarer Verhaltensweisen. (15. Aufl.) München/Zürich.

Ellis, Havelock (1906): Die Gattenwahl beim Menschen. Würzburg.

Fauche, Xavier/Noetzlin, Christiane (1990): Küsse mich, sonst küß ich dich. Frankfurt am Main/Berlin.

Finsch, Otto (1880): Über die Bewohner von Ponapé (östliche Carolinen). In: *Zeitschrift für Ethnologie*, Bd. 12, S. 301-332.

Fisher, Nick (1998): Kisskiss. Der ultimative Ratgeber. Wien.

Ford, Clellan Stearns/Beach, Frank Ambrose (1971): Formen der Sexualität: Das Sexualleben von Mensch und Tier. (3. Aufl.) Reinbek bei Hamburg.

Freud, Sigmund (1969 ff.): GW. Frankfurt am Main.

Friday, Nancy (1980): Men in Love: Male sexual fantasies. New York.

Gessner, Salomon (1770-1772): Daphnis. Schriften, II. Teil. Zürich.

Gieske, Sabine/Müller, Frank (Hg.) (1996): Lippenstift. Ein kulturhistorischer Streifzug über den Mund. Marburg.

Goethe, Johann Wolfgang von (o. J.): Goethes Werke in vier Bänden, Bd. II. Herrsching.

Goethe, Johann Wolfgang von (1987 ff.): Sämtliche Werke. Briefe, Tagebücher und Gespräche. 40 Bde. Frankfurt am Main.

Goethe, Johann Wolfgang von (1887): Goethes Werke, Bd. I. (Hrsg. im Auftrage der Großherzogin Sophie von Sachsen) Weimar.

Goethe, Johann Wolfgang von (1827 ff.): Werke. Vollständige Ausgabe letzter Hand. Stuttgart/Tübingen.

Goetze, Georg [Goezius, Georgius] [Präses]. Kempen, Martin (Kempius, Martinus) [Resp.] (1665): Philologema de osculo. Jena.

Goldberg, Christiane (1992): siehe Carmina Priapea.

Grillparzer, Franz (1925/26): GW, Bd. I (hrsg. v. Edwin Rolett/August Sauer). Wien.

Grimm, Jacob (1965): Deutsche Mythologie, Bd. 2 (Nachdruck der 4. Ausg., Berlin 1876). Darmstadt.
Gulik, R. H. van (1974)[1961]: Sexual life in ancient China. A preliminary survey of Chinese sex and society from ca. 1500 B. C. till 1644 A. D. Leiden, Netherlands.
Hagen, Albert [Bloch, Iwan] (1901): Die sexuelle Osphresiologie. Die Beziehungen des Geruchssinnes und der Gerüche zur menschlichen Geschlechtsthätigkeit. Charlottenburg.
Hamilton, G. V. (1914): A study of sexual tendencies in monkeys and baboons. In: *Journal of Animal Behavior*, vol. IV, S. 295-318.
Handwörterbuch der Sexualwissenschaft (1926): Enzyklopädie der natur- und kulturwissenschaftlichen Sexualkunde des Menschen. (Hrsg.: Max Marcuse). (2. Aufl.) Bonn.
Handwörterbuch der Sexualwissenschaft (1923): Enzyklopädie der natur- und kulturwissenschaftlichen Sexualkunde des Menschen. (Hrsg.: Max Marcuse) Bonn.
Hebold, Gottlob (1777): Ueber den Kuß und die Langeweile. Sorau.
Heckel, Johann Friedrich [Jo. Frid. Hekelio] (1727) [1675]: Historisch-Philologische Untersuchung. Von den mancherley Arten und Absichten der Küsse. Vormals in Lateinischer Sprache. Ins teutsche übersetzt und hin und wieder vermehret durch Gotthilff Werner [Gottfried Werner]. Chemnitz.
Hempel: siehe Spiritus Asper.
Herrenschmid, Jacob (1630): Osculologia theologo philologica. Wittenberg.
Hite, Shere (1977): Hite Report. Das sexuelle Erleben der Frau. München.
Höygaard, Arne (1940): Im Treibeisgürtel. Ein Jahr als Arzt unter Eskimos. Braunschweig/Berlin/Hamburg.
Holmberg, Allan Richard (1985) [1946]: Nomads of the long bow: the Siriono of Eastern Bolivia. (3. Aufl.). Prospect Heights, Illinois.
Hopkins, Edward Washburne (1907): The sniff-kiss in Ancient India. In: *Journal of the American Oriental Society*, vol. XXVIII, p. 120-134.
Howes, David (1992): Neuguinea: Eine olfactorische Ethnographie. In: *dragoco-Report*, Heft 2, S. 71-81.
Hunger, Heinz (1984): Die Heilige Hochzeit. Vorgeschichtliche Sexualkulte und -mythen. Wiesbaden.
Jäger, Gustav (1880): Die Entdeckung der Seele (Zugleich Lehrbuch der allgemeinen Zoologie. III. Abteilung: Psychologie). (2. Aufl.) Leipzig.
Jäger, Hans (1920): Kranke Liebe. Bekenntnisse. Bd. II. Potsdam.
Kamasutra (1966): siehe Vatsyayana.
Kapri, Mathilde (1875): Über den Kuß. In: *Über Land und Meer* (Allgemeine Illustrierte Zeitung), Nr. 40, S. 795-798.
Karle, Bernhard (1933): Kuß, küssen. In: Handwörterbücher zur deutschen Volkskunde. Abteilung I: Aberglaube, Bd. V: Handwörterbuch des deutschen Aberglaubens. Berlin/Leipzig.
Kauffmann Doig, Frederico (1979): Sexualverhalten im alten Peru. Lima, Peru.

Kilmer, Martin F. (1993): Greek erotica on attic red-figure vases. Trowbridge.
Kinsey, Alfred C./Pomeroy, Wardell B./Martin, Clyde E. (1964) [1948]: Das sexuelle Verhalten des Mannes. Berlin/Frankfurt am Main.
Kinsey, Alfred C./Pomeroy, Wardell B./Martin, Clyde E./Gebhard, Paul H. (1963) [1953]: Das sexuelle Verhalten der Frau. Berlin/Frankfurt am Main.
Kitzinger, Sheila (1987) [1979]: Alles über das Stillen. (2. Aufl.) München.
Kleinpaul, Rudolf (1972) [1888]: Sprache ohne Worte. In: Sebeok, Thomas A. (ed.) Approches to semiotics, vol. 19. Paris.
Kornmann, Heinrich (1610): Linea amoris ... Frankfurt.
Krauss, Friedrich S. (1906): Altperuanische Grabgefäße mit erotischen Gestalten. In: *Anthropophyteia. Jahrbücher für Folkloristische Erhebungen und Forschungen*, Bd. III, S. 420-424.
Krauss, Friedrich S./Satow, Tamio (1965) [ca. 1931]: Japanisches Geschlechtsleben. Hanau.
Kroll, Eric (1997): Eric Kroll's beauty parade. Köln u. a.
Lawrence, David H. (1987): Lady Chatterley. Liebesgeschichten aus tausendundeiner Nacht. München.
Lebeck, Robert (1979): Der Kuß. 80 alte Postkarten. Dortmund.
Lewandowski, Herbert (1960): Ferne Länder – Fremde Sitten. Einführung in die vergleichende Sexualethnologie. (3. Aufl.) Stuttgart.
Li Yü (1979): Jou Pu Tuan. Frankfurt am Main.
Librowitz, Siegismund (o. J.) [1877]: Der Kuß und das Küssen. (Nachdruck der Originalausg.). Wiesbaden.
Licht, Hans (1977): Sittengeschichte Griechenlands. Wiesbaden.
Liebeslyrik des Barock (o. J.). Genf.
Liguori, Alphons von (o. J.): Moraltheologie. (Übersetzung: Josef Ferk). London u. a.
Ligorio, Alphons[us] de (1954): Theologica moralis IV. In: ders. Opera moralica IV. Graz.
Lomer, Georg (1907): Liebe und Psychose. In: *Grenzfragen des Nerven- und Seelenlebens*, Bd. 8, Heft 49.
Longos (1996): Daphnis und Chloe. Stuttgart.
Lothar, Rudolf (1932): Kulturgeschichte des Geschmackes. In: Bernstorff, H. von/Kuno, H. A./Lothar, Rudolf/Scheuer, O. F. Der Geschmack. Eine Sexualpsychologische und physiologische Darstellung der Rolle und Bedeutung des Geschmacksinns für das Triebleben des Menschen. In: Die fünf Sinne. Ihre Einflußnahme und Wirkung auf die Sexualität des Menschen. Bd. 4, S. 59-82. Wien/Leipzig.
Lothar, Rudolf (1932): Der Kuß und seine Bedeutung. In: Bernstorff, H. von/Kuno, H. A./Lothar, Rudolf/Scheuer, O. F. Der Geschmack. Eine Sexualpsychologische und physiologische Darstellung der Rolle und Bedeutung des Geschmacksinns für das Triebleben des Menschen. In: Die fünf Sinne. Ihre Einflußnahme und Wirkung auf die Sexualität des Menschen. Bd. 4, S. 83-102. Wien/Leipzig.

Lucian (1830): Lucian's Werke. (Übersetzung: August Pauly) Bd. 11. In: Griechische Prosaiker. (Hrsg. v. G. L. F. Tafel/C. N. Osiander/G. Schwab) Bd. 76. Stuttgart.

MacDonald, James (1890/91): Manners, customs, superstitions and religions of south African tribes. In: *Journal of the Royal Anthropological Institute*, Bd. XX, S. 113-141.

Madame (Frauenzeitschrift) (1999): Die Schöne und der Kaiser, Heft 12, Dezember, S. 92 u. 94.

Malespine, Emile (1921): The kiss. In: *Forum* LXVI, July, p. 13-22.

Malinowski, Bronislaw (1979) [1929]: Das Geschlechtsleben der Wilden in Nordwest-Melanesien. Schriften in 4 Bdn. (hrsg. v. Fritz Kramer) Bd. 2. Frankfurt am Main.

Martial (1855-1907): Die Epigramme. (Übersetzung: Alexander Berg). Langenscheidtsche Bibliothek, Bd. 66: Martialis. (2. Aufl.) Berlin-Schöneberg.

Masters, William H. (1986): Sex and aging. Expectations and reality. In: *Hospital Practice*, Aug. 15.

Masters, William H./Johnson, Virginia E. (1989): Die sexuelle Reaktion. Reinbek bei Hamburg.

Matthews, J. Brander (1873): The curiosities of kissing. In: *Galaxy*, vol XVI, July-December, p. 280-283.

Maurer, Doris (Hg.) (1998): Der Kuß. Von der schönsten Sache der Welt. Frankfurt am Main.

McClintock, Walter (1992) [1910]: The old north trail, or, life, legends and religion of the Blackfeet Indians (Reprint of the original edition). Lincoln/London.

Mead, Margaret (1971)[1935]: Jugend und Sexualität in primitiven Gesellschaften, Bd. 3: Geschlecht und Temperament in drei primitiven Gesellschaften. (2. Aufl.) München.

Meltzer, Adolph Heinrich (1792): Laura, oder der Kuß in seinen Wirkungen. Berlin.

Mernissi, Fatema (1999): Was passiert, wenn Scheherezade in den Westen reist? In*: ab 40. Zeitschrift von, für, über Frauen*, Heft 4, S. 30-35.

Moll, Albert (1899) [1891]: Die konträre Sexualempfindung. (3. Aufl.) Berlin.

Moraglia, G. B. (1897): Neue Forschungen auf dem Gebiete der weiblichen Criminalität, Prostitution und Psychopathie. In: *Zeischrift für Criminal Anthropologie*, Bd. 1, Heft 3, S. 229-271.

Morris, Desmond (1982) [1977]: Der Mensch mit dem wir leben. Handbuch unseres Verhaltens. München/Zürich.

Morris, Desmond (1970) [1967]: Der nackte Affe. München.

Muliar, Doris (1995): Ein Kuß für Dich. Köln.

Naecke, P. (1908): Neuere Kußtheorien. In: *Archiv für Kriminal-Anthropologie und Kriminalistik*, Bd. 29, S. 374-376.

Naecke, P. (1904): Der Kuß Homosexueller. In: *Archiv für Kriminal-Anthropologie und Kriminalistik*, Bd. 17, S. 177-178.

Naecke, P. (1904): Der Liebeskuß. In: *Archiv für Kriminal-Anthropologie und Kriminalistik*, Bd. 16, S. 355-357.

Nefzaui: siehe Scheik Nefzaui.

Nin, Anaïs (o. J.): Die verbotenen Früchte. München/Zürich.

Nordenskiöld, Erland (1912): Indianerleben im Gran Chaco. Berlin.

Ovid (1992): Ars amatoria. Liebeskunst. (Übers. und hrsg. v. Michael Albrecht) Stuttgart.

Petra (Frauenzeitschrift) (1999): Was macht Männer sexy? Nr. 1, S. 124-129.

Petry, Carolina (2000): Zwischen zwei Welten. Die Zyperntürken: Eine Gesellschaft zwischen Tradition und Moderne. Berlin.

Phillips, Adam (1997): Vom Küssen, Kitzeln und Gelangweiltsein. Göttingen.

Playboy (Herrenmagazin) (1987): Adam '87, Heft 4, S. 83 f. u. 163; Heft 5, S. 117 f., 173 u. 175; Heft 6, S. 101 f., 141, 144 u. 146.

Ploss, Heinrich/Bartels, Max und Paul (1927) [1884]: Das Weib in der Natur- und Völkerkunde, Bd. I-III. (11. Aufl.) Leipzig.

Plutarch (1913): Lebensbeschreibungen, Bd.1. In: Klassiker des Altertums. Zweite Reihe (hrsg. v. Hanns Floerke) Bd. I. München/Leipzig.

Plutarch (1830): Plutarch's Werke. (Übersetzung: J. Chr. F. Bähr), Bd. 6. In: Griechische Prosaiker (hrsg. v. G. L. F. Tafel/C. N. Osiander/G. Schwab) Bd. 72. Stuttgart.

Pramann, Ulrich (1988): Ich schenk Dir einen Kuß. München.

Quo (Magazin) (1999): Visite particuliere dans un sex-shop. Une boutique aux Rayons X. Mars 1999, S. 63 ff.

Rätsch, Christian (1990): Pflanzen der Liebe. Aphrodisiaka in Mythos, Geschichte und Gegenwart. Bern/Stuttgart.

Raucat, Thomas (1972) [1924]: Die ehrenwerte Landpartie. (Übersetzung: Trude Fein) Zürich.

Ringelnatz, Joachim (1981): Ringelnatz in kleiner Auswahl als Taschenbuch. Berlin.

Ritterhausen, Georg [Rittershusius, Georgius] (1689) [1621]: Jucunda de osculis. Dissertatio historica-philologica. Frankfurt an der Oder.

Romanus, Paulus Francicus [Romano, Paulo Francisco] [Präses]. Ritzsch, Timotheus [Ritzschius, Timotheus] [Resp.] (1664): De osculis. Dissertatio. Leipzig.

Rosenbaum, Julius (1971) [1839]: Geschichte der Lustseuche im Altertume ... (Nachdruck der Originalausg., 7. Aufl., von 1904). Basel u. a.

Roy, Arundhati (1999): Der Gott der kleinen Dinge. München.

Rytchëu, Juri (1991) [1968]: Traum im Polarnebel. Zürich.

Sacher-Masoch, Leopold von (1987) [1870]: Venus im Pelz. Die Liebe des Pato. München.

Sachs, Maryam (1991): Der Kuß. München.

Sadger, Isidor (1921): Die Lehre von den Geschlechtsverrichtungen. Leipzig.

Scheik Nefzaui [Nafzawi, Umar Ibn-Muhammad-an] (1966): Der blühende Garten. München.

Scheuer, Oskar F. (1911): Der Kuß und das Küssen. In: *Sexual-Probleme*, Januarheft, S. 460-479.

Scheuer, Oskar F. (1926): Kuß. In: Handwörterbuch der Sexualwissenschaft, S. 423 f. Bonn.
Scheuer, Oskar F. (1923): Kuß. In: Handwörterbuch der Sexualwissenschaft, S. 295 f. Bonn.
Schmidt, Richard (1902): Beiträge zur indischen Erotik. Das Liebesleben des Sanskritvolkes nach Quellen dargestellt. Leipzig.
Schmidt, Richard (1912) [1904]: Liebe und Ehe im alten und modernen Indien. Berlin.
Schnitzler, Arthur (1986): Die Frau des Weisen. In: Die Frau des Weisen und andere Erzählungen. Das erzählerische Werk, Bd. I. Frankfurt am Main.
Schönwerth, Franz Xaver von (1857): Aus der Oberpfalz: Sitten und Sagen, Bd. I. Augsburg.
Schrader, Otto (1917-1923): Reallexikon der Indogermanischen Altertumskunde: Grundzüge einer Kultur- und Völkergeschichte Alteuropas, Bd. I. Berlin.
Schramm, Hermine (1895): Der gute Ton oder das richtige Benehmen.(5. Aufl.) Berlin.
Sexualmedizin (1998), Heft 9.
Shenar, Aliza (1978): Concerning the nature of the motif »Death by the kiss«. In: *Fabula. Zeitschrift für Erzählforschung*, Bd. 19, S. 62-73.
Siebs, Th. (1903): Zur vergleichenden Betrachung volkstümlichen Brauches: der Kuss. In: *Mitteilungen der Schlesischen Gesellschaft für Volkskunde*, Heft X, Nr. 1 u. 2, S. 1-20.
Sittl, Carl (1970) [1890]: Die Gebärden der Griechen und Römer. (Nachdruck der Ausg. Leipzig 1890). Hildesheim/New York.
Sperr, Monika (Hg.) (1978): Schlager. Das große Schlager-Buch. Deutscher Schlager 1800 – Heute. München.
Spiritus Asper [Hempel, Friedrich] (1978) [1805]: Aphorismen über den Kuß. Ein Geschenk für die kußlustige und kußgerechte Welt. Frankfurt am Main.
Stekel, Wilhelm (1922): Psychosexueller Infantilismus. Berlin/Wien.
Stendhal (1944): Über die Liebe. München.
Stern, Bernhard (1903): Medizin, Aberglaube und Geschlechtsleben in der Türkei. Mit Berücksichtigung der moslemischen Nachbarländer und ehemaliger Vasallenstaaten, 2 Bde. Berlin.
Sternberg, Wilhelm (1906): Der Kuß. Eine physiologisch-psychologische Skizze. I. Teil. In: Der Zeitgeist. Beilage zum *Berliner Tageblatt*, Nr. 45 vom 5. November.
Sternberg, Wilhelm (1906): Der Kuß. Eine physiologisch-psychologische Skizze. II. Teil. In: Der Zeitgeist. Beilage zum *Berliner Tageblatt*, Nr. 46 vom 12. November.
Stobitzer, Heinrich (1875): Der Kuß. In: *omnibus* (Illustriertes Wochenblatt), Nr. 1, S. 5-8.
Stoll, Otto (1908): Das Geschlechtsleben in der Völkerpsychologie. Leipzig.
Strätz, Hans-Wolfgang (1991): Kuß. In: Lexikon des Mittelalters, Bd. 5, S. 1590 f. München/Zürich.

Strätz, Hans-Wolfgang (1979): Der Verlobungskuß und seine Folgen rechtsgeschichtlich gesehen. Konstanz.

Strauß, Botho (1979): Die Hypochonder / Bekannte Gesichter, gemischte Gefühle. Zwei Theaterstücke. München/Wien.

Strohmenger, Steffen (1996): Kairo: Gespräche über die Liebe. Eine ethnographische Collage in zwölf Szenen. Wuppertal.

Stübing, Bernd (1996): Der Lippenstift und das Phallische. In: Gieske, Sabine/Müller, Frank (Hg.): Lippenstift. Ein kulturhistorischer Streifzug über den Mund. S. 107-114. Marburg.

Sugimoto, Etsu Inagaki (1935): Eine Tochter der Samurai. Berlin.

Tinbergen, N. (1940): Die Übersprungbewegung. In: *Zeitschrift für Tierpsychologie*, Bd. 4, S. 1-40.

Tode, Johann Clemens (1786): Der unterhaltende Arzt; über Gesundheitspflege, Schönheit, Medicinalwesen, Religion und Sitte, Bd. 3. Kopenhagen/Leipzig.

Tüllmann, Adolf (1968) [1961]: Das Liebesleben der Kulturvölker. Eine Darstellung des sexuellen Verhaltens in hochentwickelten Gemeinschaften. Stuttgart.

Tüllmann, Adolf (1964): Das Liebesleben des Fernen Ostens. Stuttgart.

Tüllmann, Adolf (1963) [1960]: Das Liebesleben der Naturvölker. Eine Darstellung des sexuellen Verhaltens im urtümlichen Gemeinschaften. (5. Aufl.) Stuttgart.

Über den Kuß und das Küssen. Eine historisch-juridisch-medizinische Abhandlung (1802). Wien.

Vatsyayana, Mallananga (1966): Das Kamasutra: Liebe im Orient. Hanau am Main.

Valerius Maximus (1828): Sammlung merkwürdiger Reden und Taten, Bd. 1. (Übersetzung: D. F. Hoffmann) In: Römische Prosaiker (hrsg. v. G. L. F. Tafel/C. N. Osiander/G. Schwab) Bd. 30. Stuttgart.

Valerius Maximus (1678): Von merkwürdigen Reden und Thaten der Römer und Fremden. (Übersetzung: Eberhard Werner Happel). Hamburg.

Velde, Theodor Hendrik Van de (1967) [1926]: Die vollkommene Ehe. Rüschlikon-Zürich/Stuttgart/Wien.

Vogel, Alfred Anton (1954): Papuas und Pygmäen. Zürich.

Von dem Rechte des Frauenzimmers gegen eine Mannsperson, die es wider seinen Willen küsset (1775): In: Beyträge zu der juristischen Litteratur in den preussischen Staaten. II. Abschnitt: Abhandlungen und Bemerkungen über verschiedene Gegenstände, S. 125-147. Berlin.

Waal, Frans de (1991): Wilde Diplomaten. Versöhnungs- und Entspannungspolitik bei Affen und Menschen. München/Wien.

Wandel, Rita (1996): Der Mund im Volksmund. In: Gieske, Sabine/Müller, Frank (Hg.): Lippenstift. Ein kuturhistorischer Streifzug über den Mund. S. 89-94. Marburg.

Weber, Carl Julius (o. J.) [1832]: Demokritos oder hinterlassene Papiere eines lachenden Philosophen, Bd. 2, Abschnitt: Der Kuß. S. 274-283. (8. Aufl.) Stuttgart.

Weser Kurier (Tageszeitung) (2000): Rubrik: Bars. Clubs, Treffpunkte. Vom 3. April.

Weser Kurier (Tageszeitung) (2000): Rubrik: Bars. Clubs. Treffpunkte. Vom 8. Juli.

Weser Kurier (Tageszeitung) (1995): Niederlage für Major. Vom 11. November.

Wilde, Oscar (1998): Teleny und Der Priester und der Meßnerknabe. Reinbek bei Hamburg.

Wundt, Wilhelm (1920) [1905]: Völkerpsychologie, Bd. 4: Mythus und Religion. (3. Aufl.) Leipzig.

Zedlers Universal-Lexicon (1732-1754): Grosses vollständiges Universal-Lexicon. Halle/Leipzig.

Zola, Emile (o. J.): Die Sünde des Abbé Mouret (Goldmann gelbe Taschenbücher: Bd. 1770/71). München.

Zweig, Stefan (1998): Brennendes Geheimnis. Frankfurt am Main.

Zum Weiterlesen …

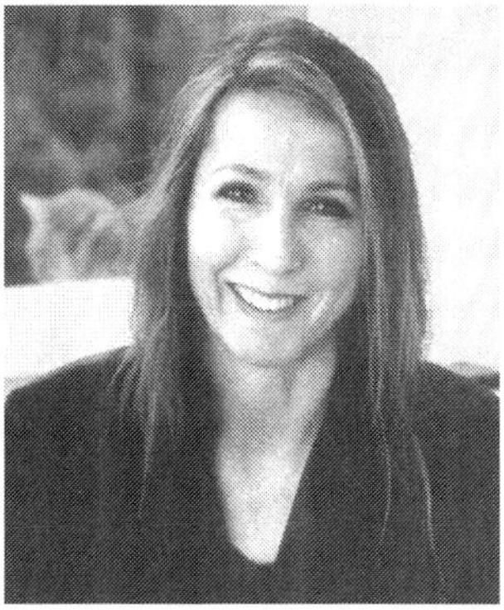

Ingelore Ebberfeld

Körperdüfte
Erotische Geruchserinnerungen

Die sexuellen Phantasien der Nase ... In wen wir uns verlieben, darüber entscheiden angeblich zuerst die Augen. Doch je näher wir uns kommen, desto mehr bestimmt die Nase, wo es lang geht. Das zumindest belegen die intimen Erinnerungen und Geständnisse, die Ingelore Ebberfeld mehr als hundert Frauen und Männern entlockt hat. Mit ungewöhnlicher Offenheit schilderten ganz unterschiedliche Menschen im Alter zwischen 15 und 83 ihre »Geruchs-Passionen« – der Band lebt vom unterhaltsamen Wechsel zwischen diesen Originaltönen und den kenntnisreichen Kommentaren der Duft-Spezialistin.

194 Seiten mit Abbildungen. ISBN 3-89741-077-X

»Ob Makrele oder Bock – die beschriebenen Duftnuancen sollten vom Leser ernst genommen werden – schon des Freimuts wegen, mit dem sie geschildert sind.«

Süddeutsche Zeitung